大医传承文库·疑难病名老中医经验集萃系列

胃炎全国名老中医治验集萃

主编 丁 霞

全国百佳图书出版单位
中国中医药出版社
·北京·

图书在版编目（CIP）数据

胃炎全国名老中医治验集萃 / 丁霞主编 . —北京：
中国中医药出版社，2024.1
（大医传承文库 . 疑难病名老中医经验集萃系列）
ISBN 978-7-5132-7956-7

Ⅰ . ①胃… Ⅱ . ①丁… Ⅲ . ①胃炎—中医临床—经
验—中国—现代 Ⅳ . ① R259.73

中国版本图书馆 CIP 数据核字（2022）第 231752 号

中国中医药出版社出版

北京经济技术开发区科创十三街 31 号院二区 8 号楼
邮政编码　100176
传真　010-64405721
保定市中画美凯印刷有限公司印刷
各地新华书店经销

开本 710×1000　1/16　印张 24.75　字数 360 千字
2024 年 1 月第 1 版　2024 年 1 月第 1 次印刷
书号　ISBN 978－7－5132－7956－7

定价　99.00 元
网址　www.cptcm.com

服 务 热 线　010-64405510
购 书 热 线　010-89535836
维 权 打 假　010-64405753

微信服务号　zgzyycbs
微商城网址　https://kdt.im/LIdUGr
官 方 微 博　http://e.weibo.com/cptcm
天猫旗舰店网址　https://zgzyycbs.tmall.com

如有印装质量问题请与本社出版部联系（010-64405510）

《大医传承文库》
顾　问

《大医传承文库》
编委会

总 前 言

名老中医经验是中华医药宝库里的璀璨明珠，必须要保护好、传承好、发扬好。做好名老中医的传承创新工作，就是对习近平总书记所提出的"传承精华，守正创新"的具体实践。国家重点研发计划"基于'道术结合'思路与多元融合方法的名老中医经验传承创新研究"项目（项目编号：2018YFC1704100）首次通过扎根理论、病例系列、队列研究以及数据挖掘等定性定量相结合的多元融合研究方法开展名老中医的全人研究，构建了名老中医道术传承研究新范式，有效地解决了此前传承名老中医经验时重术轻道、缺乏全面挖掘和传承的方法学体系和研究范式等问题，有利于全面传承名老中医的道术精华。

在项目组成员共同努力下，最终形成了系列专著成果。《名老中医传承学》致力于"方法学体系和范式"的构建，是该项目名老中医传承方法学代表作。本书首次提出了从"道"与"术"两方面来进行名老中医全人研究，并解析了道术的科学内涵；介绍了多元融合研究方法，阐述了研究实施中的要点，并列举了研究范例，为不同领域的传承工作提供范式与方法。期待未来更多名老中医的道术传承能够应用该书所提出的方法，使更多名老中医的道术全人精华得以总结并传承。本书除了应用于名老中医传承，对于相关领域的全人研究与传承也有参考借鉴作用。基于扎根理论、病例系列等多元研究方法，项目研究了包括国医大师、院士、全国名中医、全国师承指导老师等在内的136位全国名老中医的道与术，产出了多个系列专著。在"大医传承文库·对话名老中医系列"中，我们邀请名老中医讲述成才故事、深入解析名老中医道术形成过程，让读者体会大医精诚，与名老中医隔空对话，仿佛大师就在身边，领略不同大医风采。《走近国医》由课题组负责人、课题组骨干、室站骨干、研究生等组成的编写团队完成，阐述从事本研究工作中的心得体会，展现名老中医带给研究者本人的收获，以期从侧面展现名老中医的道术风采，并为中医科研工作者提供启示与思考。《全国名老中医效方名论》汇集了 79 位全国名老中医的效方验方名论，是每位名老中医擅治病种的集中体现，荟萃了名老中医本人的道术大成。"大医传承文库·疑难病名老中医经验集萃系列"荟萃了以下重大难治病种著作:《脑卒中全国名老中医治验集萃》《儿科病全国名老中医治验集萃》《慢性肾炎全国名老中医治验集萃》《慢性肾衰竭全国名老中医治验集萃》《2 型糖尿病全国名老中医治验集萃》《慢性肝病全国名老中医治验集萃》《慢性阻塞性肺疾病全国名老中医治验集萃》《免疫性疾病全国名老中医治验集萃》《失眠全国名老中医治验集萃》《高血压全国名老中医治验集萃》《冠心病全国名老中医治验集萃》《溃疡性结肠炎全国名老中医治验集萃》《胃炎全国名老中医治验集萃》《肺癌全国名老中医治验集萃》《颈椎病全国名老中医治验集萃》。这些著作集中体现了名老中医擅治病种的精粹，既包括学术思想、学术观点、临证经验，又有典型病例及解读，可以从书中领略不同名老中医对于同一重大难治病的不同观点和经验。"大医传承文库·名老中医带教问答录系列"通过名老中医与带教弟子一问一答的形式，逐层递进，层层剖析名老中医诊疗思维。在师徒的一问一答中，常见问题和疑难问题均得以解析，读者如身临其境，深入领会名老中医临证思辨过程与解决实际问题的思路和方法，犹如跟师临证，印象深刻、领悟透彻。"大医传承文库·名老中医经验传承系列"在扎根理论、处方挖掘、典型病例等研究结果的基础上，生动还原了名老中医的全人道术，既包含名老中医学医及从医过程中的所思所想，突出其成才之路，充分展现了其学术思想形成的过程及临床诊疗专病的经验，又讲述了名老中医的医德医风等经典故事，总结其擅治病种的经验和典型医案。"大医传承文库·名老中医特色诊疗技术系列"展示了名老中医的特色诊法、推拿、针灸等特色诊疗技术。

以上各个系列的成果，期待为读者生动系统地了解名老中医的道术开辟新天地，并为名老中医传承事业做出一份贡献。

以上系列专著在大家协同、团结奋斗下终得以呈现，在此，感谢科技部重点研发计划的支持，并代表项目组向各位日夜呕心沥血的作者团队、出版社编辑人员一并致谢!

总主编　谷晓红

2023 年 3 月

前　言

　　《胃炎全国名老中医治验集萃》是"国家重点研发计划——基于'道术结合'思路与多元融合方法的名老中医经验传承创新研究"（NO.2018YFC1704100）之课题六"名老中医经验研究与推广应用一体化平台构建"（NO.2018YFC1704106）的重要成果。

　　名老中医是中医理论和临床实践的杰出代表，兼收并蓄前人经验，善于抓住疾病本质，思维严谨，用药精准，是中医从业人员的学习楷模。继承发扬名老中医的学术思想，提高中医临床疗效水平势在必行。为系统呈现名老中医群体治疗胃炎经验，本书收录了来自全国9个地区的15位国家级名老中医的经验，他们分别是国医大师李佃贵教授、张震教授、王庆国教授，全国名中医马骏教授、王辉武教授、田德禄教授、李景华教授、何晓晖教授，全国老中医药专家学术经验继承工作指导老师杜怀棠教授、李中宇教授、李培教授、张晓云教授、姜良铎教授、姚乃礼教授、高益民教授。他们在胃炎治疗领域独具特色，在全国享有盛誉。他们的学术经验荟萃，将会对中医从业人员诊治胃炎产生极大的指导作用。

　　本书分别从医家简介、学术思想、临床特色和验案精选四方面对15位名老中医的临床经验进行了阐述。

　　医家简介部分介绍了名医的学术背景、地位以及成就。

　　学术思想部分展现了名医独特的学术观点及其源流与发展过程。

　　临床特色部分展现了医家诊治的特点，如辨治方法、诊疗技术、用药特点、核心方药等。其中精要部分，如李佃贵教授首创"浊毒理论"、张震教授辨证循"两态三三构型规律"、王庆国教授"重视枢机，通平致和"的诊疗理念、马骏教授提出"调和致中，通胃运脾"的观点、王辉武教授治疗胃炎重视"胃病治心"、田德禄教授提出"清降理论"、李景华教授推崇"祛邪利胆、清利为先"的治疗法则、何晓晖教授创立"胃质学说"、杜怀棠教授提出胃病"三期分治"理论、李中宇教授喜用药对、李培教授临床诊治慢性胃炎尤重视"腹诊"、张晓云教授提出"内生百病，先责脾胃，危急重症，先顾脾胃"的学术观点、姜良铎教授创立"从态论治"理论及善用角药、姚乃礼教授提出了慢性萎缩性胃炎及癌前病变的病机多属"脾虚络阻毒损"的学术观点、高益民教授认为"脾胃不和，正虚毒蕴"是胃黏膜肠上皮化生的基本病机，或发皇经典之古义，或融会现代之新知，蔚为大观。

验案精选部分则选取了反映医家临床的经典案例，体现了老中医特有的诊疗思维。该部分通过专家按语的形式对验案进行点评，辨析患者脉证，详解诊断依据，阐释立法思路、药物加减变化等。全案例整体分析与各诊次解读相结合，体现诊次之间的动态变化，展现名医临证思维方法。此外，书中还结合实景再现当时的诊疗情况，立体展示了名老中医临床诊疗与弟子跟诊记录全貌，体现"道术结合"的传承内涵。同时，从人文关怀的层面，还原了名老中医如何用其认识感知的丰富经验来关切患者生命及与之共情的过程，增加了全书的高度和温度，是中医从业人员学习的专业书籍。

丁　霞

2022 年 11 月

目　录

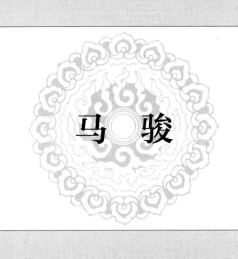

马 骏

一、医家简介

马骏（1940— ），男，安徽六安人，全国名中医，安徽省首届名中医，师承博士研究生导师，第二至第六批全国老中医药专家学术经验继承工作指导老师，中华中医药学会脾胃病分会、安徽省中医药学会顾问，安徽省脾胃病学科创始人和带头人，牵头创立了安徽省中医药学会脾胃病专业委员会。

马老启蒙于六安名医王焕章，师从皖西名医张琼林、杨开林，尽得其术。后赴中国中医研究院广安门医院深造，幸得蒲辅周、路志正等名师悉心指导，深得真传。从医60余年，勤学善思、精于辨证，在调治脾胃病方面，形成了以"脾胃为本，固元护胃""调和致中，通胃运脾"等为代表的学术思想，注重升降润燥通补，权衡而施；研制了以"马氏和中丸""马氏结肠宁"为代表的院内制剂。曾参与整理、编写学术论文100余篇，参编医著8部。新型冠状病毒感染疫情期间，受邀成为安徽省抗疫高级别专家指导组成员，为尽快控制疫情在安徽的传播、实现新冠阳性病例率先清零作出贡献。

二、学术思想

（一）脏腑平举，独尊脾胃

先生继承新安医学"执中央傍四方"的学术思想，倡导脾胃在脏腑学说中的主导地位，强调升降失司是脾胃病的病机特点，当代生活方式的改变是脾胃病发病的诱因。先生认为五脏六腑在人体皆具有举足轻重的作用，而其中最重要的脏腑当属脾胃，提出"治脾胃以调五脏"和"治五脏以调脾胃"的理论，在临床治疗上成效显著。脾属土，为万物之母、生化之源，心属火，主神明，为君主之官，心脾火土相生；肺属金，主气司呼吸，脾肺母子相生；脾为后天之本，肾为先天之本，脾肾相互资生，相互促进。肝脾同处中焦，肝主疏泄，调畅上下枢机，脾主运化，滋生全身气血，肝脾共助纳运，协同升降，藏统互用。肝脾调和，则中焦健运，升降有度，纳化有常，此即"肝脾建中"理论。早在《内经》就认为"胃者，五脏六腑之海也""有胃气则生，无胃气则死"，历代医家皆重视脾胃在人体的重要性，认为脏气之升降有赖于脾胃，脾胃病则五脏六腑、四肢九窍俱病。脾胃健旺，可以权衡五脏，灌溉四旁，生心营，养肺气，柔肝血，滋肾精。从临床观之，若他病引起脾胃异常者，出现腹胀纳呆，或呕吐泄泻，病情大都为由轻转重，若脾胃之证日渐恢复，则病情常为由重转轻。

先生非常重视脾胃后天之本的调养，常以调和脾胃为大法遣方用药。如郁证兼见腹胀纳呆、便溏乏力、舌淡脉细等证候，先生常辨为脾胃亏虚。气血生化无力，则心血不充，神失所养；而心神不安又可导致脾胃功能失调，两者互为病因，相互影响；脾虚又可生痰，痰浊扰心也可致心神不宁。治疗从健脾养心论治，予归脾汤加减，以健脾生血、心脾同治，脾旺则气血生化有源，心神自宁。又如慢性咳嗽患者，若脾失健运，土不生金，反而聚湿生痰而壅肺，肺气滞塞，上逆而咳。如患病日久，肺脾两虚，气不化津，则痰浊更甚，故有"脾为生痰之源，肺为贮痰之器"一说。此时，先生常用参苓白术散或香砂六君子汤加减，以补脾胃、益肺气，促使水谷精微上输于肺。若痰湿较甚，则重用陈皮、半夏、苍术、炒白术等以加强燥湿化痰之功。若病久及肾，脾虚土不制水，肾阳受伐，关门不利，水泛为肿，咳逆倚息不得平卧，可选实脾饮加减，以健脾温肾、行气利水，脾阳振，肾气复，土实则水治。先生认为，掌握脾胃与五脏六腑之间的辩证关系，充分认识脾胃在脏腑中的主导地位，对临床疗效的提高将有很大帮助。先生在运用汗、下、清、温等法时，始终不忘顾护脾胃之气，常配以太子参、粳米、大枣、甘草、薏苡仁等健脾护胃之品，此即古训"调理脾胃者，医家之王道也"。

（二）调和致中，贵在中平

1."调和致中"之理

先生推崇在"调和致中"的理论下运用"致中和"大法，认为"治胃贵在通，健脾贵在运"，提出"脾胃病治疗十法"，即温、清、消、补、和、疏、润、升、降、通。"调和致中"既是中医治疗时的出发点，也是最终目标。"失中和"是人体产生疾病的基本病机，包括气血、阴阳的失衡，而"调和"是治疗方法，"调"即采用中草药或非药物手段对致病因素或机体失衡的病理机制加以治疗，以纠正其失衡的状态，从而达到"和"的动态平衡。"致中"则是目标。《素问·生气通天论》云："因而和之，是谓圣度。"中医的治疗方法繁多，但无不是通过"谨察阴阳所在而调之，以平为期"及"补其不足，泻其有余"等方法，调整机体阴阳失衡的状态并纠正阴阳的偏盛偏衰，达到阴阳的动态平衡，使脏腑由"失中和"的病理状态转变为"中和"的正常生理状态，则疾病自愈。

"和"是人体的一种生理状态，包括阴阳、气血、脏腑和合等。人体中阴阳五行顺应着"阴阳自和"的趋向保持动态平衡即为"和"。中焦如衡的"中和"状态依赖脾与胃相反相成的特性来维持，这是"和"的一种体现。

脾胃在生理上相互联系，继而在病理上互为影响。如脾为湿困，运化失职，清气不升，从而影响胃之受纳和降，可致腹胀食少、恶心呕吐等；如饮食不节，食滞胃脘，胃失和降，亦影响脾之运化升清，可致腹胀泄泻等症。脾胃失"和"主要表现为纳运失调、燥湿不济、寒热错杂、升降失常等，尤以升降失常为要。因肝为将军之官，主疏泄，调畅脾胃气机，令"土得木而达"，肝性喜条达而恶抑郁，若肝气郁滞，横逆脾胃，运化不及，升降失调，则表现为胸胁胀痛、恶心呕吐、腹痛腹泻、纳呆便溏等症。正如唐容川所说："木之性主于疏泄，食气入胃，全赖肝木之气以疏泄之，而水谷乃化，设肝之清阳不升，则不能疏泄水谷，渗泄中满之证，在所不免。"

因此就脾胃病的病机而言，"和"可概括为脾胃升降有序，肝胆疏泄有度。

2."调和致中"之法

和法是调节相互作用的矛盾双方如升降、寒热、表里、虚实等，使之达到矛盾的动态平衡。采用寒热、升降、润燥、通补之法，将脾为阴土、胃为阳土，脾气主升、胃气主降，太阴湿土喜刚燥，阳明燥土喜柔润，太阴多虚、阳明多实等相对矛盾的病机统一。临证时，调和致中的具体应用体现在权衡病机、升降同用、润燥并举、通补兼施、寒热并调等五个方面，旨在调和，务求其平。

在脾胃病的治疗中常用的"和"法有：①调和脾胃法，如枳术丸化裁为香砂枳术丸、曲麦枳术丸等。②调和肝胃法，如四逆散。③调和肝脾法，如当归芍药散。④调和胆胃法，如大柴胡汤。⑤调和寒热法，如半夏泻心汤。⑥和解少阳法，如小柴胡汤。临证之时当随证化裁，灵活运用。

3."调和致中"之方

制方之时以药对相伍，将性味、功能、作用趋向相反的药物，配伍在同一方剂中，取其相互制约、相反相成的作用；具体的组方特点是寒温并用、补泻同施、气血同调、辛开苦降。后文中会具体阐述马老常用的固定药对，充分体现了"调和致中"的学术思想。以马老经验方十三味和中丸为例，阐述如下：

十三味和中丸

来源：经验方。由《伤寒论》"四逆散"、《太平圣惠方》"金铃子散"、《丹溪心法》"左金丸"和《太平惠民和剂局方》"二陈汤"加减化裁而来。

组成：柴胡8g，枳壳10g，炒白芍12g，陈皮10g，川楝子6g，延胡索10g，酒黄芩12g，炒黄连6g，吴茱萸3g，砂仁6g，茯苓15g，姜半夏10g，甘草6g。

功用：疏肝理脾，降逆和胃，理气止痛。

主治：功能性消化不良、慢性浅表性胃炎、慢性萎缩性胃炎等，证属肝郁气滞、脾胃不和，症见胃脘胀痛、口干口苦、嗳气、反酸、脉弦滑、舌淡红、苔黄白腻等。

服法：水煎服，每日1剂，两煎药液相混，早晚分两次服。亦可共碾为末，炼蜜为丸，每丸重10g，日服2丸。

方解：方以四逆散、左金丸、金铃子散、二陈汤四方相合，伍黄芩、砂仁两味而成。该方中，四逆散为疏肝理气之母方，柴胡、芍药疏肝之气血，枳壳、甘草调和脾胃之气；金铃子散疏理肝木之气血；左金丸黄连倍于吴茱萸可清化肝胃之郁热，具有清肝泻火、降逆止呕的功效；二陈汤中陈皮、半夏理气和胃，茯苓健脾化湿；砂仁味辛，性温，化湿开胃；黄芩味苦，性寒，配柴胡通调表里、和解少阳，配半夏苦降辛开，可清泄肝胃郁热，并可防半夏、陈皮、砂仁、吴茱萸等温药生燥耗伤胃阴。该方十三味药物寒热并用、虚实并举、气血同调，共奏疏肝理气、和胃止痛兼清热、化湿、和血之效，可谓法与理合，方与法切，药中病机，每每运用，有执简驭繁之功。"四左金陈"的合方体现了马老在对脾胃病生理病理的深刻理解基础上，对该病本质的准确把握，彰显了他对"和"法的深刻体会和灵活应用。

加减：若兼有呃逆等胃气上逆者，可加入旋覆花、代赭石、丁香等；兼有反酸重者，可加入乌贼骨、煅瓦楞子、浙贝母等；兼有纳呆、乏力等脾气不足者，可加入黄芪、党参、白术等；兼有口干喜饮、饥而少食等胃阴不足者，可加入石斛、玉竹、麦冬、百合等；兼有体倦、大便黏滞不爽等湿热阻滞者，可加入薏苡仁、藿香、佩兰、白蔻仁等；气滞血瘀，胃脘疼痛较重者，可加入五灵脂、香附、丹参、乌药等。

4. "调和致中"之药

选用的药物性平轻灵，作用和缓，也是马老治疗脾胃病时用药的一大特色。脾与胃的生理性质相反相成，这是脾胃病易成错杂之症、病程迁延、日久不愈的主要原因。"和"法在脾胃病的治疗中应用广泛，通过调和之法恢复脾胃升清降浊的功能，以期中焦如衡，这是马老学术思想的核心。治疗脾胃病的过程中，马老善于在"调和致中"的理论指导下使用固定药对。在选用"药对"时，马老强调平衡阴阳，兼顾润燥、升降、散敛、通补，统筹兼顾，制方药对相伍为用。一则健运枢机，调理气机升降出入；或取其相反相成之效；或以辛开苦降，以平为期，力求"调和致中"。兹列举几例如下：

（1）苍术、白术

马老善用的"运脾法"由来已久，亦属其擅长的"和法"范畴。"运"有行、动、转之意，有动而不息之特征，故有消中寓补、补中有消、消不伤正、补不碍滞之功。药物的选择方面，马老首推苍术、白术。苍术性善行，芳香微苦，苦温长于燥湿，开郁悦脾，运化水湿；而白术性柔，其性善补，长于健脾燥湿，守而不走。故两药合用，刚柔并济，走守结合，补而不滞，皆可燥湿。亦有人指出苍术味辛而刚燥，久用则伤阴。马老认为脾为柔脏，非刚药不能宣阳泄浊，他在临床中尚未发现因使用苍术而阴伤液耗者。在无阴伤的前提下，二者但用无妨。尤其在长夏季节，暑湿较重，两药同用，能够起到醒脾化湿、攻补兼施之功效。马老指出："脾胃病多迁延日久，脏腑气血衰弱，故虚实夹杂之证多见。选药之时，但需补者，应补中有消，以防壅滞；凡需攻者，当攻中有补，以防正伤。"

（2）赤芍、白芍

仲景之时，芍药不分赤白，统称芍药。至宋代芍药方分赤、白。其中赤芍善入血分，功能散瘀止痛、清热凉血，瘀散热清则胃自安和；白芍善入阴分，长于柔肝止痛、养血敛阴。《本草求真》言："白则能于土中泻木，赤则能于血中活滞。"先生指出脾胃病常病程日久，初病在气、在脾胃，"久病入络"，累及肝木，故临床上马老将二芍同用，用于证属肝胃不和或肝胃郁热兼瘀阻胃络者，胃镜下多见胃黏膜充血鲜红，或息肉、疣状胃炎等。赤芍、白芍合用，二者刚柔并济，一敛一散，一缓一行，体现了马老运用"调和肝脾，刚柔并济，通补兼施"的治疗思路。

（3）百合、乌药

该药对即百合乌药汤，出自《医学三字经》。其中乌药味辛、略苦，性温，顺气开郁，止痛散寒；百合味甘，性微寒，功能养肺胃之阴、清心安神，两者用量多按照1:3的比例合用，既可行气温胃止痛，又可防乌药温燥伤及胃阴，因"胃喜润恶燥"，需津液不断滋润，才能维持其正常的生理功能，故马老常将此药对用于胃脘痛之寒邪克胃证。二者配伍，一阴一阳，寒热并用，达阳和阴。适用于胃脘痛或痞塞不和而无吞酸烧心者。

（三）调神畅志，意舒病安

情志失调是脾胃病发生的重要因素，早在《内经》时期就有"思伤脾""怒则气逆"等记载。西医对消化性溃疡、慢性胃炎、慢性结肠炎等胃肠疾病也重视精神方面的致病因素，观察到这类患者常有焦虑、抑郁、烦躁等情绪不稳的表现。因此，马老认为临床上对脾胃患者加强精神调护是一个不可缺少的工作。马老重视观察患者的精神状态，注重宣教，耐心引导，让患者对疾病有正确的了解。慢性脾胃病患者因情志因素诱发或加重病情，往往不是一次忧思恼怒引起的，而是长期反复精神刺激超过患者的调节能力而致病的，所以医者要耐心询问，充分了解各方面的情况，有的放矢，方能收到良好的效果。一些患者由于长期患病，产生急躁、不安、失望、恐惧等心理，对这类患者，医生在认真诊治的同时，必须要有高度的同情心，关心体贴患者的痛苦，介绍一些医学常识，以解除其精神负担。精神呵护实际上是一个耐心细致的心理治疗过程，也是中医辨证施护的重要组成部分，医者的言谈举止能减轻或消除患者的心理因素或行为习惯导致的不良影响。马老认为，调畅患者情志在诊疗过程中的作用举足轻重，但往往会被医生忽略，患者情志和畅，才能意舒病安，助药至病所，邪气乃去。

（四）谨和五味，食养为先

马老认为，在脾胃病的辨治中，饮食调理亦具有重要作用。《内经》中"饮食自倍，肠胃乃伤""谨和五味""食养尽之"的理论均强调了这一点。因此在脾胃病的诊治过程中详尽告知病患饮食宜忌，加强饮食调理，既能保证病患足够的营养，又能配合治疗，饮食调理包括了"食养"和"食疗"两方面的积极作用，兹分述如下：

1. 饮食宜淡，淡以养胃

多位医家主张清淡的素食。素食易于消化，有利于胃病的恢复为其一。其二，饮食不可味"厚"、味"重"，味过厚过重会伤及正气。如咸多伤心，酸多伤脾，苦多伤肺，辛多伤肝，甘多伤肾。马老认为，五味之中，咸味最能滞气凝血，伤人最甚。所以，多食咸食之人颜色枯槁，脉络壅滞；而嗜味清淡者，神清气爽，疾病少生。

2. 饮食宜少，善食但能节口

马老主张饮食宜少是指晚饭宜少，食硬难消化之物宜少，荤腥油腻之物宜少，腐败之味宜少，香燥、炙煿之物宜少；茶宜少饮，不饮尤佳；酒宜少饮，切忌大醉。胃病宜戒酒、浓茶、咖啡。饮食宜少的另一含义要求病者少食多餐，一日三餐改四餐，数量以七八成饱为宜。但也要讲究营养，脾胃病者大多食欲不振或食欲佳但乏于运化，病患唯恐营养不良而过于追求滋补，反而适得其反，徒增新病。

3. 饮食宜缓

马老认为饮食缓嚼有三大好处：一则饮食精华尽收，滋养五脏；二则脾胃易于消化；三则不致吞呛噎咳，《备急千金要方》之"美食须熟嚼，生食不粗吞"，即为此意。

4. 饮食宜洁

脾胃病之人，因脾胃运化失职，正气乏于抗邪，饮食应防病菌、寄生虫之污染，要注意食物的选购、制备和贮存，以及食具的清洁卫生。

5. 饮食宜软

油煎炸、筋韧、黏腻及半熟之物、坚硬之食等难消化，甚者刮伤血络，引起糜烂或出血。胃病之人，所进饮食须软烂，便于消化。

6. 饮食宜温

脾胃病者多畏凉食，喜热食，殊不知热烫的饭食对咽喉和胃都有极大的伤害。此外，过食生冷寒凉、瓜果生蔬之品，亦伤胃气。马老认为，今人饮食皆以水果为贵，不知过食水果最易耗伤胃之阳气。因此水果宜应季，秋冬食则宜先温之。

7. 饮食宜鲜

饮食保证新鲜，不食陈腐和过夜的食物，少食腌制食品，即"食饐而餲，鱼馁而肉败不食，色恶不食，臭恶不食，失饪不食，不时不食"。

8. 注重食疗

马老非常重视食疗。如脾胃虚寒之人，平素宜食生姜、胡椒等温中散寒调料；胃阴不足之人，宜食百合、梨、藕、蜂蜜、牛奶等甘润生津之品；气滞不和者，可多用萝卜、金橘饼、橘皮等；脾胃虚弱者，宜以红枣、山药、莲子肉等品为辅助。食疗当注意，有些食物能诱发或加重病情，俗称"发物"，胃肠病患对此尤为敏感，少食为宜，若食之产生腹痛、腹泻或症状加重者，更应禁忌。

9.注重胃气，食随证变

当脾胃运化功能较弱时，即便是相宜的食物，也不要强食，食之不运反损脾胃。此外重症恢复期患者，胃气初复，或湿滞未尽，如贪食或急于进补，可导致"食复"。因此，在疾病的后期一定要仔细观察病情，视脾胃功能的恢复情况，谨慎采用膳食养病。急性胃肠病之腹痛、吐泻、出血等症状剧烈时，常需禁食，根据病情掌握适用范围和时机。一般来说，只要腑实得通，病情缓解时，就应尽早恢复进食，初始以米汤、果汁等最宜，出血患者宜选藕粉保护胃气。

三、临床特色

（一）审证求因，见微知著

慢性胃炎是一种极其常见的消化系统疾病，具有病轻而证杂的特点，治疗中尤当细审病因病机，辨证施治。

马老认为，由于现代人的生活节奏、工作及生活环境、自然环境、饮食结构、社会交往等方面皆与古人不同，因此疾病的病因病机、治疗时的用药习惯和剂量等都有所变化。如从临床来看，古人所论脾胃虚弱、脾胃虚寒等证较为少见，而虚实夹杂、热证却明显为多；今人慢性胃炎多以饮食失节、劳逸失度、情致失调和寒温失宜为主要病因，就病机而言，肝胃失和、湿热或痰热壅滞、气机升降失常、血络不和最为常见。肝胃不和既可因胃病在先影响肝（胆）的疏泄而致，也可先由肝气郁结或肝木亢盛，横逆犯胃造成，因果关系不同，其治疗重点亦有差异。湿热或痰热壅滞证可由多种原因造成，如气郁日久化热，并因气郁影响脾胃的纳运而致生痰生湿，痰或湿与热合，壅滞胃气，或由痰或湿直接化热而致；亦可因饮食不节，如嗜食辛辣油腻、滋腻甘甜等伤及脾胃，而致生痰生湿，久则化热壅滞胃气，损伤黏膜；此外，也有少数由于久用辛香理气燥湿药化热所致。不同原因所致气机升降失常、血络不和均可导致慢性胃炎的发生发展，胃以通降为顺为和，胃失通降则纳化失司，胃气不降则血络壅滞而致气滞血瘀。正如《医学衷中参西录》所云："人之胃气，其最重之责任在传送饮食，故以息息下行为顺。"除此之外，脾胃虚寒、胃阴不足等证也时有所见，只是相对较少而已。

马老指出，慢性胃炎的临床辨证要点在于辨清寒热虚实、标本缓急。一般来说，暴病多寒，久病多热；新病多实，久病多虚；初病在经，久病在络；痛剧多为标实（气滞血瘀、湿热、积滞等）所致，痞满多因本虚（脾胃虚弱）而成。症见胃脘暴痛、痛势剧，伴泛吐清水、喜温，舌苔白，脉紧或弦者，多为寒凝胃脘、血络拘急所致；嘈杂反酸、钝痛或胀痛，似饥非饥，口干口苦，苔腻脉滑者，多属湿热内蕴或痰热、食积壅滞之证；嗳气、痞满，若因情志不遂而成者，多为肝胃不和；若无情志因素者，其初病者多为饮食所伤，反复发作或持续多日者，多为脾胃虚弱；症见嘈杂反酸，或吞酸口苦，胸胁不舒，胃脘或胸骨后灼痛、刺痛、舌红、脉弦者，多为肝（胆）胃郁热或肝火犯胃证；胃痞、嗳气、食欲不振或饮食不馨，苔白腻者多为痰湿；若饥而不欲食，或稍食即觉胃脘痞满或嘈杂不适，舌红少津、脉细者则多为胃阴不足；若胃痛隐隐，时作时止者，得食得温症不减，食欲不振，舌红苔少、口干者为胃阴虚证，得食得温则症减，饮食如常，舌淡或胖苔白者多因中阳不振；胃脘刺痛，入夜痛显，其新病者多为辛辣食品或饮酒伤及胃络，久病者多为中阳不振、气滞血瘀之证。

（二）临证六法，意在平和

马老强调，治疗慢性胃炎要紧扣胃喜降恶逆、喜通恶滞、喜润恶燥之生理特性，审证求因，辨证论治。马老将慢性胃炎治法的要点概括为"理""通""清""润""温""补"六个方面，意在调和，令中焦如衡，务求其平。

1. 理肝胃瘀滞之气

所谓"理"，即用理气方药疏郁滞之胃气的方法。马老认为治疗胃病，调理胃气为第一要务。胃气郁滞则纳运失职，正如张山雷《脏腑药式补正》中云："脾以大气周流为职，故治脾以理气为先务。""理"包含两个方面的内容：一是疏肝理气和胃，此法主要用于肝气不舒，失其疏泄之能所致胃气郁滞之证。其病因多有情志失调为患，症见情志不遂，胸胁不舒，嗳气、太息，胃脘痞满或胀满，脉弦，或伴有心烦、失眠、口苦等。正如《血证论》所言"食气入胃，全赖木之气以疏之，而水谷乃化"，《神农本草经》中也有"木能疏土"之说。此证治疗重在疏肝解郁，调畅胃气。常用四逆散、柴胡疏肝散、逍遥散为主方加减；若有郁热，症见胃脘嘈杂，反酸吞苦、心烦，舌红苔黄者，加左金丸并重用黄连；火热伤阴，症见口干、心烦或心悸、眠差，溲黄量少，舌红少津者，加百合地黄汤，或加石斛、沙参、麦冬、天花粉等；如气滞血瘀明显，症见胃脘刺痛或胀痛，舌有瘀点或瘀斑者，加金铃子散、丹参饮或血府逐瘀汤等；有痰热，症见头晕、心烦、恶心、舌苔黄腻，脉滑数者，合黄连温胆汤等。二是理气和胃，此法主要用于胃病日久，或因他病致使胃气虚弱，形成气滞胃脘、纳运不健之证，多为虚实夹杂，既有气滞，又兼（胃）气虚，症见胃脘痞满、隐痛、纳差、早饱、食后胃胀、嗳气等，多见于慢性胃炎病程久者，或患有其他慢性病者。马老多用半夏泻心汤为基本方，辛开苦降，补泻同施。若夹痰夹湿，症见胃脘痞满，纳呆，舌苔白腻者，常合二陈汤化裁；若有胃中郁热，症见胃脘痞满或胀满，或嘈杂，或钝痛，口干喜饮，或口苦，舌红苔黄者，常用半夏泻心汤去干姜、大枣，加蒲公英、栀子、川楝子、瓜蒌皮等；若脾胃虚弱，症见纳差、腹泻，舌胖大有齿痕者，常合香砂六君子汤化裁。

2. 通阻遏胃肠之积

所谓"通"，是用具有化积导滞或通腑泻下的方药来疏通胃气，恢复肠胃的通降功能的方法，此法主要用于因有形之物，如饮食积滞、痰浊水饮等阻滞胃气，致使胃气不降的病证。此法包括两个方面内容：一是化积导滞，主要用于饮食积滞、痰浊水饮等阻滞胃气。若暴饮暴食，或脾胃素虚，痰饮内生，或食积不下，均可致胃气受损，纳运失调。《灵枢·平人绝谷》中云："胃满则肠虚，肠满则胃虚，更虚更满，故气得上下，五脏安定，血脉和利，精神乃居。"若饮食积滞阻遏胃气，症见胃脘胀满或胀痛，嗳腐吞酸，嗳气或矢气后症减，纳呆、舌苔浊腻，脉滑者，马老常用木香顺气丸或枳实消痞丸合保和丸加减，化积导滞通腑；若因痰饮在胃，症见胃脘胀满、时时漾恶，或胃中如囊裹水，舌苔白腻者，马老多用平胃散合小半夏加茯苓汤理气化痰、和胃降逆。二是通腑泻下，主要用于积滞在肠，浊气、糟粕不能排出体外而积于中焦，致使胃气不降而失于通和之证，症见脘腹胀满或疼痛、嗳气、矢气或排便后症减，纳呆，便秘，舌苔厚腻，脉沉实或滑者，马老常用小承气汤或枳实导滞丸合保和丸加减以理气通腑、泻积导滞，待症状消失或明显减轻后，再以枳术丸合保和丸调理。

3.清炽盛中焦之热

所谓"清"，是用具有清热作用的方药治疗胃中有热而致胃失和降或胃络受损病证的方法。其中亦包括两方面内容：一是清热泻火，主要用于胃火炽盛的病证，此证多见于素体阳盛，又因嗜食辛辣、饮烈酒，或情志不遂，气郁化火，症见胃脘灼热疼痛，喜凉饮，口干唇红，或有牙龈肿痛，舌红苔黄或黄腻，脉数。对于此证，马老多用人参白虎汤合清胃散加减，痛甚者，加丹参、川芎、泽兰、延胡索、蒲黄等；阴伤明显者，加石斛、沙参、天花粉、玄参等；牙龈肿痛者，加连翘、蒲公英、金银花、牡丹皮等；大便干结者，合小承气汤以釜底抽薪。二是清热利湿，主要用于湿热蕴中、阻遏胃气，症见胃脘痞满或隐痛，口干或黏滞不爽，或口中有秽浊之气，纳差、舌苔厚腻，脉濡或濡数。对于此证，马老多用连朴饮合三仁汤化裁，常用方药有黄连、黄芩、杏仁、生薏苡仁、滑石、生甘草、厚朴、砂仁、白豆蔻、藿香梗、白茅根、蒲公英、陈皮、茯苓、大腹皮等。若湿重，加苍术；气滞明显，加木香、枳实；有血瘀表现，加丹参、泽兰、莪术等。

4.润胃体伤耗之阴

所谓"润"，是使用具有滋阴生津作用的方药治疗胃阴亏虚、胃失和降病证的方法。此证见于素体胃阴不足，或因热病，或由胃火损伤胃阴者，其中包括胃阴不足和胃热伤阴两个方面。前者症见胃脘痞满、食难消化，或饥而不欲食，或稍食胃即不舒，口干、舌红少津，脉细。对于此证，马老多用甘寒滋养法，常用方为沙参麦冬汤加石斛、乌梅、绿萼梅、佛手花、白茅根、百合等；气滞明显者，加香附、青皮、八月札等；饮食难以消化者，加炒谷芽、炒麦芽、焦山楂、焦神曲、鸡内金等。后者主要用于既有胃阴不足，又有胃热之象的病证，症见胃脘嘈杂、痞满、隐痛或绵绵而痛，或有灼热感，口干喜饮，舌红少苔，脉细数。对于此证，马老多用人参白虎汤合沙参麦冬汤化裁，常用方药为太子参、生石膏（一般为20g）、知母、沙参、麦冬、玉竹、黄连、黄芩、生甘草、白茅根等。

5. 温脾胃虚损之阳

所谓"温"，是用具有温中补阳的药物治疗胃寒证的方法，包括温胃散寒和温中健脾（胃）两个方面。前者主要用于脾胃虚损不甚，感受外寒或贪凉饮冷导致胃阳受遏受损，胃络拘急之病症。此证多见于素患慢性胃炎，因形寒饮冷而致病情复发或加重，症见胃脘拘紧疼痛，得温痛减，伴胃脘胀满或痞满，面青肢冷，口不渴或泛吐清水，苔白，脉沉紧或弦。对于此证，马老多用良附丸合丹参饮加减，常用方药为高良姜、香附、佛手、香橼皮、川椒、丹参、川芎、砂仁、白豆蔻、延胡索、葱白、乌药、炙甘草等。后者主要是素体脾胃虚寒，中阳不振，症见形寒肢冷，胃脘隐痛或绵绵作痛，受寒或劳累后症显，喜温恶寒，饮食不振或正常，但不耐冷饮，大便常不成形，舌胖大或有齿痕，脉细弱。对于此证，马老多用归芪建中汤合香砂六君子汤化裁，常用药有炙黄芪、当归、党参、桂枝、炙甘草、木香、砂仁、白豆蔻、乌药、姜半夏、陈皮、茯苓、白芍等；对阳虚明显，伴有脾肾阳虚者，可适量加用炮附子、补骨脂、小茴香等；泄泻明显者，加炒白术、山药、诃子等。

6. 补脾胃气血之亏

所谓"补"，主要是用具有益气、升提或养血的药物治疗脾胃气虚或气血两虚的病证的方法。前者症见胃脘痞满、食后益甚，纳差，面色不华，少气，大便溏泄，不耐劳累，舌淡脉弱。对于此证，马老多用香砂六君子汤合枳术丸加味；若有清阳下陷者，则多用补中益气汤合香砂六君子汤化裁。后者除有脾胃气虚的表现外，尚有荣血不足的症状，如面色不华或萎黄不泽，心悸、头晕，舌淡脉细等，马老多用归芪建中汤合四君子汤加味。

（三）遣药组方，应机权变

马老非常欣赏徐大椿"用药如用兵"的理论。他常说，诊治疾病中的理法方药环环相扣，任何一环有谬误，均可致全盘皆错，辨证正确而方药不对或不精当，同样是徒劳一场，甚至是事与愿违，因此临证过程当应机权变，方能立竿见影。马老十分赞赏吴鞠通的"治中焦如衡，非平不安"治则。他强调，脾胃居中焦而养四旁，中者，不偏不倚也、平衡也、中庸也，治疗脾胃病定要注意到升与降、开与合、寒与热、补与泻、标与本等之间的平衡协调关系，遣方用药，力求平和，一是不要偏颇，二是不要速求，三是不要呆滞。用药中和，方能轻灵效彰。在组方用药方面，马老着重寒温并用、补泻同施、气血同调、辛开苦降、润燥共用，以防出现偏颇失衡。马老常言四逆散、半夏泻心汤、枳术丸等方注重阴阳气血、升降浮沉、扶正祛邪等之间的平衡协调关系，临证用之往往效如桴鼓。如理气或化湿当用辛窜香燥之品，但应顾及胃的喜润恶燥的生理特性，可适量加用一些既能养胃阴，又不滋腻脾胃的药物，且香燥之品不可久用；补气之中当加理气疏导之品，以防气壅，补脾应先开胃，胃气壅滞，则益脾气非但无效，反可使气机更加壅滞不通；另在温通中酌加辛寒可防化火，清润中酌加温通可使气机流通，辛开中酌加酸敛可防肝气横逆，酸甘中酌加辛散可防脾胃呆滞。

马老在治疗慢性胃炎中，除非病之必须，其用药大多平和，如补气，马老多用太子参、黄芪、白术、山药等，很少用人参；养血多用首乌、鸡血藤、丹参等，而不太用熟地黄、阿胶等滋腻之品；温阳多用干姜、吴茱萸、砂仁、补骨脂等，而极少用附子、肉桂等大辛大热之物；养阴多用沙参、麦冬、玉竹、天花粉、石斛等清轻之药，而少用石膏、知母等辛寒之品。此外，马老除用乌贼骨、瓦楞子制酸外，一般不用其他介壳和矿石类来降逆胃气，因重镇之品易伤及脾胃清灵之气，须慎用和少用。

马老在脾胃病的治疗上喜用植物花叶，因花叶质轻气重，可开胃醒脾，且不易伤胃，如理气喜用苏叶、荷叶、扁豆花、厚朴花、佛手花等。在慢性胃炎治疗中，不管患者有无食欲异常，马老大多加用一些助纳化药，如砂仁、炒谷芽、炒麦芽、焦山楂、焦神曲等，此类中药可帮助脾胃的运化，减轻脾胃的纳运负担，对治疗可起到推波助澜、相得益彰的作用。

四、验案精选

（一）"四左金陈，肝脾同调"治疗痞满案

李某，女，55岁，已婚，无业，2021年8月4日初诊。主诉：胃脘部胀满不适1年，加重1个月余。现病史：患者1年前因家庭变故后出现胃脘部胀满不适，伴有嗳气反酸未予重视。后症状反复发作，间断服用奥美拉唑肠溶胶囊、多潘立酮片等西药后症状暂时缓解，但症状反复。1个月前因琐事生气后上述症状加重，电子胃镜：浅表性胃炎，伴胃窦糜烂，胆汁反流。病理：（胃窦）黏膜慢性萎缩性炎。慢性炎症（＋），活动性（－），萎缩（＋），肠化（＋）。刻下：脘腹胀满，满而不痛，伴有嗳气、反酸，口干口苦，渴不多饮，偶有咳嗽，情志不舒时症状加重。纳寐皆差，大便干结，小便尚调，舌质淡红，苔薄白，脉沉弦。西医诊断：慢性萎缩性胃炎。中医诊断：胃痞。中医辨证：肝郁气滞、脾胃不和证。治法：疏肝健脾，行气消痞。治以十三味和中丸加减。处方（图

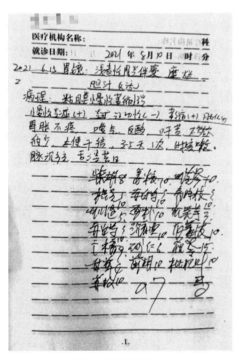

图1　马老处方1

1）：柴胡 8g，姜半夏 10g，炒黄芩 10g，枳壳 10g，赤芍 10g，白芍 10g，青皮 10g，陈皮 10g，炒川连 5g，厚朴 10g，炒吴茱萸 3g，沉香曲 10g，苏梗 10g，瓜蒌皮 10g，广木香 9g，砂仁 6g，茯苓 15g，甘草 4g，枇杷叶 10g。7 剂，水煎服，每日 1 剂，早晚分服。

二诊（2021 年 8 月 11 日）：患者诉药后脘腹胀满较前缓解，咳嗽已无，偶有嗳气、反酸。纳寐尚可，二便尚调，舌脉同前。守上方去枇杷叶，继服 14 剂。

三诊（2021 年 8 月 25 日）：患者诉诸症减轻，偶有口苦，纳可，自觉乏力明显，脉弦细，舌淡苔薄白。此肝脾渐调，久病损及正气，正气不足。守上方加太子参 15g，白术 10g。继服 14 剂。

四诊（2021 年 9 月 8 日）：症状基本消失，脉弦细，舌淡苔薄白，予以十三味和中丸善后，每次 6g，3 次／日，疏肝和胃巩固疗效。2 个月后停药随访未见复发。

按：《素问·五常政大论》曰："卑监之纪……其病留满痞塞。"《冯氏锦囊秘录》引《保命集》云："脾小能行气于四脏，结而不散则为痞。"马老认为该患者病机属肝郁气滞、脾胃不和。患者平素情绪不舒，肝气郁结，木郁乘土，伐伐脾胃，脾胃不和，失于健运，中焦气机不利，形成气滞中焦之病机，故见脘腹胸胁痞满、嗳气反酸、纳差、口干口苦、情志不畅加重。舌质淡红，苔薄白，脉沉弦，亦为肝郁气滞、脾胃不和的表现。

马老运用十三味和中丸加减疏肝健脾，行气化湿；肝热不甚，故去金铃子散，加沉香曲、木香、瓜蒌皮、紫苏梗加强行气宽中、健脾燥湿之力；加枇杷叶清肺止咳，降逆止呕。诸药相伍，肝脾调和，湿邪得化，气机通畅，痞满自除。

马老在该患者的处方中用到了青皮、陈皮，赤芍、白芍等对药。在临证时，使用对药往往能起到事半功倍的效果。青皮、陈皮二者均善理中焦之气，青皮性较峻烈，行气力猛，疏肝破气，散结止痛；陈皮性温而平和，行气力缓，偏入脾肺而燥湿化痰。青皮、陈皮并用，木土得和，升降有常，调和肝脾两脏。二者常合用于木郁土壅、气滞中焦所致肝（胆）脾（胃）不和等证，理气作用更强，可达到理中焦之气而疏肝健胃燥湿之功。再如赤芍、白芍二药，《本草崇原》云："白芍、赤芍各为一种，白补赤泻，白收赤散，白寒赤温，白入气分，赤入血分。"该患者病程日久，肝郁气滞，木郁乘土，累及脾胃，以致中焦气机不利，故二芍同用，刚柔并济，一敛一散，一缓一行。调和肝脾，刚柔并济，通补兼施，方能"调和致中"，令中焦如衡，尤其适用于证属肝胃不和或肝胃郁热兼瘀阻胃络者。

四逆散（偏于脾虚时常改用为四君子汤）、左金丸、金铃子散、二陈汤是脾胃病诊治中常用的方剂，临证中马老根据脾胃的生理特点和病理机制常常合方使用，并形成"四左金陈，肝脾（胃）同调"较为固定和成熟的治疗方法。四逆散为疏肝理气之母方；金铃子散理肝木之气血；左金丸黄连倍于吴茱萸可以清化肝之郁热，吴茱萸等量或重于黄连则可温肝胃之虚寒；二陈汤中陈皮、半夏理气和胃，茯苓健脾化湿。若肝胃（脾）不和证候明显，马老常用青皮易陈皮，或青皮、陈皮同用以理中焦之气而疏肝健胃燥湿，以香附易半夏，茯神易茯苓，加强疏肝气、理肝血的作用。气郁重者，加八月札、香附、郁金；血瘀明显者，加丹参、川芎、泽兰、赤芍；肝胃郁热，加蒲公英、栀子、黄芩；肝脾不和，症见腹痛、肠鸣、泄泻者，重用白芍，加白术、防风、茯神、薏苡仁等。临床证明"四左金陈"合用并随症加减最适宜肝胃不和或肝脾不调的脾胃病治疗。

（李奎武整理）

（二）"寒温并用，和中消痞"治疗胃痞案

患者李某，男，57岁，已婚，公司职工，2021年9月15日初诊。主诉：胃脘部胀满伴嗳气、反酸2年，加重2个月余。现病史：患者2年前因生气后出现胃脘胀满堵闷不适，伴嗳气、反酸，时轻时重，以劳累和生气后症状加重。2021年6月24日，胃镜：浅表性全胃炎伴胃窦部糜烂。病理：（胃窦部）浅表萎缩，肠上皮化生。腹部彩超：①脂肪肝；②胆囊壁毛糙。经西医治疗，症状未见改善。刻下：胃脘胀满堵闷不适，满而不痛，伴嗳气反酸，嗳气则舒。口干口苦、不欲多饮，平素急躁易怒，易感疲劳乏力。纳可，夜

寐不安，二便调，舌淡红，苔薄黄，脉沉弦。西医诊断：慢性萎缩性胃炎。中医诊断：胃痞病。中医辨证：中气虚弱，寒热互结证。治法：平调寒热，益气消痞。治以六君子汤合半夏泻心汤加减。处方（图2）：太子参10g，白术10g，茯苓15g，炒山药10g，姜半夏10g，陈皮10g，炒黄芩15g，炒川连5g，干姜3g，广木香10g，砂仁5g，蔻仁5g，炒吴萸3g，白芍15g，丹参15g，枳壳15g，炒莱菔子15g，焦山楂10g，焦建曲10g，郁金9g，甘草4g，竹茹10g，苏梗10g。7剂，水煎服，每日1剂，早晚分服。

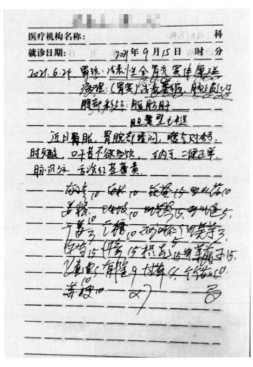

图2 马老处方2

二诊（2021年9月22日）：患者诉胃脘胀满堵闷感减轻，食欲较前增加，口干口苦改善，大便不成形，仍感乏力，睡眠改善，舌淡胖，苔薄黄，脉弦细。患者中焦枢机稍利，脾气略复，痞热已泄其半，改炒黄芩5g，守法酌加运脾化湿之品炒薏仁30g。7剂。

三至四诊：患者诉胃脘胀满堵闷感、嗳气、反酸症状明显减轻，口干口苦、乏力较前好转，大便成形，舌脉同前。患者脾胃气机升降渐复，守上方继服。

五诊（2021年10月27日）：患者诉胃脘胀满堵闷、嗳气、反酸症状消失，乏力症状均明显改善，守上方继服14剂后诸症皆除，随访至今，患者无明显不适症状。

按：张仲景在《伤寒论》中明确指出："满而不痛者，此为痞。"痞满是脾胃病中十分常见的症状之一，常见于慢性浅表性胃炎、慢性萎缩性胃炎、胃神经官能症、胃下垂、消化不良、胃肠功能紊乱等，在病变初期或病程的某个阶段均可出现。值得提出的是，临床医家多详于痛而略于痞，或痛痞混说，因而在用药上受到一定影响。马老认为痛为气滞不通，证多属实，痞为气机窒塞，病多虚实夹杂，不可不辨。正如《景岳全书》所云："有胀有痛而满者，实满也；无胀无痛而满者，虚满也。实痞实满者，可散可消；虚痞虚满者，非大加温补不可，此而错用，多致误人。"胃痞多因外邪入里、饮食不当、情志内伤、劳倦过度，而致寒、热、食、湿、痰、瘀内蕴，脾之升运不健，胃之纳降失司，清浊升降失常，胃气郁滞，窒塞不通而成。病机有虚实之分，病证有气滞、热郁、湿阻、寒凝、中虚，或夹痰夹湿多端，又每多虚实相兼，寒热错杂，甚至寒热虚实杂呈，多证并见，发为气滞湿阻、湿阻热郁、寒热错杂、气滞火郁、热郁伤阴、中虚气滞等证候。马老治疗此病总以温清通补为原则。虚痞重在补胃气，滋胃阴，补之使之通；实痞采用温中、清热、祛湿、化痰、消食等法，泻之使之通。临证尤当针对虚实夹杂、寒热互结情况，通补兼施，温清并用，并根据虚实、寒热的主次及其转化，通补兼施；寒热并调，随证加减。胃痞一病治法多样但皆在调和，使中焦如衡，则痞满自除。

此患者病程迁延日久，脾胃虚弱，气虚则易感疲劳，脾胃升降失司，中焦气机不利，故见胃脘胀满堵闷，但满而不痛；动则气耗，故劳后加重；又平素急躁易怒，情志不畅，郁而化热，故见口苦口干、嗳气、反酸；患者舌淡红，苔薄黄，脉沉弦皆为虚实寒热夹杂之象，故以六君子汤合半夏泻心汤主之。

二诊时患者诸症缓解，中焦枢机稍利，脾气略复，大便溏薄，口干口苦不显，痞热已泄其半，故改炒黄芩为5g。脾气亦虚而不能过求于补，以防气机壅塞，故守法酌加运脾化湿之品炒薏仁30g。三诊至五诊患者诸症皆减，故效不更方，继服后则诸症皆除。同时，马老认为患者口苦反酸、夜眠不安、苔薄黄脉沉细乃兼存胆胃不和、痰热内扰之象，故予竹茹、郁金清胆和胃，解郁除烦，加白芍养血益阴以敛肝阳。合用吴茱萸有左金之意，寒热平调，增开痞散结之效。山药、茯苓清补脾胃，又能利湿安神。患者中焦痞气互结为甚，以苏梗、木香、砂仁、蔻仁、枳壳、莱菔子行气宽中，散结除痞，又使补气而不壅滞。叶天士《临证指南医案》言："大凡经主气，络主血，久病血瘀。""初为气结在经，久则血伤入络。"皆因病久气血阴阳亏虚，无力鼓动血运，血滞于经，故加丹参以活血化瘀。山楂、建曲健脾助运、消食导滞，又防脾胃素虚不耐药力及他药碍胃。易人参为太子参，考虑到人参大补元气，补脾益肺之功甚强，有助邪之嫌，而易太子参10g，用量偏小而适中，既能补益中气，又可防姜半夏、吴茱萸辛散，黄芩、黄连苦泻之过，免伤正气。诸药合用则胀满可除，结消痞除，寒热调和，心宽神怡。

（李奎武 整理）

（三）"温养中焦，活血缓痛"治疗胃痛案

秦某，女，63岁，已婚，离退休人员。2021年4月12日初诊。主诉：反复胃脘部疼痛5年余，加重2个月。患者5年前进食冷饮后出现胃脘部疼痛，疼痛以空腹为主，休息后未见好转，遂就诊于当地医院予以西药治疗（具体不详）后，病情稍有缓解，后症状反复。2个月前因饮食不慎出现胃痛，2021年1月26日电子胃镜检查报告提示慢性萎缩性胃炎（活动期）C1型，伴胆汁反流。病理：（胃窦小弯）黏膜慢性炎伴充血，局部区域黏膜呈萎缩性改变。刻下：胃脘部刺痛，多饭前发作，饭后缓解，遇寒则剧，得温痛减，脘腹胀满，时有嗳气，无反酸，乏力，纳谷不香，口干，无口苦，二便正常，舌淡苔白，脉弦细。西医诊断：慢性萎缩性胃炎活动期。中医诊断：胃痛（脾胃虚寒，气滞血瘀证）。治法：温胃散寒，理气活血止痛。治以黄

芪建中汤合丹参饮加减。处方（图3）：当归10g，白芍20g，桂枝8g，炙甘草6g，百合20g，台乌药10g，丹参15g，檀香4g，砂仁6g，广木香9g，制黄芪10g，香橼皮10g，延胡索10g，川楝子6g，麦芽15g。7剂，水煎服，每日1剂，早晚分服。

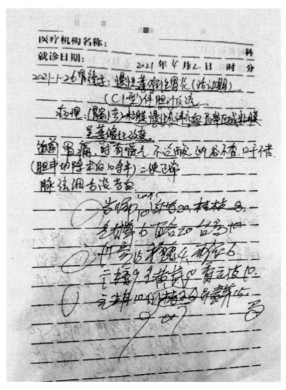

图3 马老处方3

二诊（2021年4月19日）：药后症状减轻，胃痛较前好转，时有胃脘部不适，仍有乏力、纳差，小便正常，大便不成形，脉弦细，舌淡苔白。此中焦气滞渐行，脾胃之气素虚，乏于运化，综上方加炒扁豆9g，白术10g，焦山楂10g，建曲10g。继服14剂。

三诊（2021年4月30日）：药后平善，诸症显减，胃脘不痛，但不耐寒凉，进食不慎则症状复显，大便成形，每日1次。综上方继服14剂。

四诊（2021年4月17日）：诉药后已无胃痛，纳可，二便调，脉弦缓，舌淡苔白。综上方继服 7 剂善后，半年后随访诉胃痛已愈，尚未再发。

按:《素问·举痛论》曰:"寒气客于肠胃之间，膜原之下，血不得散，小络急引，故痛。"又有《临证指南医案·胃脘痛》说:"胃痛久而屡发，必有凝痰聚瘀。"《血证论》言:"瘀血在中焦，则腹痛胁痛。"

该患者胃痛系脾胃虚寒，气滞血瘀所致。脾胃虚寒，凝滞收引，不通则痛，故胃脘疼痛，遇寒则剧，得温痛减;寒邪阻遏气机，气滞不行，久而血失其运，停而为瘀，故脘腹胀满，胃脘刺痛;脾胃虚弱，运化失健，故乏力纳差。综合舌脉，辨为脾胃虚寒、气滞血瘀证。《景岳全书·心腹痛》言:"胃脘痛证，多有因食，因寒，因气不顺者，然因食因寒，亦无不皆关于气。盖食停则气滞，寒留则气凝。所以治痛之要，但察其果属实邪，皆当以理气为主。"又《类证治裁》有云:"(胃脘痛)治法须分新久，初痛在经，久痛入络，经主气，络主血也。初痛宜温散以行气，久痛则血络亦痹，必辛通以和营，未可概以香燥例治也。其因胃阳衰而脘痛者，食入不运，当辛甘理阳。"故用黄芪建中汤合丹参饮以温补中阳，活血祛瘀，行气止痛;合金铃子散、香橼皮以疏肝行气，活血止痛;加百合、台乌药以通气和血，温阳散寒;加麦芽、木香健脾益气，和中除胀;活血当兼顾养血，故加血中之气药当归以补血活血，润肠止痛。如此，则寒邪散，气机畅，瘀血行，痛自缓。

慢性胃炎其病程较长，缠绵日久，易形成多虚多瘀、虚实夹杂的疾病特点。阳虚失温，气滞血停等诸多因素均可导致瘀血的产生。慢性胃炎病程迁延不愈者临床多见瘀久化热和脾虚血瘀。瘀久化热者治宜清化瘀热法，此法适用于木郁化火，病久入络，瘀热互结，症见胃脘疼痛或刺痛，痛有定处，舌质暗红或有瘀点、瘀斑，舌下静脉曲张、增粗，胃镜、病理活检提示腺体萎缩，或见肠上皮化生，或兼见不典型增生者。此当从"瘀热"论治，宜清化瘀热，药用川楝子、延胡索、香附、陈皮、丹参、血竭、赤芍、白花蛇舌草之属，瘀化热清则胃自安;若瘀血重、疼痛久治不愈，可用失笑散佐酒川军(川大黄);若与气滞兼见者，可用九香虫，活血之余兼能行气除胀;出血者加蒲黄炭、三七粉、茜草根、乌贼骨等化瘀止血。此法对胃窦炎、十二指肠球部溃疡、慢性胃萎缩性胃炎、急性胃痉挛、消化道出血而见瘀热证者疗效颇著。脾虚血瘀者治宜调气活血法，此法适用于肝胃不和日久，脾气受伐，或素体中焦虚弱，运化失职，行血无力致血瘀脉络者，证属血瘀兼气虚，表现为胃脘刺痛或隐痛，痛处固定，纳呆胀满，便溏乏力，舌质紫暗，脉细涩。此当从"气血"论治，正虚甚而瘀血轻者宜调气活血，脾气健，血自行；瘀血重者当先去瘀血，继补脾气，恐瘀血内阻而补益太过致气滞为患。药用白术、太子参、当归、香附、丹参、莪术、赤芍等益气活血之类；若兼便干者，可加桃仁润肠通便；莪术活血，又能理中气、泻积聚，短期使用无破血之弊。临床常用于逆转萎缩性胃炎之腺体萎缩。

马老常告诫吾辈，临证当谨记"中焦如衡，非平不安"之旨，时刻不忘脾胃气阴，活血祛瘀当遵循"行而不峻、化而兼养"之原则，慎用开破攻逐之类，盖因瘀血久焉，不可急攻，当在缓图，且开破攻逐之品用之稍过，则伤气耗阴，脾胃益损，于病无补。另外，马老对养血之品的使用，也顺应了胃腑多气多血、喜润恶燥的特点。

（李奎武整理）

【参考资料】

［1］储浩然，张闻东．马骏治疗慢性萎缩性胃炎的用药经验［J］.安徽中医临床杂志，2000（3）：215-216.

［2］周婷，储浩然，薛西林，等．马骏胃痛临证诊治经验［J］.中国临床保健杂志，2015，18（4）：431-433.

［3］周婷．马骏学术思想总结及十三味和中丸治疗功能性消化不良肝胃不和证的临床研究［D］.南京：南京中医药大学，2015.

［4］薛西林．马骏"四左金陈"合方治疗脾胃病学术思想辨析［J］.中医药临床杂志，2010，22（12）：1035-1036.

［5］汪瑛．马骏诊治脾胃病经验［J］.安徽中医药大学学报，2020，39（6）：30-32.

［6］李学军．马骏治疗脾胃病经验［J］.中医杂志，2011，52（11）：914-915.

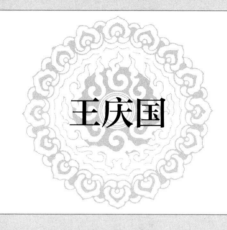

王庆国

一、医家简介

王庆国（1952—　），男，第四届国医大师，首届全国名中医，"燕京刘氏伤寒学派"掌门人，第五、第六、第七批全国老中医药专家学术经验继承工作指导老师，享受国务院政府特殊津贴。主持国家973项目2项，国家863课题2项，国家自然科学基金面上项目3项、重点项目2项，获国家科技进步奖二等奖4项、教育部科技进步奖5项、北京市优秀教学成果奖3项，发表学术论文700余篇，主编、参编学术著作40余部。王教授师承于伤寒大家刘渡舟教授，尽得其术，行医50余载，首次创造性提出"三步－四维－六治－十六方略"的诊疗范式，经方临床拓展应用的"五项原则与十大途径"和"通平致和"的诊疗观念，以治疗肝胆病、脾胃病、风湿免疫病、心脑血管病、内分泌与代谢性疾病见长。

二、学术思想

（一）重视枢机，通平致和

"和法"之说于明清时期程钟龄《医学心悟》总结八法后日臻完善，然"和法"之来源实与中华文化密不可分。儒家经典《中庸》载："喜怒哀乐之未发，谓之中；发而皆中节，谓之和。中也者，天下之大本也；和也者，天下之达道也。致中和，天地位焉，万物育焉。"阐释了古人对天象生态的和谐存在状态及协调运行状态的认识，"和"被赋予了深刻的哲学内涵。中医学滋生于繁荣的中华传统文化，《素问·生气通天论》"因而和之，是谓圣度……阴平阳秘，精神乃治"则是和法的立论根据，中医学发生、发展的理论基础无不体现出"和"的思想。

在后世发展中，"和法"又有广义和狭义之分。戴北山云"寒热并用之谓和，补泻合剂之谓和，表里双解之谓和，平其亢厉之谓和"指调和之法。

广义和法指和阴阳、和表里、和脏腑、和营卫、和气血等。狭义和法是指通过和解、调和的具体措施，使表里、脏腑、经络之寒热虚实、阴阳气血的过度盛衰得到纠正，从而祛除病邪、恢复正气、归于和平健康。比如程钟龄言"伤寒在表者可汗，在里者可下，其在半表半里者，唯有和之一法焉，仲景小柴胡汤加减是已"，为和法之具体应用。

王教授临证治疗各种疾病，强调"贵和而非平"，指出诊疗疾病以"和"为要，而不是以"平"为目的。"平"指人体气血阴阳的水平相对等，所调之气血、阴阳范围小，且无量化标准，仅强调水平相当，但不一定指气血阴阳达到最佳水平。与"平"相比，"和"在气血阴阳水平相对等的基础上，强调了各种因素的量化问题，更注重使气血阴阳达到一种最佳比例、最佳状态，进而使整个机体能够气血阴阳平衡、调畅。

为达到"和"法所言之气血阴阳平衡、调畅的状态，其核心在于调畅机体的枢机。王教授根据多年临床观察，提出："今之病者单纯虚证少见，由于饮食厚味、工作疲劳、情绪紧张，更有因医者滥用寒凉误治，致少阳气机不能升降、阴阳不能交通而发生郁滞为患者恒多。"因此，不论外感、内伤，凡饮食劳倦、紧张焦虑、外邪攻袭皆易郁而为病，导致阴阳失和，升降失常，此时达郁滞为祛病之要法。而开郁的重点在于调和人体之枢机，包括表里之枢和升降之枢。用药施治方面，王教授擅长合用柴胡剂和泻心剂以调畅两枢，强调调配辛开、苦降、甘补之法，注重用药寒热、升降、攻补之平衡，从而使阴阳"通""平"，以达其"和"。

具体而言，从部位上分，人体有二枢，少阳为表里之枢，脾胃为上下之枢，其中后者尤为重要。《脾胃论》云"百病皆由脾胃衰而生"，强调脾胃作为后天之本、运化之枢的核心地位。内伤杂病中，脾胃分为湿土、燥土居于中央，升降水火，并调金、木之气；外感病中，脾胃为正气之源，乃抗邪、复正之资。故王庆国教授治杂病调枢机尤其注重运脾胃。此外，少阳之枢病位广泛，以肝胆为中心，涉及三焦。外感病邪之出入必经于此，内伤病关乎情志，常为气火所郁，是第二个关键枢机。由于木土生克关系，少阳之枢与脾胃之枢在通畅气机、调和阴阳的功能上非常密切，常相互协调。特别是脾胃对少阳枢机而言，单和少阳而不运其中，则正气不立；不和脾胃，少阳枢机亦难以通达。王教授常用的和少阳、运脾胃治法主要有三：清疏肝胆，温运脾胃（半夏泻心汤合小柴胡汤）；健运脾胃，升降气机（三泻心汤）；疏肝理气，补气助运。

（二）四诊合参，尤重舌诊

《灵枢·经脉》云："脾足太阴之脉……入腹属脾络胃，上膈，挟咽，连舌本，散舌下。"《灵枢·脉度》云："脾气通于口，脾和则口能知五谷矣。"《辨舌指南》言："舌之苔，胃蒸脾湿上潮而生。"舌象的变化对脾胃病诊治具有一定的客观性，对脾胃病的辨证用药有重要价值。"舌为脾胃之外候，苔乃胃气之所熏蒸"，概括了舌与脾胃的密切关系。人体是一个有机整体，作为消化系统组成的一部分，舌可将内脏的变化客观地反映于外，犹如人体外露的内脏，是病情变化最灵敏的外在反应。王教授临证强调四诊合参，尤其强调舌象在脾胃病辨治中的作用，舌象对脾胃病的反映迅敏而准确，好像是反映人体生理病理的一面镜子，通过舌诊可以对脾胃病作出判断。由于舌体与脏腑经络相连，舌络与气血津液相贯，所以病变虚实、津液盈亏、病邪性质、病情轻重、疾病的预后转归等信息均可通过舌诊而获得，为脾胃病辨证用药提供依据。王教授根据患者的面色及舌苔配合脉象得到基本的辨证信息，再以问诊加以佐证。

王教授认为舌象可以真实地反映病邪性质，并可指导确定治疗原则，选择合理的方药，对指导临床治疗有一定的参考价值。若舌尖红者，常配合连翘、茜草等清热凉血；舌质暗淡有阳虚者，则配合菟丝子、淫羊藿等扶阳之品；舌质淡边有齿痕，尤其两颊线较为明显者，是典型的脾气虚的表现，则加党参、白术等健脾祛湿；舌体瘦小者，多有阴血不足或伴虚火上炎，可配合山萸肉、女贞子等滋阴血清虚火。慢性萎缩性胃炎患者多数舌苔较少，甚有裂纹，必须配合滋胃阴之品，如玉竹、石斛、北沙参、太子参等，皆为王教授常用药；幽门螺杆菌阳性者则多舌苔厚腻，必配合清热利湿药，如陈皮、砂仁；若苔黄腻，加凤尾草、茵陈，用量常为 20 ～ 30g。

此外，望舌还可以判断疾病的转归。苔乃脾气蒸腾胃湿上潮而生，最能反映脾胃之气的盛衰。若见苔由厚转薄，多提示湿热已清；若从无苔到有苔者，提示胃气胃阴渐起。相反，若苔由白转黄腻，或舌由淡暗转红者，则提示清热力不足或用药偏燥，应及时调整。

（三）补泻兼施，侧重各异

脾与胃同居中焦，脏腑相关，互为表里，以膜相连。脾主运化，胃主受纳，脾主升清，胃主降浊，脾为湿土，胃为燥土，两者共同完成饮食物的消化、吸收及对精微的输布。病理情况下脾胃常常同病，但各有侧重。实则阳明，虚则太阴。胃病多实、热，脾病多虚、寒。故而脾胃同病者多寒热错杂，虚实兼夹。王教授根据其病机特点，临证用药多补泻兼施，寒热同调，动静结合，侧重不同。

王教授临床应用半夏泻心汤时，非常注重通过调整方中辛苦药味与甘调药味的比例，使全方的补泻作用有所侧重。如干姜用量与黄芩加黄连用量相当，而参、草、枣用量较小时，全方功效表现为平补平泻，即辛开苦降，调整气机，多用于以"心下痞"症状为主，虚实证候不明显时，此时调整气机平衡，恢复中焦斡旋是治疗的关键；当干姜用量明显小于黄芩、黄连用量之和时，黄芩、黄连之苦寒功效显现比较明显，全方功效以泻实为主，是在调节升降的基础上祛除热邪，多应用于实热证候明显者，如症见饮食无味、喜食冷物、协热下利、小便短赤、舌红脉数等；当干姜用量大于黄芩、黄连之和，同时参、草、枣用量亦较大时，以温补为主要功效，在调整升降的基础上，加重了温补脾胃阳气之功，多用于中焦气机不畅，同时感受寒邪，或素体脾胃阳虚者。干姜用量加大可使患者的阳气得以恢复，但若干姜用量太大，患者亦可能出现浮热征象，如舌红、口干、口舌生疮等，此时王教授常加入芦根、竹叶等微凉之品，既可生津养胃，又可通利小便，给浮火以出路，从而达到温补而不生热邪的目的。

王教授善用补脾胃泻阴火升阳汤治疗饮食伤胃，劳倦伤脾，火邪乘之而生大热者。其中，柴胡、升麻、羌活助阳益胃以升清气；人参、苍术、黄芪、甘草益气除湿，温补脾胃；黄芩、黄连、石膏凉心清胃以泻阴火。

（四）重视气机，兼调肝胆

脾胃居于中焦，是人体气机升降出入的枢纽。脾主升清，胃主降浊，脾胃阴阳相因、升降有序、协调统一才能共同完成饮食物的受纳、消化，水谷精微的吸收、输布。而肝脾"左升右降"，调节全身气机，又相互制约，因此肝胆脾胃息息相关。

《临证指南医案》谓："木能疏土而脾滞以行。"肝与胃木土相关，脾与胃燥湿相济，肝主疏泄而藏血，脾主运化而生血，肝得疏泄则机体处于柔和舒适的生理状态，脾土生万物而属阴，肝性板滞，易于郁滞，正常情况下肝的疏泄功能正常，则脾胃升降有度，纳化有权，气血生化有继，肝得而长养，可以更好地发挥疏泄条达作用。病理情况下，肝、脾、胃三者功能失调可致气机壅滞，升降功能失调，水谷不腐，出现心下痞满证。肝与脾胃功能失调可互为因果。如脾胃虚弱，运化功能失职，肝气乘脾，脾土受伐，为土虚木乘，可出现呕吐、嗳气、胃脘饱胀等症状；如肝失疏泄，横逆犯胃，气机郁滞，胃失和降，为木强乘土，亦可出现上述症状。

王教授临证治疗脾胃病，常以疏肝健脾和胃或者清肝和胃为基本大法，注重调畅中焦气机，方选泻心剂为主加减。对轻微肝气不舒者，王教授常以逍遥散加味；而对伴有明显焦虑抑郁的脾胃病患者，王教授治疗并不以疏肝为主，反加清心安神之品"实则泻其子"，以半夏泻心汤配合百合乌药汤安神和胃。对伴有口苦等明显少阳病症状者，王教授则以半夏泻心汤加柴胡、黄芩，即小柴胡汤与半夏泻心汤合剂治疗，同调肝、脾、胃。

（五）巧妙变通，活用合方

王庆国教授临证中善于思考。通过长期的临床观察与理论分析，他认为慢性萎缩性胃炎由中焦气机紊乱，胃阴亏虚，脾胃阴阳之气不调所致。脾司中气，其性主升，又为阴土，易损阳气；胃主受纳，其性主降，又为阳土，其性主燥，最易受热邪影响而耗伤胃津。脾病多虚、多寒，胃病多实、多热。脾胃的生理特性决定了寒与热两种邪气常常共存而致病，脾胃气机升降功能失司，易致气机痞塞不通，中焦寒热错杂，脾胃气滞阴伤。寒热错杂并非寒与热两种邪气同时存在于脾或胃，而是寒与热分别单独存在于脾和胃，即存在于不同的脏腑之中。结合临床实际，当脾寒胃热时，脾寒则清阳不升而腹泻下利，胃热则浊阴不降而呕吐上逆，脾胃升降失司则气机痞塞于中。遇寒热错杂证虽较棘手，但善用诸泻心汤者，则有方可施，效如桴鼓。王庆国教授临床治疗慢性萎缩性胃炎以半夏泻心汤为主方，常配伍益智仁、煅牡蛎，以及百合、乌药两个药对。

经方难以适应临床复杂的病因、病机、病证时，活用合方可达到出乎意料的效果。既可以经方与经方合方、经方与时方合方，又可两个或两个以上的时方相合，具体则需据证灵活变通，巧妙化裁。如王教授治疗萎缩性胃炎的常用药物多为半夏泻心汤合百合乌药散（百合乌药泻心汤）加减。此二方契合本病脾胃虚弱、寒热错杂、气机不畅的病机特点，以辛开苦降、行气养阴、平调阴阳为主要治则。临证中常加入益智仁、生黄芪、煅牡蛎、蒲公英、白芍、桂枝、当归等品，以助力百合乌药泻心汤之温补脾胃、散结消痞、清热解毒、滋养胃阴、通调血脉，使脾胃气阴得充，气机得畅，升降复常，寒热得除，脾胃恢复升清降浊之能，则疾病自愈。

三、临床特色

慢性胃炎是由多种病因引起的胃黏膜慢性炎症性病变，是临床上较为常见的消化系统疾病，通常将其划分为慢性萎缩性胃炎以及慢性浅表性胃炎两大类。该病归属中医"胃痛""痞满""腹胀""嘈杂""反酸"等范畴。王教授精于伤寒学说，对经方的运用有独到认识，临床善用柴胡剂、泻心剂等类方，尤其精于消化系统疾病的临床治疗，对慢性胃炎的治疗积累了宝贵的临床经验和诊治特色。

（一）治胃四法

1. 辛开苦降、寒热并用法

慢性胃炎尤其是慢性萎缩性胃炎多属本虚标实、寒热错杂、虚实夹杂之证。王教授指出，在治疗时要抓住脾升胃降、脾喜刚燥胃喜柔润的生理特点以及寒热虚实错杂的整体病机，在温补的同时注意清热祛邪，调畅气机，恢复脾胃的升降功能，使脾胃燥湿相济，纳运相合。此类患者多胃脘部隐痛或冷痛，脘腹痞胀不适，喜温喜按，胃中灼热，反酸嘈杂，口苦或口淡，纳差恶心，肠鸣便溏，神疲乏力，舌质淡或红，苔薄黄或黄白相间，脉滑或沉细。治宜辛开苦降，寒热并用，理气和胃。临证时王教授常用百合泻心汤加减。本方由百合、乌药、法半夏、黄芩、黄连、干姜等组成，由百合乌药汤和半夏泻心汤加减化裁而来。其中百合乌药汤出自《时方歌括》，主治"心口痛诸药不效，亦属气痛者"。百合益气调中、润肺和胃，王教授临床喜重用百合，用量常达30g以上，佐以乌药辛温行气止痛以防其滞重，二药相合，一凉一温，一升一润，润而不滞，辛而不燥，疏调胸腹气滞，共奏养阴和胃、行气止痛之功。半夏泻心汤辛开苦降以消中痞，寒温并用以平寒热，共奏"辛开苦降甘调"之法，达到畅达气机、消除痞满的目的，是王教授治疗脾胃病的常用经方。王教授在临证中凡见心下痞满必重用半夏，最高用量达30g。在"心下痞满"主症明确的基础上，若见胃脘痛较甚，合金铃子散、芍药甘草汤加减；胃中反酸明显，则加煅瓦楞子、乌贼骨、浙贝母等制酸止痛之品；若因食滞内停，嗳腐胀满者，加焦三仙、鸡内金、焦槟榔等消食化积之品；若湿阻气滞，脘腹痞满，舌苔白厚腻者，合以平胃散、柴平汤；胃寒怕冷，喜温喜按者，合以良附丸、吴茱萸、桂枝、益智仁等温胃散寒止痛；若属肝郁化火，吞酸嘈杂者，则合以左金丸以清泻肝火，降逆制酸；若烧心明显，则加生石膏、知母、公英、连翘等清热泻火之品。若胆汁反流，口干口苦，舌苔黄腻，脉弦滑者，则加用柴胡、枳壳、石菖蒲、郁金、金钱草等疏肝利胆、清利湿热之品。

2. 调肝健脾、温阳和胃法

现代社会生活工作压力增加，肝失疏泄较为常见，而肝与脾胃密切相关。肝属木而主疏泄条达，脾胃属土而主运化受纳，肝与脾胃为木土相克之脏。唐容川《血证论》曰："木之性主于疏泄，食气入胃，全赖肝木之气以疏泄之，而水谷乃化。"正常情况下，肝之疏泄条达有利于脾之运化，使清阳之气升发，又可助胃受纳腐熟，使浊阴之气下降。然而在病理情况下，肝之病变最易影响脾胃。王教授认为肝之疏泄影响脾胃的病变，如疏泄不及则"肝气郁结"，如疏泄太过则"肝气横逆乘克脾胃"，多出现"肝脾失调"或"肝胃不和"等，此种情况在慢性胃炎患者中相当多见。患者症见胃脘部胀满，两胁胀痛，胸闷喜叹息，反酸恶心，每因情志因素而加重，大便不畅，舌质淡红，苔薄白，脉弦。王教授治以疏肝理脾、和胃止痛法，多用柴胡桂枝汤合枳术丸等化裁。盖柴胡桂枝汤本为治疗太阳少阳合病之方，但因其既能调和肝胆脾胃，又能调和阴阳气血，故其临床适应证非常广泛，举凡肝胆枢机不利、脾胃气血不足者，均可以本方加减治之，每收佳效。若病情进一步演变发展，证属肝胆有热、脾胃虚寒，即肝热脾寒、寒热错杂者，王教授则转方用柴胡桂枝干姜汤合半夏泻心汤加减治之。柴胡桂枝干姜汤由小柴胡汤减人参、大枣、半夏、生姜，加桂枝、干姜、天花粉、牡蛎而成。柴胡桂枝干姜汤与大柴胡汤，一兼治胃实，一兼治脾寒，临床只需抓住其邪犯少阳、枢机不利、肝热脾寒病机特点者，即可加减用之，往往可获意外之效。

3. 益胃理气、柔肝养阴法

若患者症见胃脘部隐隐作痛，上腹部不适，胸胁满闷，灼热不适，嘈杂似饥，嗳气呃逆，消瘦食少，五心烦热，口干咽燥，大便秘结，舌质红，少苔或无苔少津，脉弦细数，是胃阴不足、肝气侮脾犯胃造成阴虚气逆之证。治宜养阴益胃，柔肝理气，和中止痛。王教授在益胃汤、沙参麦冬汤、一贯煎等方基础上化裁而成益胃柔肝汤。组成包括北沙参20g，生地黄15g，麦冬15g，玉竹15g，石斛15g，五味子12g，当归10g，白芍15g，牡丹皮10g，陈皮10g，砂仁10g，绿萼梅10g，玫瑰花10g，郁金15g，生麦芽

30g，炙甘草 10g 等。上药合用，共成养阴益胃、柔肝理气、和中止痛之剂。王教授指出：本型患者以胃痛隐隐、嘈杂不适、胸胁满闷、嗳气呃逆、口燥咽干、舌红苔少为辨证要点，以胃阴亏损兼肝气横逆为主要发病机制。因此，王教授强调在选用理气药时应尽可能避免使用辛燥之品，再伤阴液，以防化燥生火而引发吐血、衄血等变证。临床多用绿萼梅、玫瑰花、代代花、生麦芽等柔肝缓和之品。此外，由于滋养阴液之药易于碍胃滞脾，所以在用药时还应时时注意保护脾胃之运化功能，以避免阴液恢复而脾胃损伤的情况发生，可适当配以陈皮、砂仁、白术、茯苓等健脾理气之品。在饮食的选择上，则宜吃清淡易消化之食物，忌食辛辣油腻、肥甘厚味之品，可多吃些豆腐、青菜、黄瓜等，并戒除饮酒。

4. 补气养血、健脾和胃法

慢性胃炎病程较长，迁延不愈或患者年老体衰，脾胃虚弱，气血生化乏源，胃体失于荣养，易发为脾胃虚弱、气阴不足之证。本型患者常见胃脘胀满，餐后明显，或隐隐作痛，喜温喜按，纳呆不欲食，或饥而不能食，体倦乏力，气短懒言，大便溏，舌质淡红或有齿痕，苔薄白，脉细弱无力。若病情进一步加重则见胃脘部疼痛，痛有定处而拒按，呈刺痛或刀割样疼痛，食后痛甚，或有吐血或黑便，舌质暗或见瘀斑，脉涩或弦涩。这是患者久病入络，积而成瘀的表现。治宜气阴双补，健脾和胃，活血化瘀，方用归脾汤、归芪建中汤化裁，再加益气养阴、活血化瘀之品。常用处方组成：生黄芪、生晒参、太子参、沙参、炒白术、当归、白芍、龙眼肉、炒枣仁、远志、百合、乌药、川楝子、延胡索、丹参、蒲公英、白花蛇舌草、三棱、莪术、大枣、炙甘草等。

血流动力学异常和微循环障碍是慢性萎缩性胃炎胃黏膜腺体萎缩、苍白的病理基础，而行气活血药能够加快血液流速，改善微循环，因此在治疗萎缩性胃炎的过程中合理使用行气活血药常获良效。王教授强调应酌加化瘀散结药如丹参、三棱、莪术、延胡索等活血化瘀，改善胃黏膜微循环，消除炎症。同时，萎缩性胃炎也时常伴发胃出血，所以活血止血使瘀血消散，勿留瘀滞，也是重要的临床辨治思路。临床常用三七、白及、仙鹤草等品，使止中有活，活血为止血之用，令血脉通畅，血止后无留瘀之弊，有利于消除胃脘部疼痛、呕血、便血等症状，促使病症康复。此外，王教授强调在中医宏观辨证的基础上参照胃镜下胃黏膜之微观变化，配合现代研究证实能促进胃黏膜修复的药物，有助于提高胃炎的临床疗效。幽门螺杆菌（Hp）是导致慢性胃炎、消化性溃疡的主要病因，大多数慢性胃炎患者有 Hp 感染，其感染率以中医的脾胃湿热型最高，故可以认为 Hp 是一种湿热毒邪。因此在辨证用药的基础上有针对性地加用一些对 Hp 具有抑制作用的清热解毒药，如黄连、黄芩、蒲公英、连翘、虎杖、白花蛇舌草、半枝莲等常获良效。当患者的胃镜报告显示伴有肠上皮化生或不典型增生等癌前病变时，王教授从胃络凝瘀或凝痰聚瘀治之，在消散痰瘀的同时，配以三棱、莪术、半枝莲、白花蛇舌草、守宫等抗癌中药，早治、急治以防癌变。

（二）规律生活，重视调养

王教授还非常重视善后调养，因为慢性胃炎尤其是萎缩性胃炎可能由于多种原因反复发作，常见的如饮食不节、情志抑郁、过食辛辣、生活无规律等，在药物治疗的同时注意自我调养，避免这些诱因，是促使萎缩性胃炎顺利康复的重要一环。王教授指出：要纠正不良的生活习惯，做到劳逸结合，保持心情舒畅；同时要注意饮食调理，不贪食、不暴饮暴食，戒除烟酒；选择易消化的食物，少食辛辣、肥腻等刺激性食物，食物应注意荤素搭配，以素为主。这些论述对于病情的巩固与向愈确实有其指导价值，临证当谨遵之。

四、验案精选

（一）辛开苦降、寒热并用法治疗萎缩性胃炎案

柳某，女，30 岁。2016 年 9 月 25 日初诊。主诉：胃痛 10 余年，近日加重。现症：口苦，口气重，反酸，咽中不适，打嗝，肠鸣，空腹时胃痛，精

力不足，脉细，食欲不振，舌质淡苔黄白。胃镜：胆汁反流，萎缩性胃炎。西医诊断：萎缩性胃炎、胃食管反流病。中医诊断：胃痛病。中医辨证：寒热错杂证。中医治法：辛开苦降，理气和胃，制酸止痛。处方：百合 30g，乌药 10g，法半夏 10g，川连 10g，黄芩 10g，干姜 10g，党参 10g，炙甘草 10g，大枣 10g，黄芪 30g，当归 15g，柴胡 10g，木香 10g，九香虫 10g，丁香 10g，蒲公英 20g，炒牡蛎 10g。7 剂，水煎服，日 1 剂，分服。嘱患者忌生冷、黏腻、辛辣刺激食物及规律饮食作息。

二诊（2016 年 10 月 15 日）：诸症缓解，食欲渐佳，反酸明显，脉弦，故于前方去九香虫，加浙贝母 15g，白及 10g，乌贼骨 10g，旋覆花 10g。7 剂，水煎服，日 1 剂，分服。嘱患者忌生冷、黏腻、辛辣刺激食物及规律饮食作息。

三诊（2016 年 10 月 23 日）：反酸好转，胃脘有刺痛感，同时乏力感显著，遂前方加延胡索 10g，仙鹤草 30g，半夏加至 15g。7 剂，水煎服，日 1 剂，分服。嘱患者忌生冷、黏腻、辛辣刺激食物及规律饮食作息。

四诊（2016 年 10 月 30 日）：胃痛几日未发，大便可，仍有口苦，余无不适，舌脉同前。前方加龙胆草 10g。7 剂，水煎服，日 1 剂，分服。嘱患者忌生冷、黏腻、辛辣刺激食物及规律饮食作息。

半年后随访患者，胃痛未曾发作。

按：王教授认为，本案患者系长期胃病，脾胃气伤，中焦运化失职，已成寒热错杂之势。《内经》云："浊气在上，则生飧泄；浊气在上，则生膑胀。"胃阴不足则生虚热，故见"口干、口苦、反酸、苔黄"；脾阳不振则生内寒故见"肠鸣、矢气"；脾胃虚弱，胃不受纳，则见"食欲不振、脉细"；腑气不通，则见"嗳气"，不通则痛，则见"胃痛"。《临证指南医案》云："太阴湿土，得阳始运；阳明阳土，得阴自安，以脾喜刚燥，胃喜柔润也。"故治疗应以温阳健脾、养阴和胃、通理腑气、扶正祛邪为治疗原则。

本方系百合乌药汤合半夏泻心汤加减而成。百合乌药汤出自《时方歌括》，主治"心口痛诸药不效，亦属气痛者"。《神农本草经》言百合"主治邪气腹胀"，《汤液本草》云其"主痞满寒热"，百合甘凉，益气调中，润肺和胃，乌药辛温行气止痛，二药相合，一凉一温，一升一润，润而不滞，辛而不燥，疏调胸腹气滞，共奏养阴和胃、行气止痛之功。半夏泻心汤则以半夏为君，降逆止呕，《汤液本草》言其"消胸中痞，去膈上痰"，《本草思辨录》云其"治心痞、治腹胀、治咳、治咽喉不利，一皆开结降逆之功"。王教授在临证中见心下痞满必重用半夏，因其有消痞散结之力宏；干姜辛热散脾寒；黄芩、黄连苦寒清胃热；又因脾胃气虚，防药伤正，故佐以人参、甘草、大枣补益脾胃，助其健运之功。本方以黄芩、黄连为苦寒药组与半夏、干姜辛热药组配对，辛开苦降以消中痞，寒温并用以平寒热。七药相合，共奏"辛开苦降甘调"之法。当归、黄芪补气养血；柴胡疏肝理气；木香、丁香、九香虫为王教授调理脾气、开胃进食的常用药组，木香苦温，降胃中浊气而健脾，丁香、九香虫辛温，温肾阳而开胃，三味药组共奏"理气和胃"之功。蒲公英可清热散结，现代药理学研究发现其有较好的杀菌（幽门螺杆菌）作用，故王教授在临床中常常配伍使用。牡蛎可制酸止痛，对症治疗。

王教授临床的用药较为灵活，一般常用量较大，比如百合30g，半夏15～20g，蒲公英30g等，然本患者的处方中蒲公英仅用20g，半夏用10g，三诊才加到15g，同时配伍30g黄芪（此用量在王教授的案例中亦不是很大），可见王教授充分考虑到了患者的体质，素体虚弱、虚不受补的特点。二诊中反酸明显，王教授加入了乌贝散。乌贝散亦是王教授临床中治疗胃食管反流病比较推崇的方剂。全方由乌贼骨、贝母组成。乌贼骨咸涩微温，入肝、肾经，具有收敛止血、涩精止带的功效。现代药理学研究认为乌贼骨可抑制胃酸分泌，防止胃黏膜受到过多刺激，从而起到止痛之效。浙贝母苦寒，入心、肺经，开泄力强，具有清热化痰、散结止痛的功效。《施今墨对药》认为："乌贼骨以收敛为主，浙贝母以清散为要。二药为对，一收一散。一温一寒，降泄肝火，清热抑酸，和胃止痛之力彰。"三诊中，延胡索具有很好的理气止痛的效果，同时入血分，调血中之气滞。而仙鹤草是王教授用于补气的药物，常用量为30g及以上。本案口干口苦，而用黄芩、黄连清热效果不显，故推测热自肝胆而来，故王教授用龙胆草苦寒直折肝经之热。

（孟庆鸿整理）

（二）调肝和胃降逆法治疗慢性浅表性胃炎案

闫某，女，49 岁。2017 年 2 月 22 日初诊。主因脘腹部胀痛 1 年余前来就诊。现病史：患者于 1 年前行子宫肌瘤全切术，后自觉脘腹部疼痛、痞胀，疲乏感明显，症状反复迁延不愈。就诊于当地医院，行胃镜检查：浅表性胃炎，胃溃疡，肠息肉。为求中医治疗来诊。刻下：脘腹部冷痛，胀满，反酸，呃逆，口臭，进食凉物易诱发及加重，肠鸣音减弱。伴严重疲乏感，畏寒肢冷，易患感冒。舌淡，苔白腻，脉沉弱。西医诊断：慢性浅表性胃炎，胃溃疡，肠息肉。中医诊断：胃痛。中医辨证：肝郁脾虚，寒热错杂。治法：疏肝理脾，和胃止痛。处方：柴胡 10g、炒黄芩 10g、桂枝 10g、白芍 10g、当归 10g、炙甘草 10g、大枣 10g、法半夏 15g、党参 15g、百合 20g、乌药 10g、浙贝母 10g、海螵蛸 10g、木香 10g、制附片 15g、红芪 10g、炙黄芪 20g。14 剂，水煎服，日 1 剂，早晚餐后分服。

二诊（2017 年 3 月 22 日）：患者服药后脘腹部胀痛、反酸及呃逆诸症减轻，大便头干。舌脉同前。前方去大枣，白芍加至 20g，半夏减至 10g，附子减至 10g，加吴茱萸 10g、小茴香 8g。14 剂，水煎服，日 1 剂，早晚餐后分服。

三诊（2017 年 5 月 31 日）：患者诉药后诸症好转，仍有足底冷，后背冷，现穿厚袜。前方附子加至 15g，另加肉桂 5g。14 剂，水煎服，日 1 剂，早晚餐后分服。

四诊（2020 年 11 月 11 日）：患者诉前胃炎诸症服药后已愈，长期未有复发情况，疗效满意。

按：此患者既有肝胆枢机不利、气郁化热，亦有凝滞不温、脾胃气血不足之象，符合太少不和及肝郁脾虚的核心病机。治疗当以和解少阳，调表里之枢机，和解脾胃，调上下之枢机，肝胆脾胃同调，气血阴阳并治为法。本案处方由柴胡桂枝汤化裁而来，柴胡桂枝汤方由小柴胡汤、桂枝汤合方而成。桂枝汤为仲景"群方之魁"，虽为辛温解表轻剂，以调和营卫为主，但其还有调和脾胃、调和气血、调和阴阳等诸多功效，因此举凡营卫、脾胃、气血、阴阳不和诸症，用桂枝汤加减治疗，均有良效。小柴胡汤为"和剂之祖"，融祛邪扶正、木土同治于一体。全方寒温合用，攻补兼施，升降协同，内外并举，具有疏利三焦、宣通内外、条达上下、和畅气机的作用，确能体现和解大法之奥义。

本案患者系枢折为病，肝郁脾虚、寒热错杂之胃痛，故于柴胡桂枝汤疏肝理脾、畅调枢机基础之上，合百合乌药散、乌贝散等以和胃止痛。具体分析处方用药，患者中焦痞结，郁热上蒸，药用柴胡、黄芩清肝胆郁热，畅达三焦气机；气血不和，卫失温煦而畏寒易感，营虚失养则神疲体乏，以桂枝、白芍解肌温经，加当归养血调中，半夏、党参、炙甘草、大枣健脾和胃；百合、乌药、木香顺气散寒，乌贝散制酸以止痛；手足冰冷，用附子温阳散寒。患者脾胃偏虚，虚则水湿痰结凝聚肠中，红芪与黄芪并用，增强补益脾胃之力，气机运转，升降得复，通则不痛。

本案患者是一位中年女性，就诊时自诉术后疲乏甚重，病痛缠绕而忧郁低落，面容暗淡，蹙眉低目，呼吸深长。王教授细致触诊，体态从容，语气坚定，患者在满满正能量的感染下，也燃起了向愈的信心。王教授教导我们，患者持续的不良情绪易致机体功能紊乱，临床如有肝郁脾虚、气血不和见证，应当考虑到从调节少阳表里出入及脾胃升降枢机的角度着手。王教授主张"通畅气血"与"调和阴阳"并重，把调畅机体的枢机作为治疗核心。同时，要注重对患者的心理支持和生活指导，"治人先调心"，重视情志调节，学习与患者沟通的技巧，充分发挥医者自身的正向作用，带动患者积极配合治疗，从而帮助他们更快更好地康复。王教授的诊室里不乏久病失治、疑难重症，却从不会缺少积极乐观的氛围。紧张繁忙的临床工作中，患者朋友和徒弟、学生们总能因老师的豁达幽默会心一笑。本案患者病属"胃痛"，证为肝郁脾虚、寒热错杂，治疗当病证结合，以疏肝理脾、通畅枢机、和胃止痛立法，方以仲景柴胡桂枝汤为基础方，谨合病机，灵活化裁，斟酌药量，可获佳效。柴胡桂枝汤作为并调太少两经、和解少阳表里及脾胃升降二枢之祖方，功效全面，用途多样，在王教授"五项原则与十大途径"的理念下不断实现临床应用范围的拓展，柴胡桂枝汤的疗效正在得到更广泛的认可，其学术内涵也愈加丰富深刻，是王教授"通平致和"动态平衡诊疗观念的集中体现。王教授认为，临床如遇疑似难明、症状繁杂、病机多变的复杂病症，可用柴胡桂枝汤作为主方投石问路。

（唐雪纯整理）

（三）调肝健脾温阳法治疗慢性糜烂性胃炎案

孙某，男，59岁，汉族，离退休人员。2021年1月5日初诊。主因胃脘痞闷不舒1年余来诊。现病史：患者于1年前无明显诱因出现胃脘部胀满不舒，反复发作，迁延难愈。近日因症状加重，遂求中药治疗来诊。2020年4月胃镜结果：慢性糜烂性胃炎。刻下：胃中痞闷不舒，遇凉即重，腹胀，排气不畅，胁肋胀满疼痛，身体消瘦，手足冰冷，大便不成形。舌质淡红，苔黄白腻，脉沉滑。西医诊断：慢性糜烂性胃炎。中医诊断：胃痞病。中医辨证：肝热脾寒证。治法：清肝温脾，疏利肝胆，温煦脾寒。处方：柴胡10g，黄芩15g，法半夏5g，桂枝10g，干姜20g，川连10g，天花粉10g，人参10g，炙甘草10g，煅牡蛎15g，黄柏8g，制附片10g，茯苓30g，胡芦巴10g，木香10g，陈皮15g，焦神曲10g，焦麦芽10g。14剂，水煎服，日1剂，早晚餐后2小时服。

二诊（2021年1月21日）：胃脘痞满、腹胀怕冷减轻，手足冰冷改善，大便成形。舌质淡红，苔黄白腻，脉沉滑。于上方基础上制附片、桂枝加量至15g，另加高良姜15g，川厚朴18g，狗脊12g。14剂，水煎服，日1剂，早晚餐后2小时服。

三诊（2021年2月4日）：身冷减，未尽愈，饭食可，食后未见腹胀，舌淡红，苔黄腻，脉沉滑。于上方基础上制附片加量至30g。14剂，水煎服，日1剂，早晚餐后2小时服。

四诊（2021年2月25日）：患者近日诸症好转，仍胁下胀满，偶耳鸣，口苦，舌淡红，苔薄白黄，脉沉滑。于上方基础上制附片减量至25g，煅牡蛎加量至25g，另加连翘15g。14剂，水煎服，日1剂，早晚餐后2小时服。

五诊（2021年3月11日）：患者继服1个月后诸症皆除，疗效满意。

按： 本案为一个典型的慢性胃炎病例，属枢机不利，肝热脾寒之"胃痞"。本病以自觉胃脘痞塞、满闷不舒为主要临床表现，常伴有胸膈满闷、饮食减少、得食则胀、嗳气稍舒、大便不调、消瘦等症，常慢性起病，时轻时重，反复发作，缠绵难愈。治疗时根据患者临床表现，以调理脾胃、理气消痞为治疗原则。根据证候差异分别施以泄热、消食、化痰、理气、行血、补益等法。目前本案患者胃中痞闷不舒，遇凉即重，腹胀，排气不畅，身体消瘦，手足冰冷，大便不成形，均可提示脾阳虚衰，温煦无力，运化失职。同时，还有胁肋胀满疼痛、口苦、耳鸣等肝胆热邪壅滞之表现，正切肝热脾寒之病机，此时用柴胡桂枝干姜汤为主方治疗再合适不过。本方由小柴胡汤减人参、大枣、半夏、生姜，加干姜、桂枝、牡蛎、天花粉而成，善于治疗胆热脾寒、气化不利、津液不滋所致腹胀、大便溏泄、小便不利、口渴心烦，或胁痛、手指发麻、脉弦而缓、舌淡苔白等症。故用本方和解少阳兼治脾寒，与大柴胡汤和解少阳兼治胃实，可见少阳为病影响脾胃时，需分寒热虚实不同而治之。同时其证候寒热错杂，又取半夏泻心汤之意。因其气滞较重，加用木香、陈皮行气开滞，用麦芽、神曲除中焦沉积以助运化。又见手足冰凉、畏寒明显，故加用温补肾阳之药。二诊、三诊诸症明显缓解，但阳虚未复，加重补阳之力。四诊胁肋胀痛，口苦耳鸣，肝热枢机不利，加牡蛎疏利肝胆、软坚育阴，连翘清解郁热。总之，诸药寒温并用，清上温下，升降共济，使气机调畅，阴阳平和，继服之后，疗效满意。

本案患者是一位中老年男性，面色暗淡，体瘦明显，患者因其久治不愈而深受其扰，故焦虑难安。王庆国教授指出，本病病机复杂，多虚实夹杂，症状变化多端，可因情志失调、饮食不节、劳倦内伤，损伤脾胃而成。本病治疗在中医宏观辨证的基础上，参照胃镜下胃黏膜之微观变化，配合现代研究证实能促进胃黏膜修复的药物，有助于提高临床疗效。肝胆主疏泄而调节消化，慢性胃炎者常兼有情志不舒、焦虑、精神紧张，情志问题还会加重胃部症状。此时，王庆国教授注重调畅情志，除了使用方药内服，还会在问诊过程中注重开导患者的情绪，以达到事半功倍之效。疾病将愈时，王庆国教授认为，患者正气未复，邪气尚留，脏腑未和，气血亏虚，故用药常注意培中土，重胃气，调和机体气血阴阳，达到扶正祛邪的目的。

本证为胆热脾寒、木土失调所致，治疗以利胆清热、温脾助运为主。王庆国教授主张清疏少阳肝胆、温运脾胃并行，采用柴胡桂枝干姜汤主治。对本方的作用，刘渡舟先生以"清肝温脾"一语概括，可谓简洁明了。王庆国教授曾说："柴胡桂枝汤证之关键在于便溏，腹胀且晚饭后为重，加之有口苦，舌苔黄，胁痛胁胀，肢体麻木等症。"本方用柴胡、黄芩和解少阳、疏肝清胆，桂枝温经通阳，干姜温脾化饮，炙甘草和中，实寓桂枝甘草汤、甘草干姜汤之意，又具温通心阳、温肺化饮的功效；天花粉滋液生津，牡蛎软坚育阴。诸药合用，共奏疏利肝胆、健脾温胃、通阳化饮、顾及阴津之功。

（倪钰莹整理）

（四）健脾和胃、补气养血法治疗慢性萎缩性胃炎案

王某，男，64岁，汉族，离退休人员。2019年6月13日初诊。主诉：脘痞不舒1年余。现病史：患者1年余前无明显诱因出现心下胃脘部及腹部胀满不舒，未予重视及治疗，后症状反复。当地医院查胃镜：萎缩性胃炎中度肠化，轻度萎缩；反流性食管炎（具体报告不详）。以奥美拉唑肠溶胶囊口服治疗，症状未见明显好转，此次为求中药治疗来诊。刻下症：胃脘痞满，食后尤甚，伴见胃脘隐痛，喜温喜按，反酸烧心，呃逆，嗳气频，无肠鸣音，大便溏结不调，每日1行，体倦乏力，气短懒言。舌淡红，舌体胖大，边有齿痕，苔薄黄，脉沉弱无力。西医诊断：慢性萎缩性胃炎，反流性食管炎。中医诊断：胃痞病。中医辨证：脾胃虚弱，寒热错杂证。治法：健脾和胃，寒热同调。方用归芪建中汤、百合泻心汤化裁。处方：生黄芪20g，生晒参15g，当归10g，炙甘草20g，大枣20g，百合30g，乌药10g，法半夏15g，川黄连15g，炒黄芩10g，干姜20g，海螵蛸15g，浙贝母10g，三棱10g，吴茱萸10g，益智仁10g，煅牡蛎15g，蒲公英20g。14剂，水煎服，每日1剂，早晚餐后2小时服。

二诊（2019年7月11日）：服上方后胃脘痞满较前减轻，反酸、烧心改善，仍有嗳气，大便已成形，每日1行，西药奥美拉唑肠溶胶囊服用量减

少，现 6 天服 1 粒。舌质红，苔白腻，脉沉弱。于上方基础上加连翘 15g，旋覆花 20g，木香 10g，海螵蛸、煅牡蛎加至 20g。14 剂，水煎服，每日 1 剂，早晚餐后 2 小时服。

三诊（2019 年 8 月 8 日）：诸症大减，胃已不疼，稍怕凉，大便正常，现奥美拉唑肠溶胶囊 10 天服 1 粒。于上方基础上加羌活 15g，吴茱萸加至 15g。21 剂，水煎服，2 日 1 剂，早晚餐后 2 小时服。

第四诊至第五诊，患者继服中药 2 个月后诸症皆除，疗效满意。嘱患者注意饮食调理，不贪食、不暴饮暴食，选择易消化的食物，少食辛辣、肥腻等刺激性食物，注意荤素搭配，以素为主。

按： 分析此病例，本案是一个典型的慢性萎缩性胃炎的病例，属于脾胃虚弱，寒热错杂之"胃痞"。"胃痞"的主要病机为胃失和降，胃气壅滞，多由饮食不节、情志不畅、劳倦太过或外邪犯胃等因素引起。在治疗上根据患者所在的不同病程阶段，结合西医检查，针对相应的病机采用调和寒热、调和升降、疏肝和胃、健脾和胃、濡养胃阴等治法。目前此患者的胃痞是由脾胃虚弱引起"客气上逆"所致的胃热脾寒之象。在治疗本患者时，患者胃脘痞满、嗳气频频示中焦气机不畅，反酸烧心示内生郁热，加之胃隐痛喜温按，体倦少气懒言，大便溏结不调，脉沉弱无力，一派脾胃虚弱、气血不足之象，故在治疗时当以健脾和胃、寒热同调为法。故方以归芪建中汤、百合泻心汤合方化裁，以补气健脾，调和寒热，恢复中焦气机升降。二诊、三诊时患者诸症缓解，但仍有嗳气、胃脘怕凉等症状，考虑该患者合并有反流性食管炎，故加量海螵蛸、煅牡蛎等制酸止痛之品，同时加入旋覆花、木香等理气降气之品，并合连翘清解郁热，吴茱萸、羌活散寒止痛，疗效满意。

本案患者是一位中老年男性，体型偏瘦，因脘痞不适伴反酸烧心前来就诊，症状反复，长期服西药奥美拉唑肠溶胶囊，效果不佳，王教授根据患者主诉及病因病机，诊断为脾胃虚弱、寒热错杂之"胃痞病"，投以归芪建中汤、百合泻心汤合方加减治疗 3 个月余，症状明显改善，疗效显著。王教授常常教导学生，治疗慢性疾病时要学会守法守方"耐得住寂寞"，慢性萎缩性胃炎病程较长，其病受饮食、情志影响常迁延反复，治疗时要守法守方，得效后当遵循"效不更方"，据症适当加减，并注意安抚患者情绪，树立治病信心。本患者以脘痞胀满为主要表现，"浊气在上，则生膜胀"，年老脾胃气虚，纳运不济，导致中焦气机阻滞，胃气壅滞则浊气不降，清气不升，加之患者既往有反流性食管炎病史，出现反酸烧心、嗳气呃逆等症，故处方以归芪建中汤治其本虚，百合泻心汤疗其标实，寒热虚实并治。症见胃脘痞满隐痛，食后尤甚，喜温喜按，体倦乏力，气短懒言，舌体胖大，边有齿痕，脉沉弱无力，故投以黄芪、人参、当归、炙甘草、大枣补养脾胃气血以治其本。

王教授之所以在治疗萎缩性胃炎的方剂中加入蒲公英，是基于如下考虑：第一，萎缩性胃炎多伴有不同程度的炎变与糜烂，甚至有溃疡形成，提示有胃痈的特点，可以按内痈治疗，故用蒲公英；第二，本病多伴有幽门螺杆菌感染，而蒲公英有很好的杀菌消炎作用；第三，蒲公英与其他清热解毒药不同，可在泻火的同时安中。现代药理研究证明，蒲公英有利胆与健胃作用，正如《医林纂要》所说，本品能"补脾和胃，泻火"。王教授还非常重视善后调养，他常嘱咐患者要纠正不良的生活习惯，做到劳逸结合，保持心情舒畅。同时要注意饮食调理，不贪食、不暴饮暴食，戒除烟酒，要选择易消化的食物，少食辛辣、肥腻等刺激性食物，食物应注意荤素搭配，以素为主。这些论述对于病情的巩固与向愈确实有其指导价值，临证当谨遵之。

（范淑月整理）

（五）益胃理气、柔肝养阴法治疗慢性糜烂性胃炎案

赵某，女，40岁，目前做行政工作，长期于本地生活。2019年8月7日（立秋前1日）初诊。患者自诉持续性胃痛5年余，5年前无明显诱因出现胃脘部疼痛，疼痛部位以上腹部为主，疼痛性质为隐痛，终日疼痛，疼痛影响睡眠，伴见上腹部不适，胸胁痞闷，口干渴，胃中嘈杂，反酸烧心，呃逆，嗳气，食少纳呆，大便秘结，身体消瘦，神疲乏力，精神不振等，曾多次服用中药及西药进行治疗，疗效不明显，且疼痛每于做胃镜或服用西药后加重，3年前做胃镜诊断为"慢性胃炎伴糜烂，轻度肠化"。刻下症：胃部隐

隐作痛，上腹部不适，口干，嘈杂，反酸烧心，呃逆，嗳气，食少纳呆，大便秘结，身体消瘦，神疲乏力，精神不振等，舌质红，舌苔少，脉象弦细而数。既往反流性食管炎3年，未进行系统治疗。辅助检查：胃镜提示慢性胃炎伴糜烂，轻度肠化。中医诊断：胃痛，阴虚气滞，肝胃不和。治法：养阴益胃，柔肝理气，和中止痛。处方：益胃柔肝汤加减。北沙参10g，生地黄6g，麦冬6g，玉竹10g，当归10g，白芍10g，百合10g，煅牡蛎15g，陈皮10g，益智仁10g，白梅花6g，佛手10g，生麦芽10g，竹茹10g。7剂，水煎服，日1剂，早晚餐后2小时服。暂时停用西药。

二诊（2019年8月28日）：服汤药之后，感觉效果良好，胃痛程度明显减轻，现已不痛，口干、大便秘结均明显好转，反酸烧心有所减轻，但是仍觉疲乏无力，精神不振。舌质红，舌苔少，脉象弦细而数。于上方基础上加黄芪20g，红芪10g，柴胡5g，仙鹤草20g，淫羊藿10g。14剂，水煎服，日1剂，早晚餐后2小时服。

三诊（2019年10月16日）：服药后，自觉效果非常好，近2个月胃痛很少发作，基本已经不痛，神疲乏力明显好转，精神状态亦较之前大有进步，无胸胁痞闷，嗳气呃逆很少，反酸烧心亦明显好转，目前食量增加，有食欲，2个月来体重增加了1.5kg，舌质红，脉象弦细。于上方基础上去淫羊藿，加半夏6g。14剂，水煎服，日1剂，早晚餐后2小时服。

按： 本案患者以胃部隐隐作痛为主要临床表现，属于中医"胃痛"的范畴，病位主要在胃，同时与肝脾两脏关系密切。首先，本患者舌苔少，脉象细数，显然属于胃燥阴虚，胃燥则不能正常腐熟水谷，故见食少、纳呆之症，食少且消化能力减弱则气血化生乏源，周身不得荣养，故见疲乏无力、精神不振、消瘦等表现。阴虚则机体失润，故见口干渴、大便秘结之症。同时，胃燥阴虚则胃体失养，胃腑长期失荣，则会出现隐隐作痛，此乃阴虚之痛，是本患者胃痛的原因之一。其次，胃燥则胃气不得正常通降，气、食、湿、痰蕴堵中焦，故见上腹部不适；胃气上逆，则见嗳气、呃逆。同时，胃气不得通降则滞满于中，导致胃痛，此乃气滞之痛，是本患者胃痛的原因之二。再者，肝胃同居中焦，关系极其密切：一方面，肝气之正常疏泄，可以帮助胃腑完成腐熟、受纳水谷的生理功能；另一方面，胃腑对水谷腐熟受纳及炼化，能够化生血液、阴液及多种精微物质以荣养肝脏。此外，肝胃属于五行相克的关系，肝属木而胃属土。因此，只有当胃土足够充盛强大，才能抵御肝木的克伐，胃土一旦虚弱，必将产生肝木克伐胃土的形势，从而导致胃痛。这是本患者胃痛原因之三。

本患者或者素体阴津亏虚，或者禀赋不足，或因肝肾阴虚，或久服辛温香燥之品等原因，均可使胃阴不足，久则胃体失荣，渐而枯萎，兼以土虚木横，肝气侮脾犯胃，而成胃阴虚兼肝气横逆之证。益胃柔肝汤是在益胃汤、沙参麦冬汤、一贯煎等方的基础上化裁而成的。本型患者当以胃痛隐隐、嘈杂不适、胸胁满闷、嗳气呃逆、口燥咽干、舌红苔少为辨证要点，以胃阴亏损兼肝气横逆为主要发病机制，正如清代叶天士所云"胃汁竭，肝风动"，其不但重视胃阴，而且认为胃阴虚可发动肝风。关于胃阴虚又引动肝风的机理，叶氏解释："以厥阴为风脏，而阳明为盛阳。"意思是在发病中，作为"风脏"的肝去助长作为"盛阳"的胃，两者又都缺乏阴液的滋润，故一拍即合，不得不然。因此，在选用疏理气机药时应尽可能避免使用辛燥之品，以防再伤阴液，化燥生火而引发吐血、衄血等变证。临床宜选用绿萼梅、玫瑰花、代代花、生麦芽等柔肝缓和之品。此外，滋养阴液之药易于碍胃滞脾，所以在用药时还应时时注意保护脾胃之运化功能，以避免阴液恢复而脾胃损伤的情况发生，可适当配以陈皮、砂仁、白术、茯苓等健脾理气之品。在饮食的选择上，则宜吃清淡易消化之食物，忌食辛辣油腻、肥甘厚味之品，可多吃些豆腐、青菜、黄瓜等，并戒除饮酒。因本患者有反流性食管炎的病史，同时反酸烧心的症状较重，故于原方中加竹茹及煅牡蛎。《素问·至真要大论》曰"诸呕吐酸，皆属于热"，故加竹茹清降胃腑以止酸，煅牡蛎擅长收敛制酸、补养肝阴、平抑肝阳，患者食少纳呆，故加入益智仁以行气进食。二诊患者胃痛基本消失，其他症状亦好转，效不更方，大体守原方继续进服。但患者疲乏无力、精神不振的症状仍无好转，故加入黄芪20g、红芪10g以补气，同时少加柴胡以升举阳气。仙鹤草和淫羊藿有极好的补虚效果，故加入此两味药补虚益精，以改善患者的精神不振及疲乏。三诊患者胃痛已无，体力及精神状况有很大提升，其他症状亦显著好转，故仍用原方稍做增减，继续服用 14 剂以收功。

本案患者是一位中年女性，进入诊室后，自述病情已经迁延 5 年，时好时坏，因为生病身体状况一直很差，所以工作及生活也受到了很大的影响，同时由于治病花费很大，但病情一直没有什么好转，因此心情一直比较低落。王教授耐心地听完了患者的诉求，并不时对患者表达理解的反馈。在认真听完患者的诉求之后，王教授首先对患者表示了宽慰，告知患者放轻松一些，慢性胃炎并非是非常严重的疾病。虽然病情已经持续 5 年，但是根据胃镜的结果来看，目前还处于一种较轻的阶段，只要治疗方向不错，就能逐渐好转。经过王教授的开导与宽慰，患者明显放松了很多，并表示一定积极配合治疗，对王教授表示百分之百信任，一定会做好忌口，遵守医嘱。

（赵京博整理）

【参考资料】

［1］刘敏，刘晓倩，马春雷，等．王庆国教授治疗慢性胃炎学术经验总结［J］．家庭中医药，2021，28（8）：62-63.

［2］孙明明，李聪，史林．王庆国教授对慢性萎缩性胃炎的治疗经验探析［J］．陕西中医，2019，40（2）：260-263.

［3］闫军堂，王雪茜，刘晓倩，等．王庆国教授治疗慢性萎缩性胃炎辨治思路与用药特色［J］．辽宁中医药大学学报，2017，19（1）：134-136.

［4］赵琰，王雪茜，王国力，等．王庆国运用半夏泻心汤及合方治疗脾胃病经验［J］．北京中医药，2014，33（7）：507-508.

［5］闫军堂，刘敏，王雪茜，等．王庆国教授运用经方"泻心剂"经验［J］．中华中医药杂志，2011，26（11）：2610-2613.

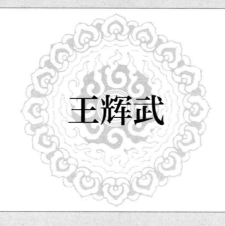

王辉武

一、医家简介

王辉武，男，1943 年生，四川资阳人，教授，重庆医科大学附属第二医院中医科主任中医师，首届全国名中医，第三至六批全国老中医药专家学术经验继承工作指导老师，全国中医药传承博士后合作导师，重庆市名中医，重庆市中医内科学术带头人。曾任中华中医药学会科普分会主任委员、重庆市中医药学会副会长兼任秘书长，现任重庆市中医药学会名医经验研究专业委员会主任委员、重庆市中医药行业协会名中医分会副会长、《实用中医药杂志》《肝博士》杂志副主编。著有《老医真言》《伤寒论使用手册》《实用中医禁忌学》《中医禁忌学》《心病条辨》等，主持编写"健康自助精品系列"丛书等 10 余种学术及科普著作，主编全国中医药行业高等教育"十四五"创新教材《中医禁忌学》。

二、学术思想

王教授从医 50 余年，临床经验丰富。在中医学术方面，首先对"中医禁忌"进行了总结，具有独树一帜的创新性，经过 30 余年的不懈努力，从 1986 年的《病家百忌》开始，到 2009 年 4 月的《实用中医禁忌学》，并先后开展国家级、市级继续教育活动，对培养临床医师的禁忌思维品质，减少医疗失误与差错，为治未病、提高疗效、保障医疗安全提供了别开生面的思路，满足了临床和民众的需求，填补了学术空白，为中医学与社会科学、世界各国、各民族，特别是与西医学实现广泛交流与合作提供了新的切入点。临床中提出"病毒多为湿""久病皆郁""七情之外另有情""八法皆为通法""郁乃心病"等学术观点；创制了"化湿汤""头风汤""开胃饮""鹿衔止咳饮""运脾通润汤"等行之有效的新方，具有很高的临床价值，得到了许多临床一线中医同行的共鸣。

（一）久病皆郁论

王辉武教授认为"久病皆郁"之"郁"，应是这个"鬱"，作忧愁、愁闷讲。中医首说"郁"者，当推《内经》。《素问·六元正纪大论》中以"五郁"立论，提出了"木郁达之，火郁发之，土郁夺之，金郁泄之，水郁折之"的治则。汉代张仲景未直论"郁"，但四逆散、小柴胡汤、半夏厚朴汤、甘麦大枣汤等方对后世论郁、治郁产生了影响。金元朱丹溪创"六郁"说："郁者，结聚而不得发越也。当升者不得升，当降者不得降，当变化者不得变化也。此为传化失常，六郁之病见矣。"同时又强调说："气血冲和，万病不生，一有怫郁，诸病生焉。故人身诸病，多生于郁。"这也许就是我们常说的"多郁"。

《礼记》有言："喜、怒、哀、惧、爱、恶、欲，七者弗学而能。"这是古代的"七情"，它是世上所有人与生俱来的精神情感，是本能使然，不需学习，均为心所自生。岐黄医学也有七情，为喜、怒、忧、思、悲、恐、惊也。王教授说"七情总归心"。人类这七种情志，能包罗全部情感吗？王教授提出："七情之外另有情，此情心中自生，非纯属肝气之郁也，今人称之为压力，此为情志之闷也。"他认为"压力"就是传统七情之外之情志，称为"闷"。中国古代太史公曾有言："天下熙熙，皆为利来；天下攘攘，皆为利往。"功利于人不可无，也不可太过，太过则生闷。王教授临床发现，传统所谓七情者，不外喜、怒、忧、思、悲、恐、惊，未能包括"压力"之一情，亦称"七情之外另有情"也。关于"闷"之情古今均不少见，达官显贵者有吃有穿，地位显赫，虽无温饱之忧，但多责任之愁，或增钩心斗角之烦恼，致其郁滞；另有躯体创伤、疾病、失恋、离婚、监禁、战争，致其使道不通者，常心神不宁，出现纷繁而不可理解之怪病、难症，诚乃心病之一。释压以解郁，诚为另一路径也。

王履在《医经溯洄集·五郁》中说："凡病之起多由乎郁，郁者，滞而不通之义。或因所乘而为郁，或不因所乘而本气自郁，皆郁也。"扩大了致郁的范围。明代张介宾在《景岳全书·杂证谟》中说："郁病大率有六……或七情之邪郁，或寒热之交侵，或九气之怫郁，或雨湿之侵凌，或酒浆之积聚，故为留饮湿郁之疾。"清代陆锦燧引沈明生云："夫郁者，闭结、凝滞、瘀蓄、抑遏之总名也。"任应秋在《鲟溪医论选》曾总结说："无论外感内伤，均可致郁。"他们都没有提到久病成郁的问题。只有王纶在《明医杂著·医论》中记有"郁久而生病，或病久而生郁，或误药杂乱而成郁。"但没有"皆"字，这个"皆"字，又把郁的发病扩展了许多。

王辉武教授在多年的行医过程中发现了这样的规律，即凡病程很长，数年或数月病情未见好转，或反复发作，或恶化的患者，或多或少都有不同程度的"郁"。这种情况乃人之常情，疾病之痛痒诸症令人不适，甚至辗转不安，彻夜不眠，危及生命，患者焦虑、悲伤、忧愁、恐惧、惊慌是必然的。一般来说，对于重病痼疾，如中风、癌症等，郁也更重；因误诊、误治而成为坏病、逆证者，其郁也重；远道求医，登门而执着者，医者应警惕其郁。此外，体质虚衰、多疑善悲、老年多病、妇女是郁病多发者，诊治中应时时想到"郁病"。郁在内、外、妇、儿各科都十分常见，医者在治病中应处处留心，潜方用药时不要忘记解郁。在沟通过程中，也不能忽视心理疏导，良言通郁。

（二）郁乃心病论

王辉武教授认为"郁"是"鬱"的简化字，严格说来，这个字不该简化，繁体字才能体现中医郁病之义。"鬱"从造字意义上说，有塞、闷、压抑、紧密、不通的意蕴。

"鬱病"比西医所谓"抑郁症"的意蕴广得多。单就《素问·六元正纪大论》而言，就完全可以证明中医治郁，远优于西医。"郁之甚者，治之奈何？岐伯曰：木郁达之，火郁发之，土郁夺之，金郁泄之，水郁折之。"这里的"达之"，指疏泄畅达，使气得通；"发之"，指发散；"夺之"，指吐下攻夺使通；"泄之"，即宣泄降逆；"折之"，指祛邪利水。其治法之多样，可供临床选择，是保证疗效之关键。

后世金元医家朱丹溪首创六郁之说，即气、湿、热、痰、血、食之六郁病证。他在《丹溪心法》中说："郁者，结聚而不得发越也。当升者不得升，当降而不得降，当变化而不得变化也。此为传化失常，六郁之病见矣。"同时又说："气血冲和，万病不生，一有怫郁，诸病生焉。故人身诸病，多生于郁。"王履《医经溯洄集·五郁论》指出："凡病之起而多由乎郁，郁者滞而不通之义。"不通致郁，一语道破郁病之总病机。看看"鬱"这个字的造字，其壅塞不通之状可谓形象之至也。什么不通呢？传统各家都认为郁乃肝气之不通，王教授在长期的临床观察中发现，郁并非肝气，归根结底是心病。中医所言之郁病，或多或少都与心神不畅，使道不通相关。无独有偶，明代张介宾也持这个观点，他在《景岳全书·杂症谟》中，一针见血地说："情志之郁，则总由乎心。"可谓古今所见略同也。

再者郁病的临床表现，据《中医内科学》所列，有精神不快、胸胁不舒、善叹息，忧愁思虑，饮食乏味，神疲乏力，心悸胆怯，坐立不安，烦闷难眠，烦躁易怒，身重懒言，胸闷痞塞，筋惕肉𥉂，头晕思睡，健忘忧惚，咽中不适如有物梗塞，身体局部阵发冷与热感，悲伤喜哭，喜怒无常，骂詈号叫，不避亲疏，谵语狂躁，郑声摸床等。

上述这些症状，多无形质病因可见、可触、可查，但的确又困扰人们，此形而上者，是心之神识出了问题。此种病，必须治心，否则乏效。想一想，我们平时用逍遥散时，如加上通心之法，疗效必然提高，通畅心神之使道，即使过去所用疏肝解郁之法，其实质也在治心，而并非一味治肝，因为郁乃心病。

（三）心神使道论

中医以生命过程的整体观念著称，认为心为人体之主宰。《中医学基础》强调心主神明，主不明则十二官危。心神正常则康健无落，再看《内经》的本意，人体要维持正常的生命过程，除了心神明而不晦外，还必须有使道畅通的基本条件，否则也很难保证四肢百骸、九窍情志的正常发挥。如《素问·灵兰秘典论》云："使道闭塞而不通，形乃大伤，以此养生则殃。"这是中医学原创的"使道"概念。

使者，伶也，弄也；《说文》道者，所行道也。王冰注："谓神气行使之道也。"也有心神驱使之道之说。此道，应是形而上之道，形而下的血管、神经等有形之物都不能说是"使道"，既是今天还看不见、摸不着的道，也是确实存在的真实之道。按《内经》旨意，人体生命过程的正常进行须有两方面的基本条件，第一是主明，第二是使道畅通。使道是用来传达心主明旨的，仅有主明还不够，心之旨意应该原本无误、畅通无阻地传达至全身每一角落，才能保证生命过程的正常维持。王辉武教授认为，心为人体之大主，五脏六腑、经络气血津液如因使道构建不善，或因后天训练不够，以及各种邪气所滞，导致使道阻塞不通而发生的众多疾病与证候，都应归属"心病"范畴。通畅"使道"是中医治疗"心病"的重要方法。

心神使道的构建是与生命过程中形神发育同步进行的，即"两精相搏"时就开始了，良好的胎教对使道的构建有一定益处。胎儿出生后，心神使道的功能需要训练才能完善。面对陌生的大千世界，婴儿的五官九窍受到各种刺激，如声音对耳窍、光色对眼睛及亲吻抚摸对腠理毛窍的知觉、触觉等，都是使道完善不可缺少的训练。使道构建与完善的过程，促使内舍于五脏的神、魂、魄、意、志五藏神，外达于相应所主的眼、耳、鼻、舌、口及皮肤、毛窍等外部"知类"官窍，进而建立往来通道，并使之畅通无阻，使新生命的感知觉、感触觉反应灵敏而正常，为以后心神"任物"的认知发展奠定基础。

婴幼儿的"使道"训练是渐进的，需要较长的时间，须耐心培育。小儿3月龄前，是"使道"构建完善与通畅训练的关键时期，切勿轻视。父母应有意识地重视对孩子进行声、色、光、语言、抚触、眼神、移动景物等各种良性刺激，让内藏于五脏的神、魂、魄、意、志五藏神逐步外寓于眼、耳、鼻、舌、口等感官，让体表的五官神窍与内在的五藏神建立有效之沟通。众所周知，婴幼儿不会分辨五味，1岁以前没有盐的食物都爱吃，经过父母的引导与尝试，才萌生对美味的欲望，这个过程即"所以任物者谓之心，心有所忆谓之意，意之所存谓之志"的认知发展过程，待"任物"丰富多样，经验教训积累到一定程度后，才会有"因志而存变谓之思，因思而远慕谓之虑，因虑而处物谓之智"的高级认知发展过程。所以，"使道"的构建、训练与畅通是心神"任物"与"处物"的前提和保证，也是心病辨识与治疗的重要依据。后天导致使道不通或闭塞的因素是多方面的。如婴幼儿时期缺乏亲情的沟通、交流与关爱，导致感知、认知功能零散，使"任物"过程不能完成，"处物"能力无法获得，内外世界无法沟通，只能生活在孤独的自我中，这是"使道闭塞不通"之严重心病，如西医所称的小儿自闭症等。成人时期，可因邪气之阻塞，如饮、湿、痰、瘀、食之阻滞，或过度之欲望，如情、色、权、钱，或犯错、犯法、患病之压力，导致不同程度的"使道不通"而罹患心病，出现对美食、美景、美言、美色、美物等不感兴趣，甚至对自己的生命都觉得无意义。

（四）超药物疗法可"治心"

王教授在临床发现心病需要用药，特别是中医中药疗效较好且副作用少。但心病不能依赖药物，一些不需用药物治疗心神病的方法，亦可达到畅通心神使道的作用，与一般治法和非药物疗法不同，这些方法就是超药物疗法。之所以称为"超"，是因为它们在治疗方式上是一般疗法无法比拟的，同时在疗效方面也是一般疗法望尘莫及的。在心神疾病的治疗上，应用中药内服及超药物疗法联合治疗，减轻患者精神心理压力，达到心理、生理、社会同治，能有效提高患者的疗效及生活质量，下面介绍几种超药物疗法。

1. 暗示疗心法

本法是在患者具有良好的依从性条件下，用含蓄、间接的方法对人的心神和行为产生影响的一种治疗方法，多采用语言、手势、表情或其他暗号来进行。暗示可以来自别人，也可来自本人，后者称"自我暗示"。人的感觉、知觉、记忆、想象、思维、情感、意志等方面都会受到暗示的影响。心神疾病常需要药物加上暗示等综合疗法以提高疗效。暗示疗法适宜因纠结、紧张、误解、疑心、猜测、幻觉等所致的各种心神疾病，如执迷不悟和走火入魔。临证中首先要了解其心病是什么原因引起的；其次，应取得患者的充分信任和理解，医者必须尊重和同情患者的感受与想法；然后再根据个体的情况，分别设计合适的暗示程序与方法。在他人（包括医生及家人）协助下的暗示方法常用语言暗示，包括祝由之法，巧妙地运用语言，用谈心的方式，采用感同身受的情感，有意用肯定的语言暗示纠正患者的心灵偏差，让患者在不经意间慢慢地从不良的情绪中解脱，树立新的信心。此外，还有借物暗示，这是需要借助相关的药物或现场能得到的物品进行暗示，如用安慰剂，可以发挥作用。还可以通过抽签，签上书写文字，再加以语言的有意祝说，可以解除心神症结，使豁然开朗。还可以设计一个暗室，让患者身临其境，假借患者亲友的形与声诱导，致触境生情，祝说原由，开导心志，改善心思。在没有他人帮助的情况下，也可自我暗示。冥想积极、幸福的时刻，设想康复、美满的生活，回忆过去获奖的心情……都对心病有积极治疗效果。值得注意的是，暗示疗法的效果与患者对医生的信任度呈正相关，信任度越高，疗效就越好。其中，医者在患者心中的偶像暗示作用很重要。为了治疗的需要，医者必须衣冠整齐，仪表不俗，有让人深信不疑的效应；必要时还可采取有善意的假物相欺、以谎释疑的手段，不能让患者看出破绽。当然，这种水平的医者，必须有相当的学识，有权威性和影响力，这样才能确保效果理想。

2. 静心观息法

心最宜静。诸葛亮说："宁静以致远。""宁"是宁心，宁静就是心静，心能静下来，生命才能更久远。苏洵《心术》云："为将之道，当先用心……一静可以制百动。"心静不是寂寞，平时做一件事，心无旁骛，寄托在所做的事业上，即是"守一""笃诚""涅槃"的境界，内心无法按捺的职业热情也是一种动态的心静。坐下，是入静的第一步。只坐不静，徒劳。儒家提倡静坐，静坐要省察克治，能使心清静收敛，从而克服自我私欲产生，顿悟明心见性，得道成真。《庄子·大宗师》有"坐忘"，佛家有"坐禅"，都要求坐，坐其位、静其心就行了。不能刻意去追求静，刻意追求，心就已不"静"了。找一个相对清静少杂音的地方，平静地坐下来，或平卧、侧卧均可，以自己舒适为宜，胸腹部盖上软被，以免受凉。此外，打坐、练太极、五禽戏、八段锦、钓鱼等也可以用。先自主安静，万事暂不去想。调匀呼吸，闭上双眼。1分钟后开始关注鼻孔之呼吸气流，体验鼻中气流经过人中的温度与速度。不必数一到十，只是用心去体验自己的气息。初练时，常常杂念频生，到一定时候，只要杂念不生，多在3分钟之内入静，有的人睡着了，有的人虽然未睡着，只要心念牢牢地关注呼吸，就一定能成功地达到心静的状态。这里说的心念关注呼吸，是自然的、轻松的，不可强迫捆绑，如有"赶快入静"的意愿，那就错了。因为，真正达到安静时，即使是一刹那，都可以产生顿悟。这种安静是无法培养与说教的，刻意去静心，只会让心变得僵固。修炼静心观息法，每次半小时左右，功能增进身体健康，增强智力和认知能力。少数人甚至获得常人不可企及的创新能力，多数人有改善睡眠、头脑清醒、记忆增强的作用。

3. 明德养心法

"明德"，这是一个很大的题目，本书不能展开讲，但作为治疗"心病"的方法，又不得不提出这个问题。简而言之，这里仅把"明德"作为"自知自明"的起点，每个人，首先要提高对自己的认识水平，否则就会成为许多"心病"的根源。这与中华传统文化所说的"格物""致知""诚意""正心""修身""齐家""治国""平天下"有关。可见这个问题之大，只要成为一个人，都有贵贱贫富之分，都与这些做什么人的问题脱不了干系。处于"四书"之首的《大学》，第一段前两句就是"大学之道，在明明德"。"明明德"，第一个明是动词，是教导的意思，第二个明作形容词，做人本分，这是对一个人的起码要求，培养正确的人生观、价值观、社会观、自然观，是防治诸多心神疾病的求本之策。

《素问·上古天真论》云："嗜欲不能劳其目，淫邪不能惑其心。"在纷繁的社会中，只有强大的明德心神宁静，才能抵御各种杂念、情思、欲望的干扰。正如孙真人所言："众人大言而我小语，众人多烦而我少记，众人悖暴而我不怒，不以大事累意，不临时俗之仪，淡然无为，神气自满，以此为不死之药。"(《千金翼方·养性禁忌》）总之，心神明德是一个人的人格、修养、素质的大问题，属于正念疗心法，如果为人处世过于自私、贪婪、自傲等，其心灵怎能平静？心病必然接踵而至。

三、临床特色

（一）临床以治湿为要

外湿为六淫之一，多由于气候潮湿，涉水淋雨所致；生活节奏快，作息时间紊乱，饮食不调等诸多因素造成现代人愈来愈多地被"湿"困扰。再者，今人食饮丰盛，瓜果生冷，肥甘厚味，加上运动量少，痰湿壅盛肥胖较多，脾虚内湿，再感外湿。过度用药保健，滋阴补血，地黄、阿胶叠进，滋腻碍脾，水湿何以运化。石寿棠云："思虑过度则气结，气结则枢转不灵而成内湿。"(《医原·百病提纲论》）思虑气结，血脉不畅，致湿邪内生。四季湿邪均可为患，如雷丰云："土寄于四季之末，四时皆有湿病。"五运六气中在天为湿，在地为土，在人为脾，故脾脏主湿；脾胃乃后天之本，仓廪之官，水谷之海，气血生化之源，无物不受。《温病条辨》谓："脾主湿土之质，为受湿之区，故中焦湿证最多。"脾胃为气机升降之枢纽，脾主升清，胃主降浊，脾喜燥勿湿，胃喜润勿燥，二者互为表里，又相互制约；湿邪困阻中焦，阻碍脾胃气机升降，影响到脾胃的生理功能，从而造成一系列升降失调、燥湿异常的表现。湿邪内袭，易犯脾胃，脾失健运，湿从内生再困脾胃而形成恶性循环，湿性黏腻，缠绵难愈。因此无论是湿邪困阻脾胃，还是脾胃失调湿从内生，作为重要致病因素和病理产物的"湿"在脾胃病的诊治中占有十分重要的地位。此外，王教授在《老医真言》中有一篇专门论述"湿为病毒说"，从九味羌活汤证的感冒、传染性非典型肺炎的中医药治疗到病毒性肝炎的从湿治疗，均有力地证实了"湿"与西医病毒的相关性。在脾胃病中，尤其是慢性胃炎的患者，有很大一部分感染了幽门螺杆菌。王教授临证发现，感染幽门螺杆菌者大多表现为胃脘胀痛、烧心反酸、口干口苦、或口臭、舌苔白腻或黄腻，中医多辨为湿证或湿热证。中医认为细菌是"毒"或"疫毒"，王教授认为湿邪是毒生存繁衍的条件，幽门螺杆菌的耐药性正是湿邪黏滞、缠绵难愈的特性，所以幽门螺杆菌感染的发病基础是湿邪为病。因此用化湿祛湿药物治疗可获得良好效果。

临床中常见以下多种证型：寒湿困脾证症见脘腹胀满，纳差，胃脘冷痛，泛恶欲吐，便溏等；湿热壅滞证症见口苦口黏，脘腹痞闷，大便黏，呕恶厌食等；痰湿阻遏、清阳不升证症见形体肥胖，头重寐差，倦怠乏力；湿滞日久化热伤阴证症见口干喜饮，大便干；脾虚湿盛证症见乏力便溏或便秘，纳差，腹胀等症状。王教授认为舌象是诊断湿证的重要依据，舌象常以舌质淡或红、苔腻为特征，如湿浊中阻证表现为不同程度的腻苔，或黄或白或厚。舌苔薄厚的消长可以预测湿邪的转归，如脾湿未化、胃津已伤则舌苔白厚而干燥少津。王教授还提出"浑脉"的概念。浑脉指沉糊不显、沉伏，主清阳不升，多与内湿有关。故而湿证脉象当以"浑脉"为特征。《内经》有"浑浑"一词，但并非全指脉象。《四圣心源》有"散伏"脉，与浑脉相近。王教授认为浑脉之象沉伏不细（非濡脉），状如汤糊之一遍不清而浊也，典型的湿证脉象为细而软，湿困脾土，阻遏阳气，脉搏不扬，或缓而迟。

王教授在治疗脾胃系统疾病时，尤其注重治湿，治法有芳香化湿、淡渗利湿、健脾祛湿等，在脾胃病湿阻中焦临证之时，常用五个加减正气散。王教授认为，湿温之邪蕴结中焦，脾胃气机升降失常为正气散方证的总病机。五个加减正气散出自吴鞠通的《温病条辨》。虽湿温之邪均居于中焦，但亦有湿重程度和在脾、在肠、在经的不同。为了方便记忆，王教授早年自编歌括："几加减藿朴广苓，一加曲麦茵腹杏，苡通防豆卷二成，杏仁滑石三加名，四用楂曲与草果，腹皮术谷五加定。"一加减正气散主治湿邪为主，大便不爽，胃脘腹胀；二加减正气散治疗湿阻经络的身痛，舌苔白腻；三加减正气散治疗舌苔黄而伏热较重；四加减正气散治疗湿伤脾阳而出现的舌苔白滑，脉缓；五加减正气散则燥湿力量加强，治疗大便稀水样、满闷腹泻等症。临证需仔细鉴别应用。

王教授常用藿朴夏苓汤治疗湿滞型胃炎。藿朴夏苓汤出自《医源》，但书中无方名，《感证辑要》引作《藿朴夏苓汤》，其能利三焦之湿。方中藿香、淡豆豉、杏仁、蔻仁芳香化湿，半夏、薏苡仁、厚朴健脾燥湿，猪苓、茯苓、泽泻淡渗利湿、解三焦之湿滞。王教授常用其治疗表现为脘闷呕恶、头身困重、腹胀纳呆者，特别是发生于长夏季节，内外湿夹杂发病者，疗效甚好。王教授认为脾胃乃气机升降之枢纽，气顺则脾胃调和，升降有序，脾健湿去。因此，在化湿祛湿药之中酌加理气药物如木香、枳壳、陈皮可达到"气化而湿亦化"功效。此外王教授常言"湿病活血增效"，在用健脾祛湿之品的同时酌加赤芍、红花、泽兰等活血之品可取得明显的临床疗效。慢性湿阻性脾胃病大多都夹有瘀证，因此在治湿的同时可用活血法增强疗效。脾胃病是临床常见病、多发病，多呈慢性反复发作，缠绵难愈，严重影响生活质量。

王教授提出在脾胃病的诊治过程中还要注意患者教育工作。尤其是服药禁忌，凡是湿浊中阻者当戒酒、清淡饮食、少食或不食甜品以免助湿生痰，浓茶、咖啡也会影响脾胃功能。忌饥饱不节、过食肥甘厚味。忌劳倦过度。包括体力与脑力劳动都不宜过度，《素问·调经论》言："有所劳倦，形气衰少。"忌贪凉饮冷。过多瓜果生冷与冰冻食品，均能伤及脾阳，致内湿壅滞。

（二）强调肝脾胃同治

脾胃是一身气机升降之枢纽，脾胃气机的升降有赖肝气的疏泄条达。脾主运化，胃主受纳腐熟水谷，脾主升，胃主降，升降相因，为气机升降之枢纽。胃湿太过则湿阻困脾，胃气不降则脾气不升。而肝主疏泄，调畅气机，肝木疏土，土得木则达。此外，脾土化生水谷之气，为气血津液生化之源，肝藏之血源于脾胃化生的气血，而胃的受纳腐熟、脾的运化及肝的疏泄等功能正常又赖于肝藏之血。《灵枢·经脉》言："肝足厥阴之脉，起于大指丛毛之际……抵小腹，挟胃。"厥阴之脉，属肝夹胃，脾胃互为表里，木土之气相通，可见脾胃与肝在经络生理上亦相通。

慢性胃炎病因不外乎情志、饮食起居、六淫外感等，这些因素导致脏腑功能失调，其中情志因素是引起本病的重要因素。七情可以直接伤及内脏，慢性胃炎病位虽在胃，但与肝、脾密切相关。《素问·阴阳应象大论》提到"怒伤肝""喜伤心""思伤脾""悲伤肺""恐伤肾"。《素问·举痛论》中说："余知百病生于气也，怒则气上，喜则气缓，悲则气消，恐则气下……惊则气乱，劳则气耗，思则气结。"《景岳全书·论脾胃》曰："脾胃之伤于劳倦情志者，较之饮食寒暑为更多也。"脾胃是对情志刺激反应敏感的脏腑，"思"为脾之志，思虑过度首犯脾胃，脾气郁结，胃气壅滞，久致脾胃运化失常，患者可出现纳差、痞满的症状。《血证论·脏腑病机论》言："木之性主于疏泄，食气入胃，全赖于肝木之气以疏泄之，而水谷乃化。设肝之清阳不升，则不能疏泄水谷，渗泄中满之证在所难免。"叶天士《临证医案指南》言："肝为起病之源，胃为传病之所。"肝、脾、胃在病理上又相互影响。肝主疏泄可调节脾胃气机升降，情志失调，肝失疏泄，可致气机郁滞窜扰，气机阻滞则胃失和降，木不疏土，土无力运化，气机壅塞，谷物停滞不消，可出现胃脘痞满胀闷、不思饮食、恶心等慢性胃炎的症状。肝疏泄太过，横逆犯胃，亦使胃气阻滞，不通则痛，出现胃脘胀痛、连及胁部、胸闷、喜叹息、吞酸嗳气等。由此慢性胃炎与肝脾为密切相关。

王教授在治疗慢性胃炎，尤其由情志内伤等所致时，常肝脾同治以促进肝脾平衡为要点，肝旺克脾，症见腹痛泄泻，治宜抑肝扶脾；肝郁脾虚，症见胃脘胀痛或胃痞，治宜疏肝健脾；肝郁脾虚，症见胃脘胀痛或痞闷，伴或不伴两胁胀痛，情志不畅加重，平素善太息，神疲食少，脉弦而虚，治宜疏肝健脾；肝旺克脾，症见腹痛腹泻、泻后腹痛减轻，腹痛、腹泻和情志有关，脉弦，治宜抑肝扶脾、泻肝实脾。

（三）重视治心

王教授临床发现本病常由情志因素影响而发病，患者多病程较长，常多处求治而疗效欠佳，因此多伴有诸多紧张、焦虑等不良情绪。此外，慢性胃炎某些症状为西医心身疾病范畴，王教授认为本病还涉及中医"郁病"范畴，而"郁乃心病"，因此本病除了从肝脾调理，还应注重心的功能。心脉通畅，周身气血方可流转不息，心神安宁；心脾共主血脉生化、运行，故养心健脾可充气血，濡养心神、安神益志。治郁上通心之法，王教授在治疗本病时常以药物结合超药物疗法，以通畅心神之使道，达到"心身同治"的目的，教授临证时自拟多个方剂并配合超药物疗法治疗本病获得较好疗效。

1. 清胃除烦汤证

症见反复未愈，病程超 30 天以上，烦、热、口苦、口渴、思冷饮，夜间入睡困难，食欲旺盛，虽胃腹未空，但仍有不停进食之欲望，难以自已，脉滑数有力，舌质红而苔黄。治宜清胃除烦汤，配以音乐悦心法、书写静心法、静心观息法。本类患者乃实热扰心，心神蕴热所致，此热之积，有因长期情绪紧张、气闷和压力所致，也有饮食之热，凡辛辣、煎炒、烟熏、卤烤之品，或进服辛温热燥之补药，或长期嗜酒，牛、羊、鹿等动物食物过多，日久滞胃，蕴而生热。故处方以清胃除烦汤方（升麻 20g，黄连 5g，生地黄 20g，生石膏 30g，炒山栀子 15g，淡竹叶 10g，连翘 10g，生甘草 5g）。

方论：此方为中焦热邪扰心而设，乃《脾胃论》清胃散减牡丹皮、当归，加生石膏、山栀子、淡竹叶、连翘、生甘草而成。是方以黄连苦寒，善清中焦积热为主药；升麻宣达郁遏之火；生地黄凉血滋阴；山栀子清三焦之热；生石膏甘寒，加强清热之力，亦可防黄连苦燥之性；淡竹叶直凉心中之火；连翘善除心中客热；甘草调中以护胃，上药共奏清胃除烦之效。此外单靠药物，殊难治愈，因而配合音乐悦心法、书写静心法、静心观息法调畅心神。调护方面应忌食滋补保健药品，饮食宜清淡，不宜食用烧烤、油炸、卤制等。

2. 旋覆代赭加远志菖蒲郁金汤方证

症见嗳气有声，亮而高亢，休作有时，作而后快，须臾又作，经年不愈，或上腹痞满，久病未衰。仅以气逆治之难效，此心病也，治宜旋覆代赭加远志菖蒲郁金汤主之，配以静心观息法、闲聊解闷法。嗳气俗称打嗝，指气从胃腹而出，并发出声音，与呃逆（膈肌痉挛）之声不同。本条之嗳气，中医又称噫气，与饮食过多（饱嗝）无关。嗳气有清亮高调之音响，在十几米外都能听到，患者发病无定时，嗳气发声后自觉舒服一些，继而又作，常有先吞气的动作，随即排出，不能自止。噫气者，为五气之一。《灵枢·九针论》有"五脏气，心主噫"，《素问·宣明五气》有"五气所病，心为噫，肺为咳，肝为语，脾为吞，肾为欠为嚏"的记载。"心为噫"之噫是感叹词，包括叹息、悲痛、悲哀、感慨、惊奇等可能发出之声音。导致噫气者，多为早期长时间气郁滞阻过程，肝气不伸，木不能疏泄，肝木克胃土，胃气上逆，日久则郁而化火，火热扰心，心神不宁，导致经年累月的噫气不除，一般伴见心悸易惊，失眠多梦，或胃中胀满不适、时轻时重，或两胁窜气、游走不定，胃纳减少，大便黏滞不畅，舌苔多白而厚腻，舌质淡而不红。据《素问·脉解》对噫的解释："所谓上走心为噫者，阴盛而上走于阳明，阳明络属心，故曰上走心为噫也。"可见，对于嗳气（噫）经久不愈、久病不衰者，治疗之策，不全在胃，一味和胃降逆往往难以奏全功，应该考虑对心的治疗，如开心气、补心血、温心阳、安心神，都是治嗳气的有效策略，此治本之策也。故治以旋覆代赭加远志菖蒲郁金汤方（旋覆花 30g，人参 20g，生姜 30g，代赭石 10g，姜半夏 20g，大枣 20g，制远志 10g，石菖蒲 10g，郁金 20g，甘草 10g）。且此病中年以上妇女尤多，可加百合、淮小麦以养心安神；胁肋窜气，时痛时胀，可加香附、青皮少许；冲气上逆如奔豚心悸者，可加川桂枝、茯神。

方论：《伤寒论》旋覆代赭汤，为吐、下之后胃虚、痰结、气逆而设，主症为"噫气不除"，用于久病屡经吐下误治，正气耗伤而虚气上逆者。柯琴曰："此方乃泻心之变剂。以心虚不可复泻心，故去芩、连、干姜辈苦寒辛热之品。心为太阳，通于夏气，旋覆花开于夏，咸能补心而软痞硬；半夏根成于夏，辛能散结气而止噫。二味得夏气之全，故用之以通心气。心本苦缓，此为贼邪伤残之后而反苦急，故加甘草以缓之。心本欲收，今因余邪留结而反欲散，故倍生姜以散之。虚气上逆，非得金石之重为之镇坠，则痞硬不能遽消，而噫气无能顿止，代赭石秉南方之赤色，入通于心，坚可除痞，重可除噫，用以为佐，急治标也；人参、大枣补虚于余邪未平之时，预治其本也，扶正驱邪，神自安。"（《伤寒来苏集》）今之学者，望文生义，谓噫为胃中之气，殊不知胃中确有其气，何以上逆不下？乃心病使然，故当治心，再加远志、菖蒲、郁金开心散郁顺气，如《得配本草》载远志"开心气，去心邪，利九窍"，《本经》载菖蒲"开心孔"，《珍珠囊补遗药性赋》载菖蒲"开心气，散冷"，《中医百家药论荟萃》载郁金"清心解郁"。其噫气上逆、痞满豁然而消。配以静心观息法、闲聊解闷法增强调畅情志，解郁开心，对本病治疗有点睛之效。

3. 宁心建中汤方证

症见食纳欠佳，手足疼热，心中悸而烦，咽干燥而不欲饮，或腹中隐痛，或梦遗失精。此心脾虚，神不宁，宜宁心建中汤主之。音乐悦心法、情趣疗心法可供选用。心中悸而烦，且食纳欠佳者，应是中焦脾虚、气血不足、营卫失调，病位重点在心，故四肢手足疼热，有不明之状，咽干燥而不欲饮，加上腹中之隐隐作痛，梦遗，乃心肾不交、神识不宁之故。因而治以宁心建中汤方（川桂枝 10g，白芍 20g，大枣 15g，生姜 10g，甘草 6g，当归 10g，黄芪 20g，茯神 15g，饴糖 1 匙），男子失精、早泄，女子梦交白浊，加煅龙骨、煅牡蛎各 20g。

方论：此方以建中为名，为建中气之方。当归、黄芪者，补益气血；茯神宁心，有标本兼治之效。心神宁，气血充，其悸、烦、痛、热皆悉然而痊。遗精、早泄、功能性阳痿，大多心神受扰使然，用本方开郁、通心、治诸不足，均有良效。

（四）归脾汤证

症见胃腹微胀、食纳无味，面色苍白，神疲乏力，胸闷太息，不寐心悸，思虑纠结，患得患失，浮想联翩，或工作学习高度集中，冥思苦想不能解，以致对常人感兴趣的诸事视而不见、充耳不闻，脉细弱，舌淡苔白。此为心脾两虚，归脾汤主之。辅以快步运动疗心法、情趣疗心法、穴位养心法等。本证常见于用脑而少动者，多由思虑劳倦过度，心血暗耗，或脾虚气血生化之源不足所致。思虑是正常的认知情志，只有太过时才为心病之一。《素问·阴阳应象大论》说："思伤脾，怒胜思。"思虑过度主要影响脾与心。《针灸甲乙经·精神五藏论》说："思发于脾而成于心，一过其节，则二藏俱伤。"《杂病源流犀烛·惊悸悲恐忧思源流》也说："思者，脾与心病。"凡作家、诗人、教师、医生等，以脑力劳动居多而缺乏体力锻炼者，易于患此心病，除药物治疗之外，当应注意劳逸有度，起居有节，不妄作劳，方能提高疗效。临床王教授常治疗常选用归脾汤方（当归 10g，炒白术 15g，白茯苓 20g，炙黄芪 30g，龙眼肉 10g，酸枣仁 15g，制远志 6g，人参 12g，木香 8g，炙甘草 6g）病情稳定后，改丸剂继服 1～2 个月。每天早、晚小米粥一小碗，以安神宁心。此外治疗时配以针灸推拿，取穴太渊、神门、内关、神庭、足三里、心俞、脾俞。辅以运动锻炼，坚持每天户外快步行走半小时即可，在环境好的绿树丛中最好。不宜爬山，也不宜去健身房用跑步机锻炼。

（五）胃病治疗可再剂勿重剂

近年来，善用大剂量的行家不少，或曰病重，或曰病急，或曰病杂，必以重剂方能获效，也有因他图而有意重剂者，结果是浪费药材，于病不利。翻开历代名家医案，我们可以清楚地看到，其处方用药，皆药味精当，用量轻巧，叶天士、李东垣都以剂量轻小为特点，叶天士有"多药伤胃"的告诫，"多药"指一次用药品种多，药量重。因有的患者病症较多，医者力图面面俱到，采用多药量重的方法，或汤药之外，又开丸、散，药入胃肠，不同程度地影响脾胃运化和吸收，使病情加重。吴鞠通提出"上焦如羽，非轻不举"，治疗上焦的病，一般采用花、叶质轻药物，用量要轻，不宜久煎，否则药性重坠，疗效反差。对于脾胃肠病，因药食同源，过多、过重的药物，无异于饮食过量之积滞，加重胃肠之负担，必然加重病情。处方用药，应剂量偏小，宁可再剂，缓慢调养，欲速则不达，反生他变；其他如诸多慢性病、老年性疾病，患者日久体虚，正气不足，用药时常制成散剂、丸剂，小量服之，缓慢起效。近人丁甘仁、蒲辅周、岳美中等人的方药剂量都不大，有时剂量小得令人不敢相信，但确有"四两拨千斤"之效，我辈应该努力学习效法之。轻剂量药物可避免药材浪费，减轻患者经济负担，减少毒副作用，又可提高疗效，缩短疗程，一举而数得，何乐而不为呢？谚云：用药不投方，哪怕用船装，量大枉花钱，还把胃肠伤。王教授临证对上焦、胃肠、外感以及慢性虚弱性等疾病用药时，常言应深刻理解"宁可再剂勿重剂"。慢性胃炎属慢性胃肠型疾病，临证时尤其应顺势而从，缓慢图之，以免损伤胃肠，影响脾胃运化和吸收，使病情加重。

（六）同有多病胃为先

《慎斋遗书》云："治病不愈，寻到脾胃而愈者颇多。"王辉武教授在临证时发现求诊者往往是经西医诊治数月乃至数年的疑难杂症患者，或高龄患者，或误治坏证患者等，病情复杂，气血脏腑亏虚，同时还兼有因久治乏效所致的情志不遂，令医者难于下手。当此之时，倘有脾胃不调、食欲不振者，先开胃口，使之能吃能喝，诸症常可迎刃而解。如癌症术后化疗患者，皆多脏受损，体质虚弱，脾胃不和，气血两虚；临床表现为面色萎黄或苍白，精神萎靡，气短乏力，食欲很差；或恶心呕吐，腹胀便秘，动则心悸，失眠多梦，多汗，易于感冒，或全身疼痛，或苔少质红，或厚腻乏津，等等，此时断不可大队克伐攻癌，或峻补气血；也不可只救某脏而不及其余，当以醒脾护胃为要。如阴虚者用叶氏养胃汤，气虚者用参苓白术散，湿滞者用加减正气散，等等。李东垣说："内伤脾胃，百病由生。"胃气是健康的窗口，食欲直接影响疾病的转归和预后，真可谓"有胃气则生，无胃气则亡"。记住：人是铁来饭是钢，吃喝无恙寿年长，同有多病医棘手，先理脾胃保安康。

王教授常言早年曾读董德懋老中医的一则验案，为一再生障碍性贫血医案，患者兼有冠心病、心房纤颤、肺气肿、甲状腺功能低下、十二指肠球部溃疡、慢性胆囊炎、间质性肺炎，四肢、胸部皮下出血已5年，骨髓穿刺提示再生不良，全血细胞减少。经各种治疗，效果不佳。症见头晕目眩，唇甲苍白而暗，心悸怔忡，少寐，浮肿，性欲消失，汗出畏寒，气短懒言，腰酸腿软，胸闷纳呆，腹痛腹泻，脉缓滑，苔厚白腻。此五脏俱病也，要在寒湿困扰脾胃。投苦温燥湿、醒脾开胃之剂。服药2个月，诸症均减，继服上方加减，3个月后出院。改益气健脾、祛湿开胃之剂，服5个月，骨髓细胞学检查正常。随访6年，血象稳定，已能全日上班。这就是一个典型的"同有多病胃为先"的病例。因而王教授常言，临床中如若有多重疾病同时为患，且兼见胃病，应首治"胃家病也"，常可获得良好效果。

（七）胃炎治法有四忌

1. 忌升散慎克伐

就胃的生理特点而言，中医认为"胃受谷而脾磨之""胃之为腑，体阳而用阴"，胃为"水谷之海""气血之海""阳明常多气多血""一胃为三脘，上脘多气，下脘多血"。胃是腹中的空腔脏器，形态也比较特殊，纤曲而褶皱多，胃中气体较轻一般在上部，水谷及胃中津液重浊一般在下部。通降为顺，上逆为病，和降则能食能化。因此，常规的情况应忌用升阳之法，慎用克伐伤胃之法，以防耗伤气血之海。

2. 忌滋塞慎腻滞

中医认为胃喜柔润。柔者，轻也，忌刚而重。慎以滋填之法以阻塞之，同时腻滞之法亦可使气机不运，当慎用。胃之外的其他脏腑，当虚而不足时，应采用补益法，这在临床上十分常用。对于未病尚养者，也可进补，但如果太过滋腻塞滞，不仅达不到补的目的，反而还会对胃主降的生理特点产生危害。临床上咨询这方面问题的患者很多，忌慎非常重要。

3. 忌蛮补慎清热

脾胃为后天之本，胃炎常致受纳消化吸收欠佳，患者多见面色不华而肌肤瘦削不泽，容易误为虚劳。胃炎临床上证多虚实夹杂，寒热交错，尤其是慢性胃炎、浅表性胃炎、萎缩性胃炎。只知蛮补而滞气不运，常可加重痞胀等症状。此外，胃炎有热但不全是热，当慎用清热之法。如盲目认为"炎"有两个"火"字相加，见胃炎就清热更是错误。一般来说，急性期实热、湿热之证者，宜用、暂用苦燥之品如黄连、大黄，忌甘寒之品如生石膏。张锡纯为善用石膏者，但翻阅《医学衷中参西录·肠胃病门》，无一例用石膏。

4. 忌峻猛慎破瘀

胃炎日久多有入血络者，亦有瘤块或出血穿孔者，或见肠化、不典型增生息肉者，需要活血化瘀，甚至消癥破积，但切忌峻猛，倘宜破血祛瘀者，也应慎用、暂用，中病即止，不可过用。一般宜丹参、赤芍、桃仁、莪术，有出血者宜三七、紫草活血止血，切忌水蛭、蛇、虫等峻猛之品，慎用红花、穿山甲等攻破之品。

（八）生活禁忌需重视

"脾胃为后天之本。""民以食为天。"每一个人要存活，还要享受美味都必须吃；生病了，不管是何脏何腑、四肢百骸，口服药都得吃；有的人想养生，吃补养品。加上当今眼花缭乱的流行趋势，减肥者该吃的不吃，陪客者不该吃的猛吃，或听信谣言，黑木耳降脂天天吃、固元膏益寿全家吃、六味地黄丸补肾当营养品吃，如此等等，均可导致胃炎。面对这种胃炎，虽然医家绞尽脑汁辨证，认真论治，字字斟酌开方，斤斤计较用药，但若病家不配合，不讲究日常生活禁忌，开具的方药也许不会那么灵验。此外，还有工作压力的问题、竞争紧张的问题、打牌熬夜的问题、晋升考试的问题，均与胃炎防治相关。因而王教授临床提出以下生活禁忌：

1. 忌滥用药物

如不当之药、与证候不合之药、剂量过大之药、品种过多之药、过度治疗之药、过多补药、其他疾病之药，等等。

2. 忌饮食不当

"饮食自倍，肠胃乃伤。""黄帝曰胃欲寒饮，肠欲热饮，两者相逆，便之奈何？且夫王公大人，血食之君，骄悠从欲轻人，而无能禁之，禁之则逆其志，顺之则加其病，便之奈何？治之何先？""病热少愈，食肉则复，多食则遗，此其禁也。"饮食不当包括饮食不节、饮食偏嗜等。不应偏信某些好事的"专家"瞎吹，蔬菜、水果、粗粮好也不能天天吃、过多吃，过度都会导致胃炎加重，盖"久而增气，夭之由也"。

四、验案精选

（一）温阳化湿治疗慢性胃炎案

代某，女，55岁，汉族，离退休人员。2019年11月19日初诊。主因胃脘胀满3年余来诊。现病史：患者3年余前因口鼻眼干燥经多家医院中西药治疗不愈后出现胃脘腹部胀满不舒。2年前就诊于当地医院查胃镜提示慢性浅表性胃炎，以奥美拉唑肠溶胶囊、硫糖铝混悬液治疗未见明显好转，因而情绪低落，怀疑是绝症，为求中药治疗来诊。刻下：胃脘痞满，胃脘胀满，不思水，后背、足心凉，口鼻眼干燥不适，精神、胃纳、睡眠、大便可，舌质淡有齿痕、苔薄黄腻，脉沉。西医诊断：慢性胃炎。中医诊断：胃痞病。中医辨证：湿阻中焦证。治法：行气化湿。方用甘露消毒丹化裁。处方：白豆蔻10g（后下），藿香12g，茵陈20g（先煎），滑石30g（包煎），川木通8g，石菖蒲10g，淡竹叶15g，浙贝母12g，薄荷10g(后下)，香附12g。5剂，每日1剂，水煎取汁约450mL，分3次饭后温服。嘱不要过度忧虑。

二诊（2019年11月26日）：诸症未见明显好转，舌仍有齿痕，苔转白腻，脉沉细。求医心切，反复询问能否治好。辨证：阳虚湿滞证。治以温阳、化气、布津之法。方用理中汤加味。处方：藿香12g，香附12g，干姜8g，党参20g，炒白术20g，砂仁10g，法半夏12g，陈皮12g，茯苓20g，露蜂房12g，肉桂3g。5剂，每日1剂，水煎取汁约450mL，分3次饭后温服。配以静心观息法、音乐悦心法等。

三诊（2019年12月14日）：服5剂后好转，又自行继服5剂。现胃已不胀，口鼻干燥好转，眼仍干涩，足心、后背冷稍有好转，情绪仍较抑郁，舌仍有齿痕，苔薄黄腻，脉细无力。效不更法，并加强温阳之力，配合调气疏肝养心之品。方用附子理中汤加味。处方：制附片10g（先煎），炒白术15g，茯苓20g，党参20g，白豆蔻10g（后下），藿香12g，香附12g，合欢皮20g，干姜6g，枸杞子15g，菊花12g，百合20g。10剂，煎服法同前。嘱树立信心，放下思想包袱，正确对待病情。

四诊（2020年2月8日）：胃脘部胀满，大便略稀，每日1次，舌质淡、有齿痕，苔白腻，脉沉。2月气温仍低，未言后背冷、足心凉，看来温阳之药已明显见效。以胃胀为主，故用香砂枳术丸方化裁。砂仁12g，木香12g，苍术10g，炒白术20g，枳实15g，干姜8g，法半夏12g，焦三仙各20g，党参20g，佛手10g。5剂，煎服法同前。

五诊（2020年3月8日）：患者继服5剂后诸证明显减轻，疗效满意。

按：《医原·百病提纲论》云："思虑过度则气结，气结则枢转不灵而成内湿。"思虑气结，血脉不畅，致湿邪内生。湿邪内袭，易犯脾胃，脾失健运，湿从内生再困脾胃而形成恶性循环，湿性黏腻，缠绵难愈。又由于情志郁思不遂，进一步引起胃气壅滞，导致水反为湿，谷反为滞，郁而化热，引起湿热内生。故治疗上以祛除胃中湿滞，恢复中焦气机为主。此外湿邪日久亦可损伤脾阳，导致病情一发加重。

本案是一个典型的慢性胃炎的病例，属阳虚湿阻之"胃痞"。一诊考虑患者虽感口、鼻、眼干燥，但不思水，舌脉亦无阴虚表现。初步印象为湿阻中焦，升降失司，气机不畅。治以行气化湿。前方不效，当另谋良策。观其舌质淡、有齿痕，苔白腻，脉沉细，后背觉冷，应属中阳不足，阳不化气，气不布津，造成津液敷布失常，以理中汤治之。三诊患者诸症已有减轻，效不更法，并加强温阳之力，配合调气疏肝养心之品，嘱树立信心，放下思想包袱，正确对待病情。加附子10g，干姜6～8g，肉桂3g，有温阳除湿健脾之意，如果把制附片之量加至60g，干姜20g，肉桂10g，也许有回阳、化湿、通气、津液上承之效。有人认为，扶阳药剂量太轻，力量不足，飘飘然，上浮易燥热生火，加大剂量反而沉着不浮，不会助邪。治疗本例患者时应注重化湿，温阳亦为化湿。纵观本案，用药近30剂，且久病生郁，症状较多。且主症不突出，治疗也能获效，但总是"按下葫芦浮起瓢"，此等病情，似不能希冀某方以获奇效，仍需患者自行修心调身，移精变气，久之或有改观。

本患者是一位中老年女性，在就诊时反复询问疾病预后，自诉曾因多次治疗但疗效欠佳而多有郁思。可见久病或疾病久治不愈皆可致郁，这与王教授的"久病皆郁"理论不谋而合。王教授向患者详细阐明了疾病的预后，嘱树立信心，放下思想包袱，正确对待病情，配以静心观息法、音乐悦心法等超药物疗法，患者的焦虑情绪逐渐得到安抚。西医认为本病与精神应激因素以及与脑-肠轴有关，故解决患者的焦虑对功能性消化不良的治疗大有裨益。本患者首诊以脘痞胀满为主要表现，病机主要为肝气不舒，导致胃肠气滞，阳明水谷不化，易于郁而化热，又因多思伤脾，湿气不运，久郁化热，而湿热相搏结，故以甘露消毒丹治疗，意在清化中焦湿浊，患者虽有一定好转但疗效并不显著。二诊，王教授变换思维，结合患者舌质淡有齿痕、苔白腻，脉沉细，考虑湿邪伤脾阳，辨为阳虚湿阻证，处方温脾阳以利湿邪，予理中汤温脾阳，并加化湿之品，药后患者诸症明显减轻。全方配伍严谨，环环相扣，"治湿"贯穿始终，可见王教授治疗重视"治湿"的学术思想。

（李慧丽整理）

（二）心肝胃同治慢性胃炎案

韩某，女，68岁，汉族，家庭主妇。2021年3月17日初诊。主因胃痛半年来诊。现病史：患者半年前因家庭琐事与家属吵架后出现胃脘腹部胀痛不适，情绪波动时明显，未予重视及治疗，后症状反复。遂就诊于当地医院，诊断"慢性胃炎"，口服抑酸护胃药（具体药物不详）治疗后未见明显好转，此次就诊要求中药治疗。刻下：胃腹疼痛、胀满不适，自觉腹中肠鸣，排便费力，大便每日1行，精神欠佳，舌淡红，苔白，弦脉。西医诊断：慢性胃炎。中医诊断：胃痛。中医辨证：肝胃不和证。治法：疏肝理气，和胃止痛。处方：柴芍六君子汤加减。柴胡12g，白芍12g，砂仁10g，法半夏12g，陈皮10g，木香10g，太子参15g，白术10g，焦三仙15g，苏叶10g，茯苓12g，延胡索10g，厚朴10g。5剂，水煎服，日1剂，分3次，饭后温服。配合音乐疗心法、交友疗心法。

二诊（2021年3月31日）：胃脘胀痛较前减轻，下腹偶有隐痛不适，心情较前舒畅，纳眠可，仍稍感解便费力。补充既往史：慢性肠炎。舌暗红，苔薄白，脉滑。继予柴芍六君子汤加减。处方：柴胡15g，白芍12g，莪术10g，薏苡仁30g，太子参20g，白术15g，蒲公英20g，钩藤12g，甘草10g，石见穿15g，黄芪30g，山药15g，炒神曲20g，谷芽、麦芽各20g。7剂，水煎服，日1剂，分3次，饭后温服。

三诊（2021年4月28日）：患者药后感觉舒畅，大便正常。舌淡，苔白，脉滑。辨证为脾阴不运证，治以健脾养胃，方予参苓白术汤加减。处方：太子参20g，茯苓20g，扁豆12g，陈皮12g，山药30g，莲子15g，薏苡仁30g，甘草10g，黄芪30g，莪术10g，砂仁10g，大枣20g，当归12g，芡实10g，焦三仙各20g。5剂，水煎服。

四诊（2021年5月20日）：上述诸症基本消失，疗效满意。

按：《素问·六元正纪大论》云："木郁之发……民病胃脘当心而痛，上支两胁，膈咽不痛，食饮不下。"指出胃痛与木气偏胜，肝胃失和有关。肝属五脏，主疏泄，起调畅气机、协助消化的作用；胃属六腑，传化物而不藏，胃以通为用，以降为顺；胃的受纳运化有赖肝之疏泄，《素问·宝命全形论》所说的"土得木而达"即是此意。忧思恼怒，情志不遂，肝失疏泄，肝郁气滞，横逆犯胃，以致胃气失和，胃气阻滞，使道不通，发为胃痛。故《杂病源流犀烛·胃病源流》谓："胃痛，邪干胃脘病也……唯肝气相乘为尤甚，以木性暴，且正克也。"心与胃部位相近，临床上治疗胃痛时尤需注意与心痛区分，明代《证治准绳·心痛胃脘痛》中说："或问丹溪言心痛即胃脘痛然乎？曰心与胃各一脏，其病形不同，因胃脘痛处在心下，故有当心而痛之名，岂胃脘痛即心痛者哉？"《医学正传·胃脘痛》更进一步指出："古方九种心痛……详其所由，皆在胃脘而实不在于心也。"

本患者是一位中老年女性，初诊时面色较差，情绪急躁，询问病史时曾数次打断医者语句，强调自身不适；常因家庭琐事生气，怒火伤肝，加之社交范围窄，少与友人诉说心中烦闷，久郁导致肝气疏泄失常。此次又因郁怒起病，肝气犯胃发为胃痛。这种情况在家庭主妇中并不少见。现代社会生活节奏加快、精神压力大，极易导致气机郁滞、使道不通，此类"心身疾病"的发病率逐年上升。临床治疗不仅要重视药物作用，更要搭配超药物疗法解决患者的精神心理问题，使患者形神统一、形健神旺，方能保持健康。本患者以胃脘腹部胀痛为主要表现。肝失疏泄、胃失和降，胃气郁于中焦，不通则痛，故胃痛；中焦气机失常，六腑互相影响，导致小肠分清泌浊、大肠传导功能失常，清浊不分、传导无力，且患者既往有慢性肠炎病史，时感解便费力；前两诊以调畅气机为主，柴胡、白芍、钩藤、莪术、石见穿调理气血，太子参、黄芪、山药与三仙、稻芽补消兼施，共通使道，患者服药后感心情舒畅。第三诊时患者已觉通体舒畅，又考虑患者久病，以参苓白术散补脾益胃，使其后天之本运转正常，以长保康健。

（李慧丽整理）

（三）温中健脾治疗慢性胃炎案

张某，男，67岁，汉族，退休人员。2020年4月26日初诊。主因胃脘隐痛10天余来诊。现病史：2年前开始出现胃部胀满不适，未予重视，继而出现隐痛，2个月后到医院作胃镜检查诊断为慢性萎缩性胃炎、幽门螺杆菌感染，曾服三九胃泰、甲硝唑、吗叮啉等药物治疗，效果不明显，症状反复发作，时轻时重。10天前，因进食冷饮而复发，胃脘痛，胀闷不舒，嗳气，乏力，大便溏，舌暗红、苔白腻，脉细弱。西医诊断：慢性萎缩性胃炎。中医诊断：胃脘痛。中医辨证：寒邪客胃证。方用砂半理中汤加味治疗。法半夏15g，炒白术15g，白芍20g，砂仁10g，干姜6g，延胡索20g，黄芪30g，莪术15g，茯苓15g，蒲公英30g，木香12g，甘草6g，佛手15g，柴胡12g。5剂，水煎服，日1剂，早晚餐后半小时服。

二诊（2020年5月6日）：服药剂后，胃脘疼痛明显好转，胃胀减轻，精神尚可，但仍感纳差，舌暗，苔白，脉细，上方去法半夏、佛手，加焦三仙各20g，助胃健运。再服7剂。

三诊（2020年5月28日）：上述诸症基本消失，疗效满意。

按： 本案属慢性萎缩性胃病和糜烂性胃炎。《伤寒论》言"胃家实"，所谓"胃家"，不只胃，还含肠与脾。所谓"家"者，非单指一个也。"胃主受纳，脾主运化。"因此，《伤寒论》中的"胃"应是一个广义之胃，临证不可忘记脾。脾胃互为表里，同居中焦，为升降之枢纽。本例患者因饮食不节，进食冷饮，湿浊内生，脾阳被困，运化失职，升降失和而致气机阻塞，故胃脘胀满，寒邪客胃，寒主收引，而致胃络阻滞，不通则痛。因而本例病机乃饮食不节，寒邪客胃，致胃络阻滞，脾胃升降失常，治宜温中健脾、和胃止痛，方用砂半理中汤。又因"邪之所凑，其气必虚"，此病的发生，亦有脾胃素虚的体质因素，形成了虚实夹杂的病理特点，故在用砂半理中汤温中健脾的基础上加黄芪、茯苓、木香益气祛湿调中，莪术、延胡索活血止痛、气血并调。本例胃炎患者合并幽门螺杆菌感染，而蒲公英有清热解毒、消肿散结、利尿通淋之效，常用于治疗疔疮肿毒、乳痈、瘰疬、目赤、咽痛、肺痈、肠痈、湿热黄疸、热淋涩痛，现代药理学表明蒲公英有抑制幽门螺杆菌的作用，故而加用蒲公英。二诊去半夏以防过燥伤阴，加焦三仙、太子参消食和胃而收功。

本例为合并幽门螺杆菌感染的慢性胃炎案例。王教授常以蒲公英来抗幽门螺杆菌治疗。蒲公英味苦、甘，性寒，归肝、胃经，功能清热解毒，可泻阳明之火，自古便为治疗疮疡之要药，亦有单用蒲公英打散或煎汤治疗胃溃疡病的记载。《山东中药》言蒲公英为解毒、消炎、清热药，《本草述》言"甘平而兼有微寒者也"。故可泻阳明之火，而无损伤胃气之忧。仝小林教授用蒲公英清泻胃热，调热态，作为慢性胃炎并伴有烧心症状的靶药，态靶同调，在用三味小方治疗浅表性胃炎（胃热型）时也加用蒲公英一药。针对胃热所致胃痛、口干、喜凉饮等症状。现代药理研究表明蒲公英具有增强免疫力、抑制幽门螺杆菌的作用，尤宜用于幽门螺杆菌阳性者，可作为治疗幽门螺杆菌的靶药。尤春来等发现蒲公英可以抑制胃酸分泌，蒲公英多糖还可以抑制炎症因子 mRNA 的表达，具有抗炎作用。王教授临床常认为幽门螺杆菌亦为湿邪，临证时重视治湿，故在本例治疗中重用半夏、白术、砂仁、莪术、茯苓等燥湿化湿之品以治湿。此外王教授常言"湿病活血增效"，他认为慢性湿阻性脾胃病大多都夹有瘀证，在治湿的同时可用活血法增强疗效。因而治疗加用莪术、延胡索活血止痛、气血并调，增强疗效。浓茶、咖啡也会影响脾胃功能，贪凉饮冷，过多瓜果生冷与冰冻食品，均能伤及脾阳，致内湿壅滞。本例患者为进食生冷食物后出现胃脘疼痛，因而王教授在治疗时常嘱咐患者忌食生冷食物，饮食清淡，少食或不食甜品以免助湿生痰。可见王教授在脾胃病的诊治过程中注意患者日常生活的教育工作，尤其是食药禁忌。

（李慧丽整理）

【参考资料】

［1］王辉武.心病条辨［M］.北京：中国中医药出版社，2019：4.

［2］李慧丽，王辉武.《内经》心神学——通行使道在眼科的临床应用［J］.中国中医药现代远程教育，2020，18（8）：113-116.

［3］李慧丽，王辉武．论湿为病毒［J］．中国中医药现代远程教育，2020，18（5）：333-335.

［4］王辉武．湿邪致病何其多［J］．实用中医药杂志，2011，27（7）：480-481.

［5］王辉武．"湿"为病毒说［J］．实用中医药杂志，2011，27（11）：790-791.

［6］江望，王辉武．湿阻综合征的辨与治［J］．实用中医药杂志，2018，34（10）：1272-1273.

［7］陶红，王辉武．化湿液治疗幽门螺杆菌相关性溃疡46例初探［J］．实用中医药杂志，2003，19（4）：173-174.

［8］刘羽，张高亮，邓玉霞．王辉武从湿论治脾胃病经验［J］．实用中医药杂志，2019，35（10）：1274-1275.

［9］王辉武，陶红．宁可再剂勿重剂［J］．实用中医药杂志，2006，22（2）：123.

［10］王辉武，陶红．同有多病胃为先［J］．实用中医药杂志，2005，21（5）：309.

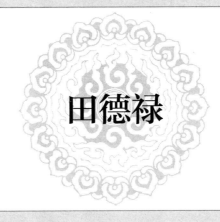

田德禄

一、医家简介

田德禄（1938—　），全国名中医，北京中医药大学东直门医院主任医师，教授，博士研究生导师，博士后指导老师，第四批、第六批全国老中医药专家学术经验继承工作指导老师，"中医药高等学校教学名师"，中央保健局会诊专家，北京中医药大学东直门医院消化科首席专家，国家中医药管理局重点学科消化科学术带头人，享受国务院特殊津贴。

田教授倡导"中医为本，衷中参西，兼收并蓄"的中西医结合理念，在全面继承董建华教授从胃论治的基础上，基于内镜的病证结合诊疗思路，将内镜视为中医望诊的延伸，创造性地提出了"清降理论"和"内痈理论"，显著提高了临床疗效。他首先将循证医学理念引入酒精性肝病研究，通过流行病学调查，发现国内该病的中医核心病机，开创了该领域研究的先河。他还系统研发了"实痞通""消痞灵""慢肝消"等疗效显著的院内制剂。

二、学术思想

（一）"清降论"学说之创建

1. 师从名师，守正传承

田教授传承了董建华院士的"通降理论"，并根据现代疾病证候的变化发展为"清降理论"。临证中，他喜用加减香苏散并加清热之品组成实痞通治疗消化系统疾病。

2. 结合时代，创新发展

"清降法"是对董建华院士"通降法"的延伸。田德禄教授在长期的临床实践中发现，随着生活水平的日益提高及饮食结构的改变，脾胃病的特点也多由古代之多虚多寒，转变为当代多实、多郁、多热（火），之所以出现此病机特点，多与以下因素相关：①当代人过食肥厚油腻，呆滞脾胃，内生湿热；②多卧而少动，致使胃气壅滞，郁而化热；③生活及工作压力较大，易导致胃气壅滞化热，或肝郁化热、肝胃郁热，或胆热犯胃。所以，胃之"滞"，由湿热食积而滞，气郁化热而滞；胃滞久则生瘀，肝郁久亦生瘀；故脾胃病的病位以胃、肝为主，以脾为次；以肝胃郁热、湿食瘀滞为基本病机。病性以实证、热证居多，虚证、寒证少见。基于以上认识，田德禄教授指出脾胃病治疗重在清肝降胃，以祛除胃中湿热、食积、瘀滞，恢复肝胃调畅为首务。

田德禄教授认为"胃病多实"，无论外邪犯胃、饮食不节、情志不畅，多表现为胃气壅滞之实证，即使有脾胃虚弱者，也常表现为虚实夹杂之证。胃气壅滞，肝胃不和，虚实夹杂者，可日久化热。若失治误治，久病入络，痰瘀毒互结，耗损正气，可演变为"胃癌""胃岩"。胃失和降，胃气壅滞贯穿脾胃病始终，失降则滞，郁则生热。所以"清降法"作为治疗脾胃病的基本治法，应贯穿于治疗的始终。

3."清降"八法

清降法是田教授治疗脾胃病的常用治法，包括清胃降气法、调肝和胃法、清肝和胃法、清胆降逆法、清化湿热法、活血清降法、滋阴清降法、甘平养胃法八法。

（1）清胃降气法

清胃降气法治疗的主证为胃气壅滞证，病机为饮食烟酒不节，导致胃失和降、胃气壅滞，胃气郁久化热，阻脾运化水湿。病理因素上主要兼郁热、湿热，但湿热尚浅未胶着为病。辨证要点：饮食不节，喜肥甘厚味，症见嗳气、胃脘胀痛、口中异味、大便欠畅、呃逆、舌红、苔薄黄腻，脉弦滑。治以清胃降气。处方以理气消胀方（制香附、苏梗、陈皮、炒枳实、生薏苡仁、清半夏、茯苓、焦三仙、连翘）加味。用之以理气消胀、消食化痰和胃。

（2）调肝和胃法

调肝和胃法治疗的主证为肝胃气滞证，病机为饮食伤胃、胃气壅滞兼有情志不舒，抑郁忿怒伤肝，而致肝失疏泄。脏腑上属肝胃同病，气血上在气分尚未及血分。本病停留在气滞阶段，尚未化热，故气滞为主要病理因素。辨证要点：食后腹胀，兼两胁肋部胀满不舒，情志不畅，胸闷不适，大便不通，兼呃逆、嗳气。舌质淡暗，苔薄白，脉弦。治以调肝和胃，调肝气和胃气并行。主方以柴胡疏肝散合理气消胀方。肝主疏泄，喜条达恶抑郁，柴胡疏肝散疏肝理气，散肝之郁；理气消胀方和降胃气以理中焦之气，兼疏肝气以和胃气。肝气得疏，胃气得降，一身气机得调，脏腑清灵，则病邪无以乘虚而犯。

（3）清肝和胃法

清肝和胃法治疗的主证为肝胃郁热证。肝胃郁热证的病机为肝胃气滞证的进一步发展，是气滞日久已然化热的结果，脏腑上肝胃同病，病理因素以气滞兼郁热为主。辨证要点：胃脘灼热，胀痛，反酸嘈杂，口苦口干，口中异味，大便干结或黏滞不畅。舌质暗红，苔黄腻，脉弦滑。治以清肝和胃为主，本法是调肝和胃法的延伸和加强，在调肝和胃的基础上增加清肝之法。主方以小柴胡汤加减合理气消胀方。血虚有热者，去柴胡，加青蒿，或用薄荷、丝瓜络；心烦不寐者，加酸枣仁汤；腑气不通者，加炒决明子、芦荟。

（4）清胆降逆法

清胆降逆法治疗的主证为胆胃不和、胆热犯胃。本证病机为胆热横逆犯胃，阻胃之和降。常以痞满、呕恶、口苦为主症。此证多见于青年男女，因工作压力较大发病，多表现为慢性病程，反复发作，多因焦虑等情志因素而加重。脏腑辨证属胆胃同病，病理因素以热为主。辨证要点：口苦、恶心、性情急躁、形体消瘦、面色欠光泽、失眠、纳呆，多有情志不遂，常见不明原因的消瘦、脘腹隐痛。舌质暗红，苔黄腻，脉弦滑。胃镜为望诊的延伸，可见镜下大量胆汁反流入胃。治以清胆祛湿，和胃降逆。代表方剂：蒿芩清胆汤合理气消胀方。蒿芩清胆汤清胆腑郁热，兼以化痰除湿，理气消胀方理气和胃、畅中焦气机，气机畅达，则胆腑郁热得清，痰热得清，则中焦气机得畅，二者相辅相成，缺一不可。

（5）清化湿热法

清化湿热法治疗的主证为胃气壅滞兼湿热中阻证。本证病机为胃气壅滞日久，阻中焦气机畅达，内生湿热。脾胃为湿热病变的中心，嗜食肥甘厚味中伤脾胃，兼感六淫湿邪，内外合邪，湿与热胶着于中焦脾胃，湿热不去，胃难通降。病位在脾胃，病理因素为气滞湿阻。辨证要点：胃脘胀满、灼热，大便黏滞不畅或便溏，恶心或呕吐，乏力肢倦。舌质红，苔黄厚腻或腻，脉滑数。治以清热除湿为主。用方首推连朴饮，以辛开苦泄、升清降浊。

（6）活血清降法

活血清降法治疗的主证为气滞血瘀证。本证病机为病程日久，胃气壅滞、肝胃郁热，兼湿热中阻，病邪逐渐由气分转向血分。由气滞转为气滞血瘀。而气滞血瘀日久，内耗气血，郁热蕴毒，化为气虚血瘀热毒证。病理因素早期为气滞、血瘀，随着病情发展，最终形成气虚、血瘀、热毒等多种病理因素兼夹的病理特点。辨证要点：胃脘痞满或疼痛，痛有定处，面色晦暗或有黑便。舌质暗红或有瘀斑，脉弦涩。气血瘀滞，胃失和降。治之关键在于活血通络、清降胃气。气滞血瘀证早期为胃络瘀血轻证，予理气消胀方合失笑散合丹参饮，加三七粉、珍珠粉等凉血活血。

（7）滋阴清降法

滋阴清降法治疗的主证为胃阴虚或肝胃阴虚证。本证病机为胃气壅滞、郁久化热、热伤阴津。病理因素以阴虚为本，以胃气壅滞为标，早期主要为胃阴虚，阴虚日久可及肝肾，表现为肝肾阴虚。此乃疾病由实转虚的过程。辨证要点：胃痛隐隐，口干纳呆，便干。舌红少苔，脉弦细。治以滋阴润燥、清降胃气为主。代表方剂：益胃汤合理气消胀方加减。肝胃阴虚者，以一贯煎合芍药甘草汤，加二至丸；肝阴虚兼肝气郁结者，以黑逍遥散为主方加减；肝阴虚甚者以滋水清肝饮加减；肾阴虚甚者，可予六味地黄丸。

（8）甘平养胃法

甘平养胃法治疗的主证为气阴两虚证。本证病机为久病失治，脾胃病由实转虚，到气阴两虚阶段。临床上多见于慢性萎缩性胃炎患者。病理因素以虚为主。辨证要点：胃痛隐隐，不思饮食，神疲乏力，大便不成形。舌淡暗，苔薄白腻，脉细弱。此证患者脾胃已伤，疗程较长，用药宜轻宜缓，不可重剂补益，过于甘温滋腻有碍气机畅运。代表方剂：甘平养胃方合理气消胀方。甘平养胃方为董建华教授自拟方，适用于气阴两虚证，方药组成包括太子参、炙百合、乌药、鸡内金、香橼皮等，用之以平补脾胃。

（二）以"虚实"论治慢性胃炎

慢性胃炎是临床常见和多发的消化科病种，临床主要将其分为慢性浅表性胃炎和慢性萎缩性胃炎 2 种类型。慢性浅表性胃炎以消化不良为主要表现，症状往往很难消除；慢性萎缩性胃炎症状虽轻，胃腺体萎缩的同时往往伴有肠化、异型增生，病理逆转较难，容易癌变。田教授在深研张景岳学术思想的基础上，提出了当从"实痞""虚痞"论治慢性胃炎。

1. 慢性浅表性胃炎

慢性浅表性胃炎又称为非萎缩性胃炎，是指不伴有胃黏膜萎缩性改变，胃黏膜层见以淋巴细胞和浆细胞为主的慢性炎症细胞浸润的慢性胃炎。临床非常常见。其症状为上腹胀满、痞闷，或伴隐痛，多兼夹纳呆、嗳气、反酸等症状，以饮食所伤及情志过激为诱因，属于中医痞满之实证，病位在胃，多因胃气壅滞，气滞、血瘀、湿阻、食积、痰结、火郁等实邪郁于中焦。

2. 慢性萎缩性胃炎

慢性萎缩性胃炎大多数由慢性浅表性胃炎失治、误治发展而来，所以疾病有一个由浅入深的演变过程，病位由胃传脾，证候由实转虚，虽也属胀病，却是虚胀、虚痞。慢性萎缩性胃炎由于病程迁延，长期消化吸收不良，可伴有肉消神疲，甚至贫血之象。田教授将其分为四型治疗。

（1）慢性浅表萎缩性胃炎

此型为初期所见，自觉症状重，虚实夹杂，舌红苔薄，治疗过程中容易转化，补则苔增症剧，泻则虚象显露，治当标本兼顾。慢性浅表性胃炎以实证、热证居多，久之则耗气伤津损阴，所以治疗浅表与萎缩同时存在的胃炎，宜在和胃通降方的基础上加用益气生津养阴之品。

（2）慢性萎缩性胃炎轻型

慢性萎缩性胃炎合并黏膜糜烂、出血者多见。此型患者表现以气阴两伤、阴津损伤为主,且有虚火之象,症见脘中嘈杂似饥而不纳,灼痛而不剧,舌红体瘦少苔或花剥苔,脉象弦细。治以甘寒益胃为法。

（3）慢性萎缩性胃炎中型

此型患者证属气阴两虚而无虚火者,故见胃中不舒,不饥少纳,纳后脘痞,形体日消,脉缓,舌淡红,苔薄白。治以甘平养胃。

（4）慢性萎缩性胃炎重型

此型多见胃黏膜大片苍白,黏膜下血管网清晰可见,甚者有过形成改变。此型患者由于胃病日久,脾胃俱伤,生化乏源,多见气血亏虚之象,甚则伴有贫血之症,症见胃脘痞满,隐痛不舒,休息或进食稍缓,面色萎黄或㿠白,神疲乏力,纳少便溏,脉象虚弱,舌淡苔薄,治以甘温健胃。

（三）内镜为望诊之延伸

田德禄教授致力于中西汇通,在继承前人思想理论的基础上,又借鉴西医的诊断标准、辅助检查,以及科研方法、教学方法等来辅助中医,发展中医,并根据当代脾胃病特点创造性提出了脾胃病诊治思路与方法,形成了自己的学术思想。田教授提出内镜是中医望诊的延伸,作为国内中医界使用胃镜的先驱,田德禄教授通过长期胃镜检查的临床经验,认为胃镜象与舌象具有密切的相关性。通过观察大样本慢性胃炎患者舌苔与胃镜象,发现"黄苔与胃黏膜充血、水肿、糜烂、出血等炎症改变有关""厚腻苔与胃黏膜肿胀、分泌物增多有关""淡舌与胃黏膜的苍白有关""暗红舌与胃黏膜的充血、出血有关"。慢性浅表性胃炎的胃镜象以黏膜充血水肿或糜烂出血、分泌物黏稠而量多为特征,而望诊也多见舌质暗红、黄苔、厚腻苔。舌质暗红为热蕴日久、血有瘀滞之征;厚苔因"里有积滞";黏膜充血水肿或糜烂出血,属热证;分泌物黏稠量多属湿盛的表现;黏膜充血、出血或渗血、糜烂,可辨为血瘀或热伤胃络。因此,慢性浅表性胃炎也多以邪热、湿盛、血瘀为主。慢性萎缩性胃炎的胃镜象是胃黏膜变薄、变浅,呈片状苍白,黏膜下血管易于透见,分泌物减少,其舌质多淡,舌体瘦,舌苔以薄苔或剥脱苔居多。田教授认为舌淡是气血不足之征,舌体瘦,舌苔薄剥脱是气阴两虚之象,因此慢性萎缩性胃炎的胃镜表现多辨为气阴两虚证。

田德禄教授认为胃镜是中医望诊的延伸，运用中医望诊有关理论辨析胃镜下慢性胃炎的征象，扩大了中医临床的望诊范围，为临床中医辨证与治疗慢性胃炎提供了直观的诊断依据；并根据中医理论对于舌象、胃镜象所显示的异常情况施以清热化湿、和胃消导、理脾燥湿、辛通祛瘀等对症治法，疗效显著。

三、临床特色

（一）以"实痞"论治慢性浅表性胃炎

慢性浅表性胃炎，指不伴有胃黏膜萎缩性改变，胃黏膜层见以淋巴细胞和浆细胞为主的慢性炎症细胞浸润的慢性胃炎。临床非常常见。其症状为上腹胀满，痞闷，或伴隐痛，多有纳呆、嗳气、反酸等，以饮食所伤及情志过激为诱因，属于中医痞满之实证。田教授治疗本病，以肝胃同治为立足点，以和胃为重点，强调调整胃之和降，用药理气和胃，加清热解毒、化湿和血之品，务除实邪。临床以香苏散为主方，药用紫苏梗、制香附、炒陈皮、炒枳壳、大腹皮。有两肋胀满或痛者，加炒白芍、柴胡、青皮、川芎，取柴胡疏肝散之意。口苦、咽干、目眩、恶心、纳差者，加柴胡、黄芩、清半夏。舌质红，加蒲公英，清气分之热并顺降胃气；舌暗红，加连翘，清血分之热而解毒；舌暗红而有便秘者，加虎杖以清血分热毒而通腑。舌苔腻者，为湿热中阻，若舌质淡红者，加藿香、佩兰，芳香化湿；若舌质暗红、大便干结不爽者，加全瓜蒌、清半夏、黄连、焦槟榔。

（二）以"虚痞"论治慢性萎缩性胃炎

慢性萎缩性胃炎多见于中老年人，与胃黏膜组织的退行改变有关。中医认为饮食劳倦、忧思恼怒久则伤胃传脾，由实转虚，属于痞满之虚型。但与张景岳之所言"无物无滞而痞者，虚痞也……无胀无痛而满者，虚满也"并不等同。田教授认为，慢性萎缩性胃炎之"虚痞"固有虚，但此虚为脾肾气之虚、胃阴之虚；同时往往夹杂脾胃气机不畅，痰结血瘀内阻。故须补，但绝不能"温补"，也不宜过分的"滋补"，以防助长"虚"中所夹之"邪"，甘平养胃之法最为适宜。其三法约略如下：

1. 甘平养胃法

症见胃中不舒，不饥少纳，纳后脘痞，形体日消，脉缓，舌淡红苔薄白。证属气阴两虚而无虚火者。方以百合乌药汤加味：炙百合、太子参、黄精、茯苓、生白术、砂仁、乌药、焦三仙。

2. 甘寒养胃法

症见脘中嘈杂似饥而不纳，痛而不剧，口干嗳气，大便多干，舌红体瘦，少苔或花剥，脉象弦细。证以气阴两伤而以阴津损伤为主，并有虚火。方以益胃汤化裁：北沙参、丹参、麦冬、玉竹、杭白芍、生甘草、佛手片、香橼。

3. 甘温健胃法

症见胃脘痞满，隐痛不舒，休息或进食稍缓，面色萎黄或㿠白，神疲乏力，纳少便溏，脉象虚弱，舌淡苔薄。证属脾胃气亏血少。方以香砂六君子合当归补血汤化裁：党参、炙黄芪、茯苓、炒白术、砂仁、木香、当归、鸡内金。

常用加减法：自觉胃寒，经常便稀者，加干姜、补骨脂兼补脾肾之阳；疲乏气弱者，改太子参为党参，或用红参另煎兑入；面色㿠白，心悸气短，失眠健忘者，去茯苓，加茯神、熟地黄、龙眼肉、夜交藤；胃黏膜有结节增生者，加生薏苡仁、莪术；有非典型增生或肠化者，加半枝莲、白花蛇舌草；舌暗者，加丹参、赤芍、三七粉。

上法总体体现了虚者重在脾胃，补则补，但必须兼顾脾胃本身之特点，只宜平补，不能呆补；疏调气血，畅达瘀滞，再以平补；用药轻灵，避免呆滞气机。总以顾护脾胃为宗旨。具有明显的时代特征。

（三）结合内镜，辨证施治

慢性浅表性胃炎的胃镜象以黏膜充血水肿或糜烂出血，分泌物黏稠而量多为特征；望诊也多见舌质暗红、黄苔、厚腻苔，田教授认为舌质暗红为热蕴日久、血有瘀滞之征；厚苔主"里有积滞"；黏膜充血水肿或糜烂出血可以辨为热证；分泌物黏稠量多属湿盛的表现；黏膜充血、出血或渗血、糜烂可辨为血瘀或热伤胃络。因此，慢性浅表性胃炎也多以邪热、湿盛、血瘀为主。

慢性萎缩性胃炎的胃镜象是胃黏膜变薄、变浅，呈片状苍白，黏膜下血管易于透见，分泌物减少，其舌质多淡，舌体瘦，舌苔以薄苔或剥脱苔居多。田教授认为舌淡是气血不足之征，舌体瘦，舌苔薄剥脱是气阴两虚之象，因此慢性萎缩性胃炎的胃镜表现多可辨为气阴两虚。内镜下黏膜呈颗粒样不平，或结节样增生，染色放大观察胃黏膜结构呈肠化样改变，结合舌脉症表现，可酌加清热活血化瘀之品，如土茯苓、土贝母、丹参、砂仁、赤芍、百合、乌药、白花蛇舌草等，清热解毒用蒲公英、连翘之类，忌过用苦寒之味；对于病理提示存在中重度肠化或不典型增生者，酌加白花蛇舌草、蛇莓、半枝莲以清热解毒，同时因该病变为瘀毒内结日久，耗伤正气，可加用灵芝、太子参、黄芪、黄精、仙鹤草等扶正之药。田德禄教授针对本病虚实夹杂的病机特点，组方正邪兼顾，以祛实补虚。

（四）"清降论"治疗慢性胃炎的具体应用

"胃以通为用。"田教授治疗脾胃病时强调"以通为补"，在董建华教授"通降乃治胃大法"的理论基础上，结合自己多年临床经验将胃病的治疗法则总结为"治胃三法，清降为先；肝胃并调，重在气血；微观辨证，用药精当；辨病治疗，同中求异"，将清降法贯穿于治疗全过程。慢性胃炎无论虚痞、实痞，只要有胃脘胀满、食欲减退、进食减少、嗳气反酸、大便不爽、口干口臭，见有舌质暗红、舌苔黄腻者，均以胃气通降为首选治法，务使胃气和降，气血生化之源畅通，邪气难留，正气再生。田德禄教授认为，胃贵和降，最易留邪，故应时刻牢记清降胃气，即使有虚证，也宜清补、通补，最忌呆补、壅补。慢性萎缩性胃炎大多由慢性浅表性胃炎失治误治而来，作为脾胃病的常见疾病，适用"清降"的原则治疗。慢性萎缩性胃炎久易耗气伤阴损津，所以宜在和胃通降的基础上加益气生津养阴之品，伴气血亏虚者，宜加党参、黄芪、当归等益气补血。

1."清降法"常用药物

（1）具有"清"之作用的常用药物

清热燥湿药：常用黄连、黄芩、黄柏。黄连偏清中焦之热，黄芩偏清上焦之热，黄柏偏清下焦之热。应用指征：舌黄苔腻，胃镜象表现为胃黏膜水肿、分泌物多且黏稠。

清热解毒药：常用连翘、蒲公英、虎杖。连翘偏入血分；蒲公英入肝经，有疏肝作用，肝胃郁热时宜用；虎杖有利湿、活血、通腑之效。应用指征：舌质红或暗红，胃镜象表现黏膜充血、糜烂。

清热利湿药：常用生薏苡仁、丝瓜络、土茯苓。应用指征同清热燥湿药。

清热理气药：常用柴胡、青蒿、薄荷。应用指征：胁肋胀满疼痛，烧心反酸，心烦易怒。

（2）具有"降"之作用的常用药物

根据诸家本草对药性的阐述、诸家先贤的用药感悟，田德禄教授结合自身多年来治疗的体会，将具有通降作用的药物按照功效的强弱，分为3类：一线药物主要有枳实、苏梗、苏子、焦三仙、陈皮、刀豆子、旋覆花、代赭石等，二线药物主要有秦艽、威灵仙，三线药物主要为黑丑、白丑。一线药物为临床胃病常用药物，在此不赘述。以下主要论述二三线药的作用特点。

威灵仙：味辛、咸，性温，归膀胱经。功效：祛风除湿，通络止痛，兼消痰水。主治：用于风湿痹痛，肢体麻木，筋脉拘挛，屈伸不利，骨鲠咽喉，痰饮积聚等疾病。药理研究表明，狭叶铁钱莲煎剂对小鼠离体肠管有明显兴奋作用，有镇痛效能，可提高小鼠痛阈。《本草经疏》言："威灵仙，主诸风，而为风药之宜导善走者也。"国医大师李玉奇将其作为胃动力药来用。田教授吸取其经验，常常在一线药物效果不显时加入，对于舌质暗红、苔厚腻者有效，没有发现明显的毒副作用。

秦艽：味辛、苦，性平，归胃、大肠经，兼肝、胆经。功能：散风除湿，通络舒筋，兼利二便，导湿热外出。《神农本草经》言："主寒热邪气，寒湿风痹，肢节痛，下水，利小便。"有研究表明秦艽中所含龙胆总甙比龙胆草多 3 倍，可起到健胃、促胃动力作用。秦艽能利二便，导湿热外出，有增加胃动力作用。在临床中常将其作为胃动力药物使用，对湿热阻滞的胃痞尤为适合。

黑白丑：味苦，性寒，有毒，归肺、肾、大肠经。《药性论》言："治痃癖气块，利大小便，除水气，虚肿。落胎。"《本草纲目》言："逐痰消饮，通大肠气秘风秘，杀虫。治胃中有停饮。"二丑与甘遂功能相近，毒副作用较小，民间多用于治疗胃脘膨闷胀饱。本品苦寒峻下，能通利二便，下气行水，消痰涤饮。本品有小毒，大剂量用不仅会引起呕吐、腹痛、腹泻与黏液血便，还可能刺激肾脏，引起血尿，重者可损及神经系统，发生语言障碍、昏迷等。《药典》剂量：每日不超过 6g。一般常用黑白丑各 2g，安全有效。

（3）"清降法"常用方剂

实痞通（香附、苏梗、陈皮、焦三仙、连翘、炒枳实、生薏苡仁、清半夏、茯苓）：本方是田德禄教授在"清降理论"指导下最早创立的方子，治疗胃热壅滞，痰湿食滞。功效：清热和胃，理气止痛（消胀）。在理气和胃降逆的香苏散基础上加清热消导之品连翘（入血分）、焦三仙等。加减：胀满甚者，加苏子、莱菔子、薤白、大腹皮；疼痛者，加延胡索、炒川楝子；舌红苔黄腻明显者，加黄连、瓜蒌；腑气不通者，加虎杖；胃中有振水声者，加生姜、桂枝；湿阻用藿香、佩兰、豆蔻、砂仁；热毒用黄连、连翘、蒲公英、虎杖；痰浊用川贝母、郁金；瘀血用丹参、三七、生蒲黄、赤芍；痰湿瘀毒用生薏苡仁、莪术、虎杖、半枝莲、白花蛇舌草；并加荷叶、荷梗以升清助降浊。

小柴胡汤：小柴胡汤和解少阳，主治少阳病口苦，咽干，目眩，往来寒热，胸胁苦满，默默不欲饮食，心烦喜呕。主要病机是肝胃郁热证，或胆热犯胃。方中柴胡、黄芩清疏肝胆郁热；半夏、黄芩辛开苦降，疏调肝胃；党参、甘草、生姜、大枣顾扶中气。具体应用时，田德禄教授常加入枳壳或枳实、赤芍、白芍、青皮等寓四逆散之义，加强疏肝理气力度。基于郁热的基本病机，田教授一般不用温补，多去参、草、姜、枣，嫌其温滞，不利于郁热之清疏。对柔弱女子，脉细弱，舌苔少，阴津已少，则以青蒿代替柴胡，以防更劫肝阴；或弃柴胡，改用清宫医案中的疏肝药对——薄荷、青蒿、丝瓜络，轻清疏泄而不伤正气。临证与实痞通合用，治疗肝胃郁热证。

蒿芩清胆汤：蒿芩清胆汤出自《重订通俗伤寒论》。组方：青蒿、黄芩、竹茹、枳壳、半夏、茯苓、陈皮、碧玉散。功能：清胆利湿、和胃化痰。主治：少阳热盛，兼有痰湿内阻。症见口苦，膈闷，吐酸苦水，或呕黄黏涎，甚则干呕呃逆，胸胁胀满疼痛，舌红苔腻。诸药合用，使少阳胆热得清，中焦痰湿得化，胃气得降。本方是田德禄教授常用的清降胆胃痰热方。

连朴饮：连朴饮出自《霍乱论》。本方由川连（姜汁炒）、制厚朴、石菖蒲、制半夏、香豉、焦山栀、芦根组成。功能：清热化湿，理气和中。主治：湿热霍乱。症见上吐下泻，胸脘痞闷，心烦躁扰，小便短赤，舌苔黄腻，脉滑等。诸药合用，辛开苦降，清热燥湿，使中焦湿热得除而吐泻止。田教授常用其治疗中焦脾胃湿热内蕴。

田教授治疗慢性胃炎的学术思想和临床经验可以概括为：①慢性浅表性胃炎多为实痞，以肝胃郁热为主证，治法以疏肝清热、清降胃气为主。②慢性萎缩性胃炎多为虚痞，为虚中夹实证，病位由胃及脾，田德禄教授提出甘平养胃、甘寒益胃和甘温健胃三大治法，以甘平养胃为主要治法。

四、验案精选

（一）胃气壅滞，湿热内阻案

曹某，男，30岁，汉族。公司职员。2019年9月15日初诊。主因脘腹痞满8个月余就诊。现病史：患者于8个月前无明显诱因出现脘腹痞满，于当地医院就诊，查胃镜：慢性萎缩性胃炎。病理报告：（胃角）胃幽门型黏膜组织轻度慢性炎伴重度肠上皮化生，间质水肿；（胃窦）胃幽门型黏膜组织轻度慢性炎伴中度肠上皮化生。当地医院予促胃动力药（具体不详）未见明显好转，为寻求中药治疗遂来就诊。现患者脘痞，纳可，无烧心，无反酸，大便每日 1～3 次，眠尚安，口不苦，舌暗有齿痕，苔薄黄，脉细滑。既往体健。西医诊断：慢性浅表性胃炎。中医诊断：胃痞。中医辨证：胃气壅滞，湿热内阻。治法：通降胃气，清热利湿。处方：苏梗 10g，苏子 10g，制香附 10g，佛手 10g，丹参 15g，砂仁 3g，焦山楂 10g，焦神曲 10g，焦麦芽 10g，清半夏 10g，猪苓 15g，茯苓 15g，柴胡 10g，炒枳实 15g，赤芍 10g，白芍 10g，滑石 10g，生甘草 10g，灵芝 30g。14 剂，每日 1 剂，早晚餐后两小时温服。医嘱：忌生冷、烟酒，忌油炸烧烤等油腻食物，避风寒，注意保暖，适宜运动，保持情志调畅。

二诊（2019 年 8 月 19 日）：脘痞减轻，纳可，大便已调。舌暗，边有齿痕，苔黄腻，脉弦细滑。症状提示湿热不解，气阴两伤。方药：原方加百合 30g，乌药 10g。

三诊（2019 年 9 月 16 日）：脘痞不著，纳可。舌淡红，边尖有齿痕，苔薄黄，脉细滑。方药：原方加太子参 15g，三七粉 3g。

四诊（2019 年 10 月 23 日）：脘痞不著，口不苦，纳可，无恶心。舌淡暗，苔薄黄，脉弦细滑。方药：原方加仙鹤草 30g，功劳叶 30g，益母草 10g。

五诊（2019 年 11 月 27 日）：脘痞不著，眼睛干涩，口不苦。舌淡暗，苔薄黄，脉细滑。方药：原方加密蒙花 10g。

六诊（2019 年 12 月 23 日）：2019 年 12 月 5 日电子胃镜示慢性非萎缩胃炎，Hp 阴性。脘痞不著，眼睛干涩，眠欠安。舌暗，边有齿痕，苔黄腻，脉细滑。方药：青蒿 10g，当归 10g，赤芍 10g，白芍 10g，茯神 15g，炒白术 12g，生地黄 10g，熟地黄 10g，砂仁 3g，苏梗 10g，制香附 10g，佛手 10g，焦山楂 10g，焦麦芽 10g，焦神曲 10g，乌药 10g，百合 30g，功劳叶 30g，鹿衔草 30g。30 剂，每日 1 剂，早晚餐后两小时温服。

七诊（2020 年 8 月 5 日）：B 超示脂肪肝，肝区不痛，脘痞不著，眼睛干涩，口不苦，眠差。舌暗，边有齿痕，苔黄腻，脉弦细滑。方药：原方去密蒙花、仙鹤草，加焦槟榔 10g，荷叶 10g，郁金 10g，女贞子 10g，旱莲草 10g。

八诊（2020 年 9 月 2 日）：肝区不痛，眼睛干涩减轻，腰酸，无耳鸣。舌胖，边有齿痕，苔薄黄，脉弦细滑。方药：原方加秦艽 10g。

九诊（2020 年 10 月 7 日）：眼睛干涩渐轻，腰酸减轻，无耳鸣。舌淡暗，边有齿痕，苔薄黄，脉弦细滑。方药：原方加郁金 15g，枸杞子 10g。

十诊（2020 年 11 月 11 日）：脘痞不著。舌暗，边有齿痕，苔黄腻，脉细。方药：原方去鹿衔草、功劳叶，加苍术 10g，炒厚朴 10g，陈皮 10g，仙鹤草 30g。

十一诊（2020 年 12 月 8 日）：病情稳定，无耳鸣，无眼睛干涩。舌胖，边有齿痕，苔薄黄，脉细滑。方药：青蒿 10g，当归 10g，赤芍 10g，白芍 10g，猪苓 15g，茯苓 15g，炒白术 10g，生地黄 10g，熟地黄 10g，枸杞子 10g，菊花 10g，砂仁 3g，山萸肉 10g，鹿衔草 30g，益母草 12g，蒲公英 30g，百合 30g，乌药 10g。

按：慢性浅表性胃炎以自觉症状重、诱发则来势急、发病率高为特点，临床表现以胃脘胀满，饭后为甚，或胃脘胀痛而以胀为主，伴嗳腐吞酸，脉象多弦滑，舌象以质暗红、苔黄多见，中医认为此病的病位在胃。因其以胃脘胀满为主，疼痛为次，应属胀病或痞证。经云："实则阳明，虚则太阴。"故属实胀之证或实痞之证，治宜和胃通降为法，以香苏饮化裁，常用基本方：苏梗、荷梗、制香附、炒陈皮、焦三仙、大腹皮及子、连翘、蒲公英、土贝母。加减法：病由外感诱发者，风寒所伤加苏叶、生姜，寒凉直中加高良姜、桂枝等，风温所伤加荆芥、薄荷，暑湿所侵加藿香、佩兰。病因气恼所伤，兼见胁肋胀者加柴胡、青皮、郁金。兼烧心、吐酸、嘈杂者加黄连、吴萸或乌贼骨、煅瓦楞。苔黄腻者合小陷胸汤为治。腑气不通畅者加炒莱菔子或大黄，胃病日久而兼胃脘刺痛者加炒五灵脂、生蒲黄或三七粉。分泌物多且黏稠苔腻者加生薏苡仁，若其为胆汁反流所致者（俗称胆汁反流性胃炎），症见口苦泛呕，宜苦辛通降，加生姜、黄芩、半夏等。中医药治疗本病具有明显的疗效优势，临证中应注重以下几点：①胃的生理：胃主受纳，以和降为顺，以通为用，胃为多气多血之府，胃与肝脾关系密切。②辨证时注重时代特点。③胃镜是中医望诊的延伸，辨证论治时需参考胃镜下黏膜改变，注重宏观辨证与微观辨证的有机结合。④谨守病机，脏腑辨证，用药轻灵，调和气血。⑤仔细把捏虚实寒热之间的关系，选方用药精到至微。

分析此案，属于"实痞"范畴。胃以降为顺，胃为六腑之一，传化物而不藏，只有舒展通降，才能受纳传导水谷，一旦气机壅滞，则水反为湿，谷反为滞，血反为瘀，气滞、血瘀、湿阻、食积、痰结、火郁等相因为患，郁于中焦，属于实滞。此患者因胃气壅滞，进而导致湿热之邪盘踞胃腑，故以实痞通合四逆散疏导肝胃之气。方中苏梗、苏子、焦三仙、半夏消导通降胃气，制香附、佛手、丹参、砂仁解郁理气活血，柴胡、芍药、枳实疏肝助胃气通降，猪苓、茯苓、六一散清热利湿，灵芝健脾益气，祛邪不伤正。二诊时患者症状减轻，脉细仍在，故加百合、乌药益气养阴扶助正气。三诊加强益气活血之效。四诊虚象渐显，故加功劳叶、仙鹤草补虚，益母草利湿活血。五诊患者诉眼睛干涩，提示肝阴不足，故加密蒙花养肝明目。六诊胃镜提示慢性胃炎较前好转，脾虚之象显露，故用逍遥散理气健脾，因患者有肝虚之证，故去柴胡改青蒿轻清疏散不伤阴，生地黄、熟地黄滋补肝肾明目，百合、乌药、功劳叶、鹿衔草益气补虚。七诊病情未见明显好转，考虑滋补太过，故继续以通降胃气为主，少佐滋养肝肾之品。八诊继续增秦艽，加强通降之力。九诊郁滞之气大减，可考虑增强补益之力。十诊滞气复积，故在健脾滋阴的基础上加强行气醒脾化湿之效。十一诊以理气健脾，滋阴明目收全功。

本案患者虽以胃气壅实为主，但是夹有虚证，当为实中夹实证，针对胃病实中夹虚的患者，田教授将开胃与补益并举。其开胃之法，以香苏散、焦四仙、虎杖、连翘、蒲公英、生薏苡仁等为主要药物，可以很快改善症状。先开胃气，使胃气通降，则气血自然恢复其机，反映了田教授常规从胃论治之观点。古贤有言胃为水谷之海，多气多血，人以胃气为本。胃弱胃实，必然影响人之进食，也必然影响气血之来源。但胃并不是独立的脏腑，它受制于五脏，胃之好坏，固然与胃本身有关，但更与五脏之功能好坏有关，是五脏功能之反映。而正气亏虚恰由五脏所致，为五脏之虚。此时不积极扶助五脏，正气不复，五脏功能难以正常发挥，胃功能如何能健旺，单纯强调开胃通降，这些药物均为性燥通达之品，在和胃通降的同时，必然损伤既虚之正气。治病求本，只有积极补虚，同时不忘开胃，才能更好地扶正祛邪。

（二）肝胃郁热，耗气伤阴案

张某，男，52岁，汉族，工人。2020年9月9日初诊。主因脘腹痞满1年余，加重3个月就诊。现病史：患者于1年前无明显诱因出现脘腹痞满，于2019年4月13日去北京第三医院就诊，检查胃镜：慢性萎缩性胃炎伴糜烂及肠化生。病理报告：（角切迹窦侧）浅层黏膜慢性炎伴肠化；（窦小弯）浅层黏膜慢性炎伴肠化；（角切迹）慢性萎缩性胃炎伴肠化，轻度异型增生；（体小弯）轻度慢性炎。经过一段时间治疗未见明显好转（具体治疗不详），患者于3个月前无明显诱因出现脘腹痞满加重，为求中药治疗遂来就诊。患者现面色萎黄，脘痞，时痛，与饮食无关，偶有反酸烧心，纳少，无恶心，大便尚调，眠欠安。舌淡暗，中心苔剥，苔黄腻，脉弦滑。西医诊断：慢性萎缩性胃炎。中医诊断：胃痞病。中医辨证：肝胃郁热，气阴两伤。治法：清肝和胃，益气养阴。方药：苏梗10g，苏子10g，制香附10g，佛手10g，清半夏10g，丹参15g，砂仁3g，延胡索10g，黄连10g，厚朴10g，灵芝30g，焦山楂10g，焦麦芽10g，焦神曲10g，焦槟榔10g，百合30g，乌药10g。14剂，每日1剂，早晚餐后两小时温服。医嘱：忌生冷、烟酒，忌油炸烧烤等油腻食物，避风寒，注意保暖，适宜运动，保持情志调畅。

二诊（2020年9月23日）：口苦，烧心，肠鸣，大便尚调，嗳气。舌暗，边有齿痕，苔黄腻，脉弦滑。方药：原方加青蒿10g，黄芩10g，吴茱萸5g，炒白术10g。14剂，每日1剂，早晚餐后两小时温服。

三诊（2020年10月21日）：病情平稳，口苦不著，脘痞轻微，纳可，无恶心，偶有烧心反酸，嗳气，大便尚调，每日1行。舌淡红，苔根黄腻，脉弦滑。处方：苏梗10g，紫苏子10g，制香附10g，陈皮10g，百合30g，乌药10g，焦山楂10g，焦麦芽10g，焦神曲10g，丹参15g，砂仁3g，灵芝30g，炒枳实15g，生薏苡仁30g，黄柏10g，清半夏10g。

四诊（2020年11月18日）：病情平稳，口苦减轻，偶有脘痞，时反酸，大便不畅，偏干。舌暗，舌苔黄腻，舌中苔剥，脉弦滑。方药：原方加柴胡10g，炒黄芩10g，太子参15g，三七粉3g。

按：慢性萎缩性胃炎以胃脘胀满痞闷为主症者，属于中医"痞满""胃痞"范畴；以胃脘疼痛为主症者，属"胃痛"范畴；胃中空虚不适，似痛非痛，似饥非饥，似胀非胀，莫可名状者，属"嘈杂"范畴。虽慢性萎缩性胃炎病因复杂，但主要与外邪所伤（包括幽门螺杆菌感染、药物等）、情志失调、饮食不节、劳倦过度、烟酒热毒、胆汁反流，久蕴伤胃；或先天禀赋不足，脾胃素虚或久病迁延耗伤正气等多种因素有关。病机特点是虚实夹杂，虚重在脾胃气（阳）虚、阴虚，实重在气滞、血瘀、湿阻等，病变以胃为中心，与肝、脾二脏关系密切，可影响及肾。六腑以通为用，以和降为顺。《素问·五脏别论》曰："水谷入口，则胃实而肠虚。食下，则肠实而胃虚。"胃为六腑之一，和降是胃的生理特点，降则和，不降则滞，不降反升为逆。叶天士认为"脾宜升则健，胃宜降则和"。胃为传化之腑，邪气犯胃，胃失和降，脾亦从而不运。一旦气机不运反为水湿，谷反为滞，血瘀、痰结、湿阻、食积、火郁等邪引起胃痛，此乃邪正相争，气道闭塞郁于中焦导致实滞。现代研究证实，慢性萎缩性胃炎与感染、药物应用、情志影响等多种因素相关。非甾体类抗炎药物，如阿司匹林、吲哚美辛等损伤胃黏膜药物，可使十二指肠液反流，其中胆汁、肠液和胰液等可减弱胃黏膜屏障功能，使胃黏膜发生炎症、糜烂和出血。郁怒伤肝，肝失疏泄，横逆乘脾犯胃，壅滞于中焦。现代人生活节奏加快，精神压力大，使肝之疏泄失司，气郁化火，血成瘀蕴毒，进而损伤脾胃；饮食生冷、嗜食肥甘厚味，过饥过饱使胃纳脾运受阻。《伤寒论》云"食不化……心下痞硬而满"，脾胃虚弱，运化无力，升降失调发生痞满；《类证治裁·痞满》指出"脾虚失运，食少虚痞"及"胃虚气滞而痞"；先天不足，久病耗伤正气使脾胃运化无力，聚生水湿，痰湿困脾，痞满不通。

以上诸因致脾胃损伤，气机升降失调，从而因气滞引发积食、痰湿、寒凝、湿热、郁火、血瘀等病理产物，反之病理产物又可加重脾胃气机升降失司；另一方面，由于脾胃纳运功能受损，气血生化乏源而使胃络失养，运化失调，中焦受阻，出现慢性萎缩性胃炎的各种表现。慢性萎缩性胃炎病程较长，临床表现为本虚标实或虚实夹杂证。标实指气滞、湿热和血瘀，其中血瘀是最重要的病理因素，是疾病发生、发展甚至恶化的关键。病久脾胃气虚、胃阴不足，失于润降，表现为以虚为主或虚实夹杂、寒热错杂。

分析此案患者，患者属于肝木郁滞化火，肝木无以条达胃腑，肝胃气滞化火伤及气阴。一诊以经验方实痞通理气通降胃腑，紫苏子、苏梗、延胡索、焦四仙通降胃气，理气止痛；厚朴、清半夏理气消痞；佛手、香附疏肝，助胃气顺降；胃为多气多血之经，病程日久往往气病及血，导致血分郁滞，故用砂仁、丹参清散血分郁滞，黄连清泄郁热，灵芝、百合、乌药清补气阴。二诊郁热之象渐显，脾虚无以运化水湿，故加青蒿、黄芩清泄肝热，增吴茱萸合黄连辛开苦降，降逆抑酸，炒白术健脾运湿。三诊在前方的基础上加强清热利湿之效。四诊总体症状好转，余热未除，气阴未复，故加强理气泄热、益气养阴之功。

"胃以通为用。"田教授在治疗脾胃病时强调"以通为补"，在董建华教授"通降乃治胃大法"的理论基础上，结合自己多年临床经验将胃病的治疗法则总结为"治胃三法，清降为先；肝胃并调，重在气血；微观辨证，用药精当；辨病治疗，同中求异"。将清降法贯穿于治疗全过程。田教授认为，慢性萎缩性胃炎大多由慢性浅表性胃炎失治、误治而来，作为脾胃病的常见疾病，其治疗适合于脾胃病"清降"的原则。慢性萎缩性胃炎病程日久易耗气伤阴损津，所以宜在和胃通降的基础上加益气生津养阴之品，如沙参、麦冬、石斛、玉竹、百合等；对于慢性萎缩性胃炎合并黏膜糜烂、出血者，加失笑散、赤芍、丹参、三七粉等以止血不留瘀；对于慢性萎缩性胃炎病情较重，胃黏膜大片苍白，黏膜下血管网清晰可见，甚至伴气血亏虚者，宜加党参、黄芪、当归等益气补血；对胃镜下见胃黏膜呈颗粒样或结节样增生等改变者，则加莪术、丹参、贝母以化痰散结，逐瘀通络；对病理活检揭示不典型增生的胃癌前病变患者，选加白花蛇舌草、半枝莲、三七粉、生薏苡仁、莪术等。便溏者多因肝旺克脾，常用痛泻要方合香砂枳术丸加减以抑肝扶脾止泻；肾阳虚明显者选用温肾助脾的炮附子、肉桂、肉豆蔻、补骨脂，用量宜小。

（三）肝热移胆，胆胃不和案

郭某，55 岁，男，汉族。退休人员。2018 年 11 月 13 日初诊。主因脘腹痞满加重 3 个月余就诊。患者于 2018 年 2 月无明显诱因出现脘腹痞满，于当地医院就诊，检查胃镜：慢性浅表性胃炎伴糜烂，胃息肉。Hp 检测阴性，病理检查:（胃底）体型黏膜组织轻度慢性炎。经过一段时间治疗后病情有所好转（具体治疗不详）。现患者胃脘嘈杂，发病以来始终无反酸烧心，时胃脘胀痛，后背痛，入睡困难，早醒，白天则精神体力差，大便尚实，每日 2 次。舌暗红，苔薄黄，脉弦细滑。西医诊断：慢性非萎缩性胃炎。中医诊断：胃痞病。中医辨证：胃气壅滞，痰瘀互结。治法：理气通降，化痰散瘀。处方：苏梗、子各 10g，制香附 10g，炒陈皮 10g，连翘 15g，百合 20g，生蒲黄 10g，焦三仙各 10g，三七粉 3g（分冲），台乌药 10g，生薏苡仁 20g，白僵蚕 10g，清半夏 10g。14 剂，每日 1 剂，早晚餐后两小时温服。医嘱：忌生冷、烟酒，忌油炸烧烤等油腻食物，避风寒，注意保暖，适宜运动，保持情志调畅。

二诊：1 周后家属来诊。代诉：嘱其带药巩固。上方 14 剂（颗粒剂），每日 2 袋，分 2 次冲服。

三诊（2019 年 11 月 27 日）：症状显轻，醒后可再入睡，胃中嘈杂症状缓解，凌晨不再醒了，仍有白天乏力症状，舌暗，苔薄黄，脉细滑。处方：原方加鹿衔草 30g。鹿角胶 10g。

四诊（2019 年 12 月 17 日）：症状明显减轻，白天精神恢复，体力如常。舌暗，苔薄黄，脉细滑。处方：原方 14 剂。

按：慢性浅表性胃炎的特点是自觉症状严重、诱发因素导致病情迅速加重、高发病率。临床主要表现为胃部胀满，饭后加重，或以胀痛为主要症状，伴随嗳腐吞酸。脉象多表现为弦滑，舌象以质暗红、苔黄为主。中医认为此病病位在胃，归类为胀病或痞证。治疗应以和胃通降为法，常用基本方药包括苏梗、荷梗、制香附、炒陈皮、焦三仙、大腹皮及子、连翘、蒲公英、土贝母等。根据病因和症状加减用药。辨证时要注意时代特点。随着现代人生活节奏加快，生活压力大，饮食不规律，加之环境污染、药物滥用等因素，病因和病机也有所不同。中医药治疗此病具有明显的疗效优势，在临证时应注重以下几点：①理解胃的生理功能。②辨证时要注意时代特点。③胃镜检查是中医望诊的延伸，辨证论治时要参考胃镜下黏膜改变，注重宏观辨证与微观辨证的结合。④遵循病机，脏腑辨证，用药轻灵，调和气血。⑤仔细把握虚实寒热之间的关系，选方用药精细。田德禄教授根据多年的临床体验，认为前人过于看重痰火、食积，而对气滞血瘀的病机很少提及。就本例而言，其突出特点为凌晨发病，白天则无不适，与进食、情志变化、劳作等无关系，显然用古人之说无法圆满解释。凌晨为肝气生发之时，凌晨发病为肝经郁热在里，欲以借机外透之象；其发病时间固定，且迁延4年未愈，岂非"久病入络"之兆，故虽未得舌脉，仍决意从瘀热论治，并以"清降"法方为基础。考虑到患者有糖尿病病史，气阴不足，当予兼顾。故治疗首先用香苏散、焦三仙通降胃气；加用连翘、半夏、生蒲黄、三七、生薏苡仁改善痰瘀互结；并加百合、乌药，兼顾气阴不足。

分析这位患者，病属"实痞"范畴。胃气壅滞导致湿热邪气侵入胃腑，故以实痞通合四逆散为主方，疏导肝胃之气。方中包含消导通降胃气之药，解郁理气活血之药，疏肝助胃气通降之药，清热利湿之药，以及健脾益气之药，祛邪不伤正。治疗过程中，根据患者病情变化和脉象、舌象等情况，适时调整药方。首先要理解胃的生理功能。胃是消化系统中的一个重要器官，负责接收和储存食物，对食物进行初步的消化和吸收。胃的主要功能包括分泌胃酸、胃蛋白酶等消化酶，以及收缩、排空等机械运动。这些功能保证了食物在胃中得以充分消化，为人体提供营养。在治疗慢性浅表性胃炎时，应注意调整胃的生理功能，使其恢复正常。

胃镜检查是中医望诊的延伸，辨证论治时要参考胃镜下黏膜改变，注重宏观辨证与微观辨证的结合。胃镜检查可以直接观察胃黏膜的病变情况，为中医辨证提供有力依据。在治疗过程中，应根据胃镜检查结果，调整治疗方案，使宏观与微观辨证相互印证，以达到更好的治疗效果。遵循病机，脏腑辨证，用药要轻灵，调和气血。在治疗慢性浅表性胃炎时，应根据病机、脏腑辨证的原则，选用轻灵的药物，调和气血，使患者的身体功能得以恢复。同时，要注意草药的性、味、归经，根据病情选用适当的药物。

仔细把握虚实寒热之间的关系，选方用药精细。在治疗过程中，要关注患者虚实寒热的变化，根据患者的病情调整药方。如实证，可使用苏梗、荷梗等具有通降胃气作用的草药；虚证，可以使用健脾益气的草药如大腹皮及子、连翘、蒲公英等。对于寒热证，要根据病情的变化选用相应的草药，如风寒证可以使用具有温经散寒作用的草药，风温证可以使用具有清热解毒作用的草药，暑湿证则需要使用具有清热利湿作用的草药。在选方用药的过程中，要精细掌握草药的性能、作用，以达到最佳治疗效果。

（四）肝郁脾虚，寒热错杂案

苏某，男，52岁，蒙古族，农民。2018年11月28日，初诊。主因脘腹胀满加重3个月余就诊。患者于2018年1月无明显诱因出现脘腹胀满伴反酸烧心，遂去当地医院就诊，检查胃镜示慢性萎缩性胃炎伴肠上皮化生，肠镜示多发息肉，经过当地医院治疗后症状有所好转（具体治疗不详）。近3个月无明显诱因出现脘腹胀满加重，为求中医诊治遂来就诊。现患者脘腹胀满，反酸烧心，酒后明显，纳可，无恶心，大便不实，每日2～3次，口苦，口中异味。舌淡暗，苔黄腻，脉细滑。西医诊断：慢性萎缩性胃炎。中医诊断：胃痞。中医辨证：肝郁脾虚，寒热错杂。治法：辛开苦降，调肝健脾。处方：柴胡10g，炒黄芩10g，清半夏10g，苏梗10g，紫苏子10g，制香附10g，陈皮10g，丹参15g，砂仁3g，三七粉3g，黄连10g，吴茱萸5g，焦山楂10g，焦神曲10g，焦麦芽10g，清干姜10g，厚朴10g，灵芝30g，炒枳实15g，炒薏苡仁30g。30剂，每日1剂，早晚餐后两小时温服。医嘱：忌生冷、烟酒，忌油炸烧烤等油腻食物，避风寒，注意保暖，适宜运动，保持情志调畅。

二诊（2019年1月2日）：肠鸣，大便每日2～3次，不成形，质腻，脘痞不著，纳可，无恶心，无反酸。舌暗，舌根苔黄腻，脉弦细滑。处方：原方加百合30g，乌药10g。30剂，每日1剂，早晚餐后两小时温服。

三诊（2019年2月3日）：脘痞，无疼痛，纳可，无恶心，无反酸，大便每日1~2次。处方：原方加焦槟榔10g，鸡内金10g。30剂，每日1剂，早晚餐后两小时温服。

四诊（2019年3月6日）：脘痞时轻时重，晨起口苦，无烧心，无反酸，纳可，无恶心，大便尚调，小便频数，夜尿多。舌暗苔黄腻，脉弦细滑。处方：苏梗10g，紫苏子10g，制香附10g，陈皮10g，清半夏10g，炒枳实15g，生薏苡仁30g，黄连10g，炒厚朴10g，黄柏10g，丹参15g，三七粉3g，砂仁3g，灵芝30g，蛇床子10g，王不留行10g，焦山楂10g，焦神曲10g，焦麦芽10g，焦槟榔10g，柴胡10g。30剂，每日1剂，早晚餐后两小时温服。

五诊（2019年4月1日）：脘痞，纳可，无恶心，无烧心，大便可，每日1行，夜尿多。舌暗，苔黄腻，脉细滑。处方：原方加芦根10g，菟丝子10g。30剂，每日1剂，早晚餐后两小时温服。

六诊（2019年5月8日）：脘痞不著，无口苦，大便尚调，每日1~2次，夜尿仍多。舌暗，苔黄腻，脉弦细滑。处方：原方去菟丝子，加覆盆子10g，赤芍10g，白芍10g，茅根10g。30剂，每日1剂，早晚餐后两小时温服。

七诊（2019年7月10日）：脘痞不著，口苦，纳可，时烧心，无反酸，大便调，夜尿每晚3~5次。舌淡暗，苔黄腻，脉弦细滑。处方：3月6日方加青蒿10g，黄芩10g。30剂，每日1剂，早晚餐后两小时温服。

八诊（2019年9月4日）：脘痞不著，纳可，无反酸，大便每日1~2次，第1次成形，第2次较差，夜尿渐少。舌暗，苔黄腻，脉弦细滑。处方：苏梗10g，紫苏子10g，制香附10g，陈皮10g，清半夏10g，茯神15g，黄连10g，厚朴10g，焦山楂10g，焦神曲10g，焦麦芽10g，焦槟榔10g，鸡内金10g，芦根10g，炒枳实15g，炒薏苡仁30g，丹参15g，砂仁3g，灵芝30g。

九诊（2019年10月30日）：脘痞轻微，无反酸烧心，纳可，无恶心，眠差，大便每日1~2次，质可，夜尿1~2次。舌暗，苔黄腻，舌弦细滑。处方：原方加三七粉 3g，鹿衔草 30g，功劳叶 30g，生龙骨 30g，生牡蛎 30g。

十诊（2020 年 1 月 8 日）：偶发心悸，手足汗出，眠差。舌暗，苔根黄腻，脉细滑。处方：原方加人参 6g，五味子 10g，天冬 10g，麦冬 10g。

按： 慢性萎缩性胃炎是一种病因尚不明确的慢性胃炎，以胃黏膜固有腺萎缩为主要病理改变。若伴广泛肠上皮化生、中重度非典型增生，则有很高的癌变率。慢性萎缩性胃炎以胃脘痞闷为主要症状，属中医"胃痞"范畴。临床治疗以"和降胃气"为原则。胃之降浊功能失职，导致痞闷胀满。

临床上，和降胃气，经常选苏梗、苏子、制香附、炒陈皮、香橼皮等。苏梗长于宽胸理气，苏子善降肺气，化痰涎，肺气肃降，可助胃气通降。叶天士云："气阻脘痹……当开上焦。"肺胃同治，相得益彰。制香附疏肝理气解郁，肝胃同治。香橼皮能疏肝和胃止痛。陈皮辛苦温，《本草纲目》云："橘皮苦能泻能燥，辛能散，温能和……同补药则补，同泻药则泻，同升药则升，同降药则降……但随所配而补泻升降也。"同时不忘慢性萎缩性胃炎是本虚标实之证，不忘益气养阴固其本。

叶天士："太阴湿土，得阳始运；阳明阳土，得阴自安。以脾喜刚燥，胃喜柔润也。"若脾胃气阴不足，一方而，清气不升，浊有不降，中焦痞塞，发为痞闷；另一方而，脾胃运化、腐熟失职，水反为湿，谷反为滞，致食、湿、痰、热等积滞内生，加重痞满。《杂病源流犀烛》云："痞满，脾病也，本由脾气虚，及气郁不能运行，心下痞塞填满。"验之临床往往以气阴两虚证为多，治疗多健脾益胃并举，药选百合乌药汤加减。百合乌药汤原治久久不愈、气阴两虚之胃脘痛，可用于治疗胃痞。田教授认为百合益胃养阴，乌药顺气助运，二者合用补而不滞，行而不燥，药性温和，具有健脾益胃之效，故喜用百合乌药汤加减。

分析此案，患者肝气郁滞，导致胃腑气机无以畅通，久则胃病及脾导致脾阳亏虚，存在虚实夹杂之象，实在肝胃，虚在脾，故以小柴胡汤合半夏泻心汤加减，针对肝郁脾虚、寒热错杂之主证，又加入香苏散加减、丹参饮加减等，以助胃之和降。二诊患者便多、不成形、质黏，是有脾虚之象，故加入百合乌药汤以益胃健脾。三诊继守前方巩固疗效。四诊又出现小便频数等症状，是肾虚夹下焦湿热，故在实痞通加减的基础上，加黄柏清利下焦湿热，王不留行通利下焦血络，蛇床子暖肾缩尿。五诊尿多改善不显，故加菟丝子平补肾精，加芦根清热利湿。六诊湿热之象仍显，易菟丝子为覆盆子，加强固精缩尿之力，同时用白茅根加强清热利湿之功，赤、白芍凉血和血。七诊时夜尿稍有缓解，肝热之象加重，故加青蒿、黄芩清泻肝热。八诊诸症渐平，继用清降胃气之法。九诊加鹿衔草、功劳叶平补肾气，生龙骨、生牡蛎重镇安神。十诊遗留气阴两虚之象，加人参、麦冬、天冬、五味子益气养阴。

此案患者病情复杂，病程中除胃痞外还出现了尿多、心悸等症状，田教授悉心调治，在治疗胃病的基础上兼顾患者的其他症状，遣药组方时紧跟患者病情变化而攻守进退，体现了田教授治疗内伤杂病时的全面性，为后辈学习治疗内伤杂病的极佳案例。

（五）肝胃不和，气阴两虚案

刘某，女，67岁，汉族，退休职员。2018年10月29日初诊。患者5个月前无明显诱因出现脘腹痞满，于当地查胃镜示慢性浅表性胃炎伴隆起糜烂，曾服西药治疗，未见明显缓解。1周前因饮食不当导致症状加重，现脘腹痞满，不痛，食后加重，纳可，不恶心，无口苦，无反酸烧心，眠尚安，大便每日1行，质可。舌淡暗，苔薄黄，脉弦细滑。西医诊断：慢性浅表性胃炎。中医诊断：胃痞。中医辨证：肝胃不和，气阴两虚。治法：调肝和胃，益气养阴。处方：苏梗10g，紫苏子10g，制香附10g，佛手10g，丹参15g，百合30g，乌药10g，砂仁3g，三七粉3g，灵芝30g，枳实15g，焦山楂10g，焦麦芽10g，焦神曲10g。14剂，每日1剂，早晚餐后两小时温服。医嘱：忌生冷、烟酒，忌油炸、烧烤等油腻食物，避风寒，注意保暖，适宜运动，保持情志调畅。

二诊（2018年11月12日）：服上方后，患者诉药后诸症减轻，仍感脘腹痞满，偶有乏力，纳眠可，大便每日1行，质软。舌淡暗，苔薄黄，脉细滑。处方：原方加炙黄芪 30g，黄精 30g。14 剂，每日 1 剂，早晚餐后两小时温服。

三诊（2018 年 11 月 28 日）：服上方后，脘痞轻微，纳可，眠可，二便调。舌暗红，苔薄黄，脉细滑。处方：原方加功劳叶 30g，鹿衔草 30g。14剂，每日 1 剂，早晚餐后两小时温服。

按："痞满"病位多在胃，与肝、脾等多脏有密切关系，《血证论》云："食气入胃，全赖肝木之气以疏泄之，而水谷乃化。"说明胃主受纳腐熟，以通降为顺，肝主疏泄，调畅气机，肝气条达有助于脾胃气机的升降。痞满的基本病机为肝胃不和、脾胃虚弱，故以疏肝理气、健脾益气为治疗的基本大法。

诊治胃痞时，不要拘泥于舌、脉、症状等，要结合西医的腹部超声、胃镜检查等，较能客观、准确地反映胃病局部病变的特点，把这些看作是中医望诊的延伸。对胃镜象及其病理象进行微观辨证，在辨证用药的基础上加入针对性用药，常获良效。如对于急性胃炎胃镜示胃黏膜充血、水肿、糜烂出血者，此为热毒炽盛，迫血妄行之表现，临证常加连翘、公英、虎杖以清热解毒；三七粉、大黄粉、白药粉、珍珠粉以凉血活血止血；对于镜下胃黏膜红白相间，以白为主，管腔空旷，皱襞变浅，分泌物减少，血管显露，而呈萎缩性胃炎征象者，属脾胃虚弱，法宜虚则补之，常用黄芪、党参、炒白术、炒山药、石斛等；而对于镜下胃黏膜呈树枝状及铺路石样改变等属癌前病变，病检常示胃黏膜异型增生、肠上皮化生者，多属久病入络，非痰即瘀，治宜祛瘀化浊，临证常加菖蒲、胆南星、金铃子散、失笑散或丹参饮，甚则刺猬皮、九香虫常获良效。

此案患者以香苏散为基础方进行化裁。以苏梗代替苏叶，苏梗宽中理气，取其降逆和胃之效更佳；搭配香附、枳实行气开郁，气血双入，通降理气；加丹参、砂仁、三七粉取丹参饮之意，通络和胃；配百合、乌药、灵芝，取百合乌药汤之意，益气养阴，和阴补脾。二诊时，考虑患者脾胃虚弱，运化不能，故仍胃脘痞满，时有乏力，上方加黄精、炙黄芪补益脾胃，合焦三仙增强脾胃运化功能，以通降胃气，并可使黄芪、黄精补而不滞。三诊时，患者经过治疗，脾胃运化已开，所以脘痞渐轻，故加鹿衔草、功劳叶甘平之品补而不助火。

现代人生活节奏加快，精神压力增大，常易烦躁、抑郁，故易生肝旺。田教授认为脾胃病患者一半以上伴见精神神经症状，因而肝胃同治，其效卓越。田教授常在用药的同时，还对患者进行悉心开导，调其心志，使药效倍增，甚至不药而愈。其次随着生活水平的提高，餐桌上的精米白面、膏粱厚味渐多，而粗粮野蔬渐少，极易伤脾碍胃，积聚生热，故临床所见胃痞实热证居多，虚寒证甚少，治以泻实清热为主，但不能以偏概全，宜详辨真伪，以免犯"虚虚实实"之戒。善后可用香砂六君子健脾益气，丹栀逍遥散疏肝清热，间用消导之品化积消滞，从而使脾旺、肝柔、积消，减少复发。同时嘱患者平素注意节饮食，调情志，慎起居，练体魄，以使阴平阳秘，真气内守，邪不得犯，病无从生。

【参考资料】

［1］李志红，田德禄.运用田德禄教授"清降"理论治疗功能性消化不良的经验［J］.北京中医药大学学报（中医临床版），2013，20（2）：45-46.

［2］田德禄教授胃病脏腑论治思想［C］// 中华中医药学会脾胃病分会.中华中医药学会脾胃病分会第二十四次全国脾胃病学术交流会论文汇编.2012：6.

［3］李志红，田德禄.田德禄教授应用"清降法"治疗脾胃疾病的经验［J］.北京中医药大学学报（中医临床版），2011，18（6）：34-36.

［4］张彦丽.田德禄教授治疗慢性萎缩性胃炎经验拾粹［J］.中医药学刊，2002（5）：578-579.

［5］李晓林.田德禄老师学术思想和临床经验总结及诊疗 FD 经验的临床研究［D］.北京：北京中医药大学，2011.

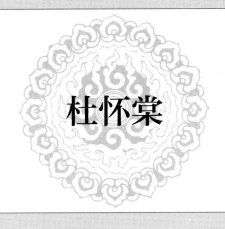

杜怀棠

一、医家简介

杜怀棠（1935— ），男，主任医师、教授，博士研究生导师，首都国医名师，享受国务院政府特殊津贴。师承著名中医学家秦伯未教授、董建华院士。任东直门医院院长期间，与德方合作建立欧洲第一家中医院——魁茨汀中医院，促进中医走出国门、走向世界。业医六十载春秋，辨治外感内伤之疾均颇具心得。外感热病方面，协助董建华院士确立"三期二十一候"证治纲领，倡导寒温统一思想；内伤杂病方面，崇尚"百病皆生于气"，重视秦伯未教授所论补疏升降之法，提出胃病"三期分治"理论。先后主持国家科学技术委员会、教育委员会及卫生部（现国家卫生健康委员会）研究课题多项，获省、部级奖励6项，主编及合编中医专著8部，发表学术论文百余篇，于1992年获国务院颁发的"科技特殊贡献奖"。

二、学术思想

（一）初因气病，重在肝胃

《素问·举痛论》云："百病生于气也。"《类经·情志九气》注曰："凡表里虚实，逆顺缓急，无不因气而至，故百病皆生于气。"秦伯未教授重视对《内经》的研究，将气病分为气虚、气滞、气陷、气逆四类，指出中焦脾胃以"中气"为本，若"胃气""肝气"为病，均可出现脾胃症状。董建华院士亦提出："胃的病理特点突出在一个'滞'字……不论寒热虚实，内有郁滞是共同的特征。"杜怀棠教授师承秦伯未教授、董建华院士，在其基础上进一步提出气病为胃病的始动环节，且"阳道实，阴道虚"，胃腑气病者，实多虚少，常以气滞为先。

胃为仓廪之官，饮食不节、外寒入口，病邪往往首先犯胃，胃难降气，出入升降无序，易致胃气壅滞；同时，胃为阳土，为水谷之海，主和降；肝木藏血，以气为用，木能克土；肝气过旺，则克伐胃土，亦使气机郁滞阻塞。《临证指南医案》云："肝为起病之源，胃为传病之所。"若肝之疏泄功能异常，影响胃之和降，患者常表现为脘痞、胃脘胀痛、呃逆、反酸等症，并随情志、饮食变化而加重。因此，胃病初期多着眼于肝胃。

杜怀棠教授指出，气机运动须以调畅为顺，升降有序、畅达无阻则百病不生，气机紊乱则百病丛生。"气郁"是诸郁之首，气机不畅，或郁而化火，或饮食不化；气郁日久，经络不通；气郁渐进，气、血、津液壅滞不行，从而衍化出火郁、湿郁、食郁、痰郁、血瘀等，变证百出。诸郁又反过来加重气机郁滞，导致气闭、气脱，出现危候。初患胃病以气机郁滞为主证者，杜怀棠教授常以疏肝和胃行气法为主，兼消食化痰祛湿，辨寒热以佐清热去火或温阳散寒之品。

疏肝气方面，杜怀棠教授首推四逆散，认为四逆散乃疏肝理气诸方之源，秦伯未教授论此方云："柴胡与枳实同用，能升清降浊；白芍与枳实同用，能流畅气滞；白芍与甘草同用，又能缓急止痛。总的功能，疏肝理脾，调气去滞。"和胃气方面，杜怀棠教授承董建华院士之验，善用香苏饮，以苏梗顺气开郁和胃，香附解郁理气止痛，陈皮理气化湿和胃。全方疏郁行滞，和胃降逆。此外，杜怀棠教授还灵活化用董建华院士的"通降论"，常用大黄推陈致新，枳壳—厚朴理气降气，黄芩—黄连苦寒泻胃，旋覆花—代赭石镇肝降胃，沙参—麦冬、百合—地黄甘寒润降，升麻—柴胡—枳壳升降相因。

（二）中多血病，兼夹痰湿

阳明胃腑"多气多血""血之行流，气之为本"，气为血之帅，能摄血行血，胃病初期气病失治，久则血运不畅，波及血络，致瘀阻胃络。瘀血乃有形实邪，滞于经络之中，阻碍气血运行，本有胃气壅滞、升降失调，再有瘀血内阻，加重中焦气机不畅，致脾失健运之职，不能为胃行其津液，津液输布代谢障碍，水液不化，聚而成湿，停而为痰。痰湿重浊黏腻，又可阻碍气机，气滞、瘀血、痰湿三者相互搏结，为胃病发展之关键。

因此，杜怀棠教授认为胃病中期应重点关注血瘀和痰湿，去除有形的病理产物。血瘀者，多治以行气活血法，常用良附丸合金铃子散、活络效灵丹、血府逐瘀汤等加减；若气滞血凝，可用当归、赤芍、桃仁、红花等行气活血；若寒凝血瘀，可与川芎、威灵仙、桂枝、羌活、独活等温经活络；若瘀血内停，可用大黄、穿山甲、赤芍、五灵脂等攻逐瘀血。痰湿者，据寒热内外上下之别，可用芳香化浊之藿香、佩兰、苏叶，清热化湿之黄芩、滑石、芦根，宣泄湿热之清豆卷、杏仁、通草，渗利湿热之薏苡仁、茯苓、车前子，运脾除湿之陈皮、白术、大腹皮等。又有血水同病，湿瘀互阻，当湿瘀分消，治宜化瘀而兼顾除湿，可用当归芍药散之属，或用行气化瘀方药与六和汤、连朴饮、二陈汤等化痰祛湿之剂相合。

此外，若瘀血阻滞，血不循经，或瘀久化热，热灼血络，或肝郁化火，灼伤胃络，或过食辛热，动火伤络，可致呕血等变证。出血之后，已离经脉而未及时排出体外之血，留积体内，蓄结而加重血瘀，更耗伤气血。唐容川《血证论·吐血》云："吐血之证，属实者十居六七，阳明之气，下行为顺，所以逆上者，以其气实故也。"临床患者常伴有恶心、呕吐、嗳腐吞酸、腹胀、苔黄腻、脉弦数等症，说明呕血以气火上逆之实证者居多。因此，杜怀棠教授多选《金匮要略》之泻心汤，以黄连清心胃之火，黄芩清肺与大肠之热，大黄清热通腑、导浊平冲、凉血止血，还常加用白芍柔肝和血，使血得归经，又能和营止痛，或加陈皮炭以和胃理气止痛。

（三）末期虚损，补益为要

胃病长期不愈，反复攻伐胃气，受损严重，由实转虚。"胃气一败，百药难施"，治疗胃病末期应慎用苦寒燥烈之品，防止重伤胃气。《灵枢·营卫生会》有云："人受气于谷，谷入于胃，以传与肺，五脏六腑，皆以受气。"言脾胃为气血生化之源、后天之本。脾胃气虚，纳运失职，临床可见少气懒言、纳差食少等气虚证，如《医方考》所言："夫面色痿白，则望之而知其气虚矣；言语轻微，则闻之而知其气虚矣；四肢无力，则问之而知其气虚矣；脉来虚弱，则切之而知其气虚矣。"故脾胃气虚者，当补益中焦，固护脾胃。

气虚日久不愈可累及脾阳，导致阳虚，阳虚者，多见胃脘喜暖喜按，隐痛不绝，《笔花医镜·脾部》言："右关必沉迟，唇舌必白，其症为呕吐，为泄泻，为白痢，为腹痛，为身痛，为黄疸，为湿肿，为肢冷，为厥脱。"杜怀棠教授临证常宗秦伯未教授温养中焦法，以黄芪建中汤为主方加减甘温补中。建中汤为立中气而调和阴阳之剂，甘温甘酸合用，佐以辛药，正如尤在泾所言"阳就于阴而寒以温，阴就于阳而热以和"，营卫气血流通而阴阳自和。

中期血病热盛迫血者，常因失治误治，失血过多，阳气虚弱，统血无权，继发便血。杜怀棠教授常以黄土汤为主方治疗。黄土、白术、附片温阳健脾，地黄、阿胶养血止血，配黄芩以防白术、附子之燥热，合甘草调和诸药。全方刚柔相济，温阳而不伤阴，滋阴而不损阳。若阳气虚脱可加当归炭、三七粉以养血活血、化瘀止血。

胃病阴虚者，多见胃脘烧灼感、口燥咽干、五心烦热等症。杜怀棠教授临证多法叶桂滋阴降胃法，以益胃汤佐以甘平、甘凉濡润之品。《临证指南医案》中言："太阴湿土，得阳始运，阳明阳土，得阴自安。以脾喜刚燥，胃喜柔润也。"因胃喜润而恶燥，多用甘凉濡润或者甘平药物，养护胃阴，机体津液来复，通降自成。杜怀棠教授指出，胃病末期虚损者，还常运用调补气血、通腑降浊之通补法，强调虚证亦需扶正祛邪并用。

此外，胃病日久，阳明脉衰，可见通降失常，胃肠不通，气机不畅，脏腑功能失调致衰。李东垣《脾胃论》言："胃之一腑病，则十二经元气皆不足，气少则津液不行，津液不行则血亏，故筋、骨、皮、肉、血脉皆弱，是气血俱羸弱矣……凡有此病者，虽不变易他疾，已损其天年。"从慢性虚损性疾病的病程上看，秦越人认为"一损肺，二损心，三损脾，四损肝，五损肾，从上而下者，过胃则不治；从下而上者，过脾则不治"，无疑以脾胃为关。杜怀棠教授据多年临床经验总结道：第一，人以胃气为本；第二，脾胃衰则百病生；第三，在疾病的发展过程中，脾胃功能正常与否关乎疾病预后；第四，脾胃为关。因此，在胃病所致其他疾病的治疗中应重视调理中焦脾胃。

三、临床特色

杜怀棠教授在治疗脾胃病过程中善用和法，常使用两种性质相对、功用不同的药物（如寒与热、升与降、补与泻、燥与湿、散与敛等）组方治病，通过"双相调节"以补不足、抑有余，调整恢复机体的动态平衡，在调理脾胃中具有重要意义。李时珍亦尝谓："一冷一热，一阴一阳，寒因热用，热因寒用，君臣相佐，阴阳相济，最得制方之妙，所以有成功而无偏胜之害也。"除此之外，和法尚体现在：①重视固护中焦，体现和中思想；②善用调和肝脾，疏利气机，多用柴胡剂和解少阳枢机；③强调病后调护，饮食调理；④调和精神，调畅情志；⑤治病未发，锻炼保健，以御外邪。因此，杜怀棠教授对脾胃病的临床诊疗以"持中守和"为特点，彰显中医阴阳和合之道。

（一）平调寒热，辛开苦降

杜怀棠教授师承董建华院士，善用此法治疗胃脘疼痛、痞满呕恶、肠鸣泄泻等，这些病涉及西医的消化性溃疡，急、慢性胃炎，急、慢性肠炎等病。在脾胃疾病中，寒热错杂、虚实夹杂之证最为常见。寒热错杂之邪互结于中焦，可导致脾胃升降失和、虚实相兼。其病多因饮酒过度、嗜食肥甘厚味，聚湿生热、湿热交阻，然素体脾阳虚，或日久脾胃虚弱，虚寒内生，而导致脾寒胃热之寒热错杂证。可辨证选用清热温中治法，该治法主要针对寒热错杂、虚实互见的病机，以清热燥湿、温中散寒、益气和血之方药治疗，代表方如半夏泻心汤、乌梅丸。

寒热格拒、上热下寒者可见胃痛喜暖喜按，得温痛减或肠鸣腹泻，大便溏薄，受寒后加重胃肠寒象，胃痛加重，反酸口苦，舌红苔黄，脉弦细滑之胃热表现，应辨证予清上温下之法，以辛开苦降、清上温下之方药治之，代表方如黄连汤、干姜黄芩黄连人参汤等。若反酸甚者，合左金丸加瓦楞子、乌贼骨等；若大便溏泻明显，加白术、白扁豆健脾止泻；若疼痛难忍，加用金铃子散行气止痛。

（二）调和气血，互根互用

气血调和是人体生命活动的物质基础，朱丹溪有云："气血冲和，万病不生；一有怫郁，诸病生焉。"杜怀棠教授认为，气与血的病理生理具有较高相关性，一虚俱虚，一实俱实。因胃为多血多气之腑，在胃病治疗中不应拘泥于调气以行血、活血以行气、补血以益气、补气以生血等基本治疗方法，应重视结合脏腑生理特性和病理变化，选择相适应的药物，使药物的功效特点与脏腑的生理活动和病理变化相适应，从而起到调和气血的作用，达到治疗疾病的目的。

药物上，常用柴胡、枳壳、陈皮、桔梗、丹参、川芎、芍药、当归等，性较和缓、行而不伤、补而不滞，是为调和。方剂上，治疗肝脾气郁的脘腹疼痛用四逆散加味，治疗气郁日久合并血瘀之胃脘痛合用金铃子散、失笑散等。杜怀棠教授在治疗气分疾病时常辅以一两味活血养血药，在治疗血分病证时常辅以调气药，调气和血并用，以使气帅血行、血行则郁结之气得散。

（三）疏调肝木，和解少阳

杜怀棠教授认为"肝木失调，脾胃受之"，临床症状虽重在脾胃，然与肝密切相关。张景岳有云："善治脾者，能调五脏，即所以治脾胃……如肝邪之犯脾者，肝脾俱实，单平肝气可也。"故应先疏肝调木，使气机和顺，脾胃自安。杜怀棠教授常以四逆散为疏肝调气主方，这与秦伯未教授的学术思想一脉相承。杜怀棠教授在其理论基础上，经过临床实践，提出四逆散针对的病机重在气滞，不仅可治阳郁之四末不温，还可加减治疗气病肝病。同时，杜怀棠教授还善以小柴胡汤为和解少阳基本方，柴胡与黄芩寒温并用，半夏与人参攻补兼施，柴胡与半夏升降协同，柴胡与人参内外并举，配合生姜、大枣共同发挥疏利三焦、宣通内外、条达上下、和畅气机的作用。

此法主要分为调和肝脾、调和肝胃两种。调和肝脾治法主要包括疏肝健脾、抑木扶土、调理气机等，适用于肝郁脾虚证、肝旺脾虚证，以四逆散、逍遥散为代表方。调和肝胃治法是针对肝气犯胃、肝胃不和的基本病机，运用疏肝和胃之方药进行治疗的方法。因肝气犯胃，胃脘疼痛呕吐者，重在疏肝，治以二陈加左金丸；因肝气郁结，木不疏土，精神抑郁伴纳呆食少，重在疏肝和胃，治以逍遥散加减。因肝气郁结日久化火，反酸、嘈杂、口苦者，重在平肝和胃，治以左金丸合温胆汤加减；因胃虚肝乘，痞满呃逆者，重在安胃，治以旋覆代赭汤加减。因气郁生痰，胆胃不和，呕吐痰涎或呃逆、心悸，治以温胆汤加减。

（四）健脾和胃，补疏兼施

脾胃病中的"久泄""久痢"等病，主要病机在于脾胃虚弱、运纳失常，传导不利，有夹湿蕴热结阻大肠者，有土虚木乘、气滞血瘀中阻者，还有脾虚及肾、命门火衰夹滞者，总之其病情缠绵，反复发作，虚实兼见者居多。杜怀棠教授师承董建华院士，认为胃病虽有"久病必虚"的说法，但应结合临床实际，仔细观察患者舌脉，不能只见其虚，忽视其实，只重其本，不顾其标，若一味补益，恐祛邪不尽，阻碍脾胃气机升降。

因此，杜怀棠教授临床诊疗先辨其邪。若为气滞者，用香附、紫苏梗、枳壳、陈皮、砂仁等理气消胀通塞；湿浊为重者，用藿香、佩兰、厚朴、茯苓、半夏等芳化淡渗利湿；血瘀疼痛者，以丹参、芍药、延胡索、砂仁、川楝子活血通滞止痛；胃病寒凝者，用高良姜、香附、吴茱萸、生姜等散寒通阳；食积胃胀者，用熟大黄、大腹皮、枳壳、莱菔子、瓜蒌等通腑降气。除以上症状之外，若出现大便溏薄、食少、乏力、脉虚弱，考虑脾虚明显，可以加用党参、太子参补益中气及山药、扁豆等助脾运中；若出现胸脘满闷不适，或空腹胃痛，得食或得温可缓解，伴反酸，畏寒喜暖，考虑胃气虚，病机偏重脾气虚寒，可用黄芪建中汤温养中气，出血时生姜改为炮姜，加阿胶。

（五）阴阳互济，表里同治

杜怀棠教授强调，阴阳互根理论指导下确立的阴阳互济的治则思想，有重要的指导意义。历代医家运用此法调理脾胃每有深化。如补中益气汤用当归，即寓阴中求阳之义；当归补血汤之用黄芪，即从益气生血（阳中求阴）

着眼。治疗属于脾胃虚寒证的慢性溃疡病时，应用黄芪建中汤，主旨即阴阳平调，气血得充，则诸症向愈。如脾阳虚与胃阴虚相兼互见，当扶脾阳与益胃阴两相兼顾之。

表里同治是为脾胃病的某些兼夹病证而设的。外感六淫作为重要的致病因素，在脾胃病的发病中起不可忽视的作用。风、寒、暑、湿、燥、火均可以侵犯人体，攻伐脾胃，若机体素有脾胃内伤，外感牵引内伤共同致病，病情更为复杂多变。杜怀棠教授认为治疗可以祛邪救脾胃，调和六气与机体的斗争。且六淫之一的湿邪与脾胃关系密切，临证时需重点关注。

临床常见表里同病：一为食积外感，可见恶寒、发热、脘腹痞满胀痛、上吐下泻。治用藿香正气散，以芳香之品化浊辟秽，以气药行气通滞化湿，以补益之药健脾运湿，以辛温之品发散表寒。诸药相济，共同化解内在湿浊，祛散外在表邪。二为气虚外感，可见恶寒较甚、发热、无汗、神疲乏力、反复感冒。用参苏饮补益脾气，稍加紫苏、葛根散邪，全方益气解表，理气化痰，内外兼顾。三为阴虚外感，胃阴不足，易感燥邪，可见身热、微恶风寒、口干咽痒、双目干涩、干咳少痰、大便干结。以益胃汤滋阴养胃，佐以薄荷、淡豆豉、桔梗等疏散表邪。四为气滞外感，可见形寒身热、头痛无汗、胸脘痞闷、不思饮食。用董老经验方香苏饮，其中苏梗顺气开郁和胃，香附解郁理气止痛，陈皮理气化湿和胃，共奏疏郁行滞、和胃降逆之功。五为内湿外感，内湿更易感受外湿，可见身热、恶寒、足冷、四肢沉重乏力、胸痞脘闷、不饥、不渴或渴不欲饮。寒湿为主者，多用香苏散、藿香正气散、藿朴夏苓汤。湿热为主者，常用藿朴夏苓汤合连朴饮加减治疗。其中藿香、佩兰、苏叶以芳香化浊，黄芩、滑石、芦根以清热化湿，清豆卷、杏仁、通草以宣泄湿热；薏苡仁、茯苓、车前子以渗利湿热，陈皮、白术、大腹皮以运脾除湿等。上述药物在除湿的同时，均可调理气机，醒脾和胃。

（六）燥湿相济，散敛同用

"太阴湿土，得阳始运；阳明阳土，得阴自安。"脾胃在生理特性上燥湿相济，因而脾胃同病常须针对其脏腑特性进行调理。脾胃病湿阻气滞者，宜以辛香苦燥之品调畅气机、理气化湿，但要考虑伤阴耗血，所以对阴虚或出血患者，常佐以甘寒生津或滋阴养血之味。例如加味良附丸治气滞型胃脘痛，在大队理气药中伍用白芍，既能缓急止痛，又可防燥伤阴；加味二陈汤治痰湿内蕴、脾胃不和之胃脘痛，以乌梅酸敛生津，亦系防苦燥伤阴。

散敛同用，一方面收敛正气，另一方面疏散邪气，主要适用于病久邪恋、缠绵不愈者。具体运用，又常须根据病情而分主次。或用敛佐散，即以收敛剂反佐宣散剂以防疏散太过而伤正气；或用散佐敛，即以宣散剂反佐收敛剂以防收敛太过而滞邪。如治疗肝旺脾虚泄泻之痛泻要方，即以白芍敛肝，防风疏肝泄肝，白术陈皮补脾燥湿，共奏抑木扶土之效；治虚寒痢之桃花汤，伍用干姜，亦系散敛同用。

（七）精于辨证，用药平和

杜怀棠教授师承秦伯未教授，重视辨证论治及"病所—病因—病态"一体观。临证时遵循"治病必求其根本"的原则，善于从总体、动态上观察病态演变，推寻六淫七情发病之因与脏腑经络发病之所。一方面以症状为诊断治疗的依据，另一方面把病因作为诊治的依据，指出二者不可分离。症状是辨证的主要依据，而望、闻、问、切四诊又是认识症状的方法。四诊之要，在于采集患者的主诉症状的同时，客观地从多个角度收集其他伴随症状，综合考虑以辨别发病过程中的矛盾对立统一。在临床辨证中，尤其突出望舌苔、切脉象，问诊注意对二便、夜寐、胃纳、口干、口苦等的询问，有助于辨别病症真假，从而正确处方用药。

辨证准确，方可施药。杜怀棠教授临床临证针对胃病气滞者，以香附、紫苏梗、枳壳、陈皮、砂仁、柴胡、半夏等理气消胀通塞。胃病食积者，以熟大黄、大腹皮、枳壳、莱菔子、瓜蒌等通腑顺气。胃病寒凝者，以高良姜、香附、吴茱萸、生姜等散寒通阳。胃病血瘀者，以丹参、芍药、延胡索、蒲黄、五灵脂、川楝子、砂仁等活血通滞止痛。胃病痰湿者，以陈皮、半夏、茯苓、厚朴等健脾祛湿化痰。胃病阳虚者，以黄芪、桂枝、白芍、细辛、干姜、附子等温阳益气。胃病阴虚者，以沙参、麦冬、白芍、石斛、玉竹、天花粉等养阴生津。在师承秦伯未教授、董建华院士经验的基础上，结合自身多年临证体会，杜怀棠教授也总结出临床治疗脾胃病的常用药对，如吴茱萸—黄连平肝制酸，半夏—黄连化痰浊湿热，厚朴—黄芩化脾胃湿热，当归—川芎行血活血，高良姜—香附止胃痛，延胡索—金铃子止腹痛，豆蔻—砂仁健脾胃，乌梅—甘草生津止渴，枳实—竹茹和胃止呕，丁香—柿蒂止呃逆，枳实—白术健脾消痞等。

此外，杜怀棠教授治疗胃病尤善用百合，他认为百合甘寒，药食同源，养阴润肺，清心安神，养胃润肠，现代药理研究也表明其有胃黏膜保护作用。现代人饮食不规律、情志压力大，易致胃病阴虚兼郁，杜怀棠教授在用一贯煎养阴疏郁的同时，常合用百合地黄汤或百合知母汤以清心安神。若失眠较重者，常用百合配半夏，以百合养阴清心，半夏通阳和胃，两药配伍，交通阴阳，"胃和"则"卧安"，得安神助眠之效。又善以百合乌药汤止心腹痛，其中百合甘寒养阴清热，乌药辛温行气止痛，两药燥湿相济，行而不燥，润而不滞，胃痛不分寒热虚实均可加减运用。同时，杜怀棠教授临床所用之药多为药食同源之品，方法轻灵，用药纯正，实为"平淡之中而见神奇"，与孟河学派"用药平淡，和缓醇正""平淡之极，乃为神奇"之风一脉相承。

四、验案精选

（一）调气降胃法治疗慢性萎缩性胃炎伴轻度肠化案

杜某，男，37岁，2015年7月7日初诊。主诉：呃逆4年余，加重伴胃脘胀满1年余。现病史：患者2011年因呃逆间断发作于外院行胃镜示慢性萎缩性胃炎、反流性食管炎，Hp（+），未予重视及治疗。2014年5月因呃逆频繁，且常感胃脘胀满，于某医院行C13呼吸试验示Hp（+），抗Hp治疗后转阴。2015年2月，呃逆、胃脘胀满仍间断发作，再次行胃镜检查：慢性萎缩性胃炎，轻度肠化。口服汤药后稍减轻，为求中医进一步治疗来诊。刻下症：胃脘胀满，不痛，呃逆，无恶心，无反酸，情绪不佳时加重，饮食冷及刺激性食物时加重，矢气少，餐前胃胀明显，餐后缓解，畏寒，手足凉，纳可眠可，大便日一行，不成形，小便调。舌红暗，苔薄黄，脉细弦。西医诊断：慢性萎缩性胃炎，轻度肠化。中医诊断：呃逆，胃痞病。中医辨证：寒热错杂，胃气上逆证。治法：平调寒热，降气调胃。处方：法半夏10g，黄连5g，黄芩10g，干姜6g，党参20g，木香10g，枳壳15g，炙甘草5g，炒白术12g，生薏苡仁20g，白芍15g，柴胡10g，百合15g，乌药10g，山药20g，当归12g。7剂，水煎服，每日1剂，早晚分服。

二诊（2015年7月14日）：服上药2剂后，自觉胃脘灼痛，遂停药，停药后缓解。时呃逆，餐后较明显，胃脘胀满不明显，无反酸，烧心，近半年体重减轻7.5kg，纳可，眠可，大便日一行，不成形，小便调。舌暗红，苔薄白。脉弦细。中医诊断：胃痛。中医辨证：痰热中阻，胃气不降证。治法：清热化痰，理气和胃。处方：黄连6g，法半夏10g，陈皮12g，茯苓15g，枳壳12g，竹茹10g，厚朴10g，炒神曲15g，扁豆15g，白芍20g，柴胡10g，炙甘草5g，焦山楂15g，炒麦芽15g，马齿苋30g。7剂，水煎服，每日1剂，早晚分服。

三诊（2015年7月21日）：服上方后，呃逆较前减轻，纳眠可，二便调。舌红苔白边齿痕，苔根黄腻。脉弦细右尺滑。处方在上方基础上加薏苡仁30g。14剂，水煎服，每日1剂，早晚分服。

患者继服2周后诸症皆消，疗效满意。

按： 本案患者以呃逆为主症前来就诊，中医辨病属"呃逆"范畴。《素问·宣明五气》曰："胃为气逆，为哕。"首称呃逆为"哕"。《诸病源候论·哕候》云："脾胃俱虚，受于风邪，故令新谷入胃，不能传化，故谷之气与新谷相干，胃气则逆，胃逆则脾胀气逆，因遇冷折之则哕也。"认为"哕"因脾胃虚弱，外受邪气，致脾胃升降失司，胃失和降，胃气上逆所致。陈言在《三因极一病证方论·哕逆论证》中说："大率胃实即噫，胃虚则哕，此由胃中虚，膈上热，故哕。"指出发病与膈相关。《丹溪心法·呃逆》云："古谓之哕，近谓之呃，乃胃寒所生，寒气自逆而呃上，此证最危。亦有热呃，已见伤寒证，有其他病发呃者。"首先将本病称为"呃逆"，并指出除寒呃外，还有热呃及其他原因所致的呃逆。

呃逆初期，多为实证，因外邪入里、食滞内停、痰湿中阻等诸邪干胃，致胃失和降、胃气上逆、动膈冲喉而发病。呃逆日久，胃气日渐消耗，可由实转虚，虚实夹杂，伴见胃脘胀满等气机阻滞之象，兼见神疲乏力、畏寒，甚或四肢不温、大便稀溏等气虚阳虚之象，以及舌红暗、苔薄黄、脉弦细等中焦虚滞郁热之象。患者脾胃虚弱，致病邪内侵，形成虚实夹杂、寒热错杂之证。李用粹在《证治汇补·呃逆》系统地提出治疗法则："治当降气化痰和胃为主，随其感而用药。气逆者，疏导之；食停者，消化之；痰滞者，涌吐之；热郁者，清下之；血瘀者，破导之；若汗吐下后，服凉药过多者，当温补；阴火上冲者，当平补；虚而夹热者，当凉补。"故治以平调寒热，和胃降逆。

一诊时应用半夏泻心汤加减以平调寒热，佐以健脾化湿药，但患者服药后出现胃脘灼痛，提示热较寒重，故二诊时改投黄连温胆汤加减。方中半夏配黄连辛散苦降、开结畅气，枳实配竹茹清热化痰降气。枳实苦辛微寒，《名医别录》谓："除胸胁痰癖……逆气……安胃气……"长于行气破滞；竹茹甘寒，《本经逢原》谓之"清胃腑之热，为虚烦烦渴，胃虚呕逆之要药"，二者配伍主治胃热夹痰气逆，恶心呕吐，胸脘满闷。《伤寒论》云："少阴病……或腹中痛，或泄利下重者，四逆散主之。"故加用四逆散疏通气机，透达郁热。三诊时胃胀、胃痛症状平稳，又见舌根苔黄腻，脉滑，继用黄连温胆汤理气和胃、清热利胆，又因大便不成形合用参苓白术散增其健脾化湿之功。

（张思碧整理）

（二）抑木扶土法治疗糜烂性胃窦炎伴焦虑抑郁案

患者，男，40岁，2015年4月24日初诊。主诉：胃胀满3年余。现病史：患者3年前因工作压力大，心情抑郁，后出现胃胀满，遂于外院行胃、肠镜检查示胃窦部糜烂性炎症、肠息肉术后，服用奥美拉唑未见明显好转。5 个月前于外院诊断为"焦虑 – 抑郁状态"，服抗焦虑药物后心情好转，为求中医进一步治疗来诊。刻下症：胃脘胀满，食后更甚，嗳气，神疲乏力、手足心汗出，腹部散在红色丘疹，无反酸烧心，无口干、口苦，无胁肋胀痛，不欲饮食，小便调，大便日一次，不成形，寐可。舌暗红，苔黄腻，脉弦细。西医诊断：胃窦部糜烂性炎症。中医诊断：痞满。中医辨证：肝郁脾虚，湿热内蕴证。治法：疏肝健脾，清热化湿。处方：柴胡 12g，枳壳15g，赤芍 10g，白芍 10g，丹参 15g，青皮 10g，陈皮 10g，法半夏 10g，茯苓 15g，当归 12g，郁金 10g，太子参 15g，夏枯草 10g，炙甘草 5g，炒白术10g，厚朴 10g，神曲 15g，苦参 12g，鸡内金 10g，茵陈 15g。14 剂，水煎服，每日 1 剂，早晚分服。

二诊（2015 年 5 月 22 日）：服上方后手足心汗出减，余症同前。现胃脘胀满，进食后加重，嗳气，矢气，无食欲，神疲、乏力，小便调，大便日 1 ～ 2 次，不成形，质黏，色黑。寐可。舌暗红苔黄腻，中有裂纹，脉细滑。在原方基础上易枳壳为枳实 12g，易太子参为党参 20g，去白芍、青皮、茯苓、夏枯草、苦参、茵陈，陈皮加至 30g，加木香 10g，槟榔 10g，黄芩10g，瓜蒌 30g，厚朴 10g，土茯苓 20g，虎杖 20g，莱菔子 20g。25 剂，水煎服，每日 1 剂，早晚分服。

三诊（2015 年 6 月 26 日）：服上方后诸症好转。现嗳气，矢气，手足心微汗出，无食欲，二便调，眠可。舌暗红中裂纹，苔黄白相间、小腻，脉细弦。前方易土茯苓为茯苓 15g，陈皮减至 20g，去黄芩、莱菔子，加黄连 5g，生麦芽 20g。30 剂，水煎服，每日 1 剂，早晚分服。

后电话随诊患者，诸症均消，疗效满意。

按：本病案患者，青年男性，慢性起病，以胃胀前来就诊。《景岳全书·痞满》云："痞者，痞塞不开之谓；满者，胀满不行之谓。"患者心情抑郁，后胃胀满，食后更甚，无疼痛，属中医"痞满"之证，与其长期情志不畅有关，《读医随笔》言："肝者，贯阴阳，统血气，握升降之枢者也。"脾之升降功能受肝气疏泄的调控，故可见情志不畅后，脾胃胀满不舒。《脾胃论》又有："浊气在阳，乱于胸中，则䐜满闭塞。"肝郁脾虚，故初见抑郁、嗳气、神疲乏力、腹胀，后又可见肠鸣、腹泻，其道一也。参之舌暗红，苔黄腻，脉弦细，可辨为肝郁脾虚、湿热内蕴证。

痞满之病，缠绵迁延，何由得之？杜怀棠教授师从董建华院士，认为脾胃虚弱为其根本，其病朝伤暮损，日积月深。脾胃受损，气虚不能温运，阴虚不能以滋。其发生和转归无不与脾胃之气有关。辨治痞满，只有顾护脾胃之气，才能逐渐恢复其纳化、升降的功能，恢复元气，治当补虚。但脾胃虚弱，纳化失权，得不到清气之温煦，反得浊气之损害，故以通补为宜。

夫太阴湿土，得阳始运。故治宜香附、苏梗、陈皮、香橼、佛手、枳壳、大腹皮等香燥之品，先调畅气机，后酌加参、芪、草等补益之品，顾本补虚。若舌苔厚腻、湿浊不化，用藿香、佩兰、厚朴、半夏、茯苓、通草化湿祛浊，配山药、扁豆、薏苡仁健脾运中；见脾虚夹食滞，则先用鸡内金、枳壳、陈皮、莱菔子、制大黄、谷芽、麦芽、胡黄连消导化积，再加太子参、白术补脾和中；遇胃阴不足，用沙参、麦冬、石斛、生地黄甘凉濡润，并佐以枳壳、香附、香橼皮、川楝子行气化滞。故脾胃病总治则：补中兼通。通补有益，补而不滞，气贵灵通。守法守方，才能标本同治，如过用参、芪、香、砂之属，为其所制，则半途而废。

（王凯整理）

（三）平调寒热法治疗食管裂孔疝案

刘某，女，57岁，2019年12月2日初诊。主诉：胃胀、烧心3个月余。现病史：患者3个月余前拔罐后出现周身不适，予中药调理后，出现胃胀、反酸、烧心，于北京医院行胃镜检查：食管裂孔疝、慢性非萎缩性胃炎。服铝镁加、雷贝拉唑、阿嗪米特治疗后，胃胀、烧心略有缓解，但仍反复发作。刻下症：胃胀、烧心，无反酸、嗳气、恶心呕吐，自觉下午腹中积气，矢气得舒，矢气不臭，口苦口臭，口中异味明显，晨起尤甚。平素畏寒，眠可，大便日1～3行，成形，黏滞，小便调。舌质淡暗，苔黄，根厚腻，脉沉细略弦。西医诊断：食管裂孔疝、慢性非萎缩性胃炎。中医诊断：胃痞病。中医辨证：湿浊中阻，寒热错杂证。治法：行气燥湿，平调寒热。处方：姜半夏 10g，黄连 5g，黄芩 10g，干姜 6g，木香 10g，砂仁 6g（后下），枳实 10g，炒白术 15g，太子参 15g，茯苓 12g，陈皮 15g，白芍 15g，厚朴 10g，神曲 15g，竹茹 15g，炙甘草 5g。7 剂，水煎服，每日 1 剂，早晚分服。

二诊（2019 年 12 月 9 日）：胃胀明显减轻，仍烧心，饭后较著，偶有反酸，胁部隐痛，口苦，纳少，眠尚可，夜尿 1～2 次，大便日 1 行，成形。近期因外感风寒，出现畏寒、咳嗽、鼻塞、流涕。舌淡略暗，苔薄黄，根部稍腻，脉弦细。处方：柴胡 10g，黄芩 10g，姜半夏 10g，党参 15g，白前 15g，杏仁 10g，苏叶 10g，薄荷 10g（后下），浙贝母 12g，橘红 15g，桔梗 6g，生甘草 5g，枳壳 15g，茯苓 10g，炒栀子 10g，淡豆豉 10g，神曲 15g。7 剂，水煎服，每日 1 剂，早晚分服。

患者后未再复诊，电话随诊，诸症皆轻，疗效满意。

按：《伤寒论》言"但满而不痛者，此为痞"，张仲景认为，这是正气虚损、阴邪入里所致，故用半夏泻心汤辛开苦降，平调寒热。该患者胃胀、烧心，舌苔，根厚腻，大便黏腻，是湿浊中阻之象；气机不通，蕴而化热，故口苦口臭，舌苔黄；平素畏寒，脉又沉细，说明内有虚寒。用半夏泻心汤行气降浊，但湿热之象明显，虚寒之象较轻，故去人参、大枣甘温大补之味，以防助长热势。湿性黏腻，单用半夏泻心汤难以通调气机，故加用香砂枳术丸以行气化浊。

枳术丸由仲景枳术汤演化而来，取"汤以荡涤""丸以缓消"之意，东垣谓："白术苦甘温，其甘温补脾胃之元气，其苦味除胃中之湿热……枳实味苦寒，泄心下痞闷，消化胃中所伤……是先补其虚，而后化其所伤，则不峻利矣。"唐慎微认为枳实味苦、酸，性寒，能除胸胁痰癖，逐停水，破结实，消胀满，治疗心下急痞痛逆气、胁风痛，安胃气；白术味苦、甘，性温，能消痰水，除心下急满及霍乱吐下不止，益津液，暖胃，消谷。在枳术丸的基础上加木香、砂仁，消水谷以健运脾胃，行郁滞以条达气机，增强了行气健脾的功效。此外，在半夏泻心汤配合香砂枳术丸的基础上，加陈皮行气除湿，茯苓健脾利湿，竹茹清热利湿，取黄连温胆汤和胃利胆、清热燥湿之意。

复诊胃胀减轻，伴反酸烧心、胁痛口苦，这多是肝郁所致，肝气郁滞，郁而化火，横逆于胃，胃气不降，肝气上逆，故见反酸烧心、胁痛口苦；但又见畏寒咳嗽、鼻塞流涕，乃起居不慎、感受外邪所致。此时表里同病，故应表里同治，宜小柴胡汤、杏苏散、栀子豉汤合用。小柴胡汤疏肝解郁，疏解气机郁滞；杏苏散辛苦甘温，解表而不温燥；栀子豉汤清解郁火，三方合用，可清热解郁，疏散表邪，调畅气机，以消痞满。

张仲景用半夏泻心汤所治痞满，病机多是中焦脾土亏虚，邪气内陷。本案患者胃胀、烧心，平素畏寒，也是虚实夹杂之证，但总以邪实为主，且已有化热之象，因此不能泥于古方，去人参、大枣以防温燥伤津，但痞满仍有脾土不运之病机，加厚朴、神曲、陈皮行气运脾，茯苓健脾利湿，竹茹清利湿热，白芍、太子参益气阴，补而不腻，合香砂枳术丸辛开苦降、消痞除满。复诊时该患者症状变化，出现反酸烧心、胁痛口苦，又有畏寒咳嗽、鼻塞流涕等表证之象，因此辨证也与初诊不同，变换治法方药，体现了仲景"随证治之"的思想。

（张翔整理）

（四）清肝和胃法治疗反流性食管炎案

王某，女，58岁，2016年4月8日初诊。主诉：间断胃胀伴反酸6年余。现病史：患者6年多前因饮食不节贪凉后出现胃胀、反酸伴咽喉不适，服用抑酸药物后症状缓解。后间断出现反酸烧心、呃逆，饮食生冷、刺激后加重，胃镜提示反流性食管炎、慢性非萎缩性胃炎伴糜烂出血。未予特殊治疗，为求中医进一步治疗来诊。刻下症：进食后胃胀伴反酸烧心明显，无胃痛，无呕吐，口干口苦，渴欲饮水，饮不解渴，纳眠可，小便色黄量少，大便黏滞不爽，1～2次/日，潮热汗出，上眼睑微肿，左膝部疼痛束缚感，偶有两胁胀满。舌淡胖，苔黄厚腻，脉弦细。西医诊断：反流性食管炎，慢性非萎缩性胃炎伴糜烂出血。中医诊断：胃痞病。中医辨证：肝胃不和，湿热内蕴证。治法：清肝和胃，清热化湿。处方：黄连6g，吴茱萸3g，苍术10g，黄柏10g，川牛膝15g，生薏苡仁30g，香附10g，苏梗10g，陈皮

10g，炙甘草 5g，白芍 20g，桑白皮 15g，杏仁 10g，车前子 15g，茯苓 15g，大腹皮 10g。14 剂，水煎服，每日 1 剂，早晚分服。

二诊（2016 年 4 月 22 日）：患者服上方 14 剂后，胃胀、口苦口渴减轻，仍偶有反酸烧心，胸胁胀满不适，小便量增加，大便通畅，1～2 次/日，左膝关节痛减，纳眠可，目窠微肿，目痒，舌淡胖，苔薄黄腻，脉弦细。处方：黄连 6g，吴茱萸 3g，苍术 10g，黄柏 10g，川牛膝 15g，生薏苡仁 30g，当归 10g，白芍 20g，柴胡 10g，枳壳 15g，牡丹皮 10g，陈皮 10g，防风 10g，生甘草 5g，僵蚕 10g，蝉蜕 10g。7 剂，水煎服，每日 1 剂，早晚分服。

三诊（2016 年 4 月 29 日）：诸症均减，反酸烧心消失，纳眠可，二便调，舌淡胖，苔白腻，脉弦细。前方去苍术、黄柏、蝉蜕，加生白术、炒神曲、炒麦芽各 15g，7 剂后诸症未出现。

按：本案患者胃胀、反酸多年，属中医"胃痞""反酸"范畴，其发生多与肝胃不和、胃失和降有关。《素问·至真大要论》指出："诸呕吐酸，暴注下迫，皆属于热。"《寿世保元·吞酸》指出："夫酸者，肝木之味也，由火盛制金，不能平木，则肝木自甚，故为酸也。"认为吐酸与肝胃郁热相关。患者平日饮食不节、过食生冷，脾胃受损，运化失常。胃以通降为顺，胃气失和，饮食停滞，胃中气机阻滞，出现胃脘胀满。胃主收纳，脾主运化，二者有赖肝气疏泄调畅，肝胃不和，出现胃中嘈杂，反酸烧心。"饮入于胃，游溢精气，上输于脾"，脾虚不能运化水液痰湿，痰浊内生，郁久化热，湿热蕴胃，阻碍津液输布，出现口苦，口渴，饮不解渴，小便量少色黄；湿热下注于肠，出现大便黏滞不爽；下注于筋骨，出现膝关节疼痛困重；加之其舌淡胖，苔黄厚腻，乃湿热内蕴之象。

首诊治疗以左金丸、香苏散合四妙丸化裁，疏肝和胃，清热化湿。左金丸出自《丹溪心法》，由黄连、吴茱萸按 6:1 组成，具有清肝和胃、制酸止呕的功效。费伯雄在《医方论》中指出："此方之妙全在苦降辛开……治胁痛肝胀、吞酸、疝气等症。"杜怀棠教授恩师董建华院士在香苏饮基础上适当加入通降之品，组成加味香苏饮，包括香附、苏梗、陈皮、枳壳、大腹皮、香橼皮、佛手等。香附入肝经，疏肝行气解郁，《本草正义》言："香附，辛味甚烈,香气颇浓,皆以气用事,故专治气结为病。"苏梗,走气分,能够行气宽中,专入脾、胃二经,通行二经之气。香附、苏梗配伍,理气消胀效果明显,加陈皮、炒枳壳之类理气药,专治脾胃气滞。四妙丸出自清代张秉承《成方便读》,由《丹溪心法》中的二妙散加味变化而来,有清热利湿、舒筋通络之功效,原为治疗湿热下注之痿痹。其中苍术、黄柏燥湿清热,牛膝引药入下焦祛湿热而通经络,薏苡仁淡渗利湿,杜怀棠教授配以茯苓、车前子、大腹皮利水渗湿,分消走泄,使湿热得清。佐以杏仁、桑白皮开宣肺气,通利肠腑,调畅气机,白芍柔肝敛阴,使全方动静结合,散中有收。

二诊患者胃胀缓解,湿热之象减轻,但仍存在肝气不舒之胸胁胀满,肝胃不和之反酸烧心,故在前方左金丸、四妙散基础上合用四逆散行气解郁,疏肝理脾。柴胡、枳壳一升一降,调畅气机;配以白芍、当归、牡丹皮养肝血,清肝热;陈皮、防风升脾胃之清阳,祛风胜湿,制肝木益胃土,平肝和胃。三诊患者湿热已除,肝气得舒,舌淡胖苔白腻等脾虚痰湿之本显露,故用白术、神曲、麦芽等健脾化湿、消食和胃之药善后。

杜怀棠教授指出"助胃通降"是治疗胃病的根本大法。胃主通降,以通为用,以降为顺,以和为贵。胃气壅滞,气机不畅,水反为湿,食反为滞,湿凝成痰,气滞成瘀,气滞、痰湿、瘀血接踵而至,互相受累,即成胃病。胃气的通降,有赖肝气的疏泄与调畅。因此在脾胃病的治疗过程中,脾、胃、肝三脏都应兼顾。杜怀棠教授特别强调"肝"在其中的关键作用,脾胃气滞之胃胀、反酸常以肝胃不和为病机关键,治疗以疏肝健脾、理气和胃为主。若胃胀涉及胸胁,以香苏散、四逆散等加减治疗;若呃逆甚者,以温胆汤、旋覆代赭汤调之;若反酸甚者,以左金丸加瓦楞子、乌贼骨等调之。

(王琦整理)

(五)补疏兼施法治疗胃溃疡案

陈某,女,71岁。2015年3月4日初诊。主诉:胃脘不适近1年。现病史:近1年来患者间断出现胃脘不适,曾于友谊医院就诊,胃镜检查示胃多发性溃疡,口服雷贝拉唑,症状有所减轻,为求中医进一步治疗来诊。刻下症：胃脘不适，时有胃胀，伴呃逆，自觉饥饿时呃逆加重，无反酸，时口干，夜间加重，自觉胃脘、腹部发凉，纳可，入睡困难，眠多梦，大便1～2次/日，质干。舌暗红，苔薄白，有齿痕，前中有裂纹，脉弦滑。辅助检查：胃镜（2014年3月17日）示浅表性胃炎。胃镜活检（2015年1月7日）示（胃窦）胃多发性溃疡。西医诊断：胃多发性溃疡。中医诊断：胃痞病。中医辨证：胃阴不足，寒凝气滞。治法：滋养胃阴，温胃散寒。处方：高良姜10g，香附10g，北沙参15g，麦冬12g，白芍20g，炙甘草6g，姜半夏10g，陈皮15g，桂枝10g，土茯苓30g，虎杖15g，竹茹15g，乌贼骨15g，浙贝母12g。28剂，水煎服，每日1剂，早晚分服。

二诊（2015年4月15日）：服上药20余剂后，胃脘不适、腹胀明显减轻，无明显反酸，偶有呃逆、排气少，偶有胃脘怕凉，口干，纳可，大便1～2次/日，量少，排便不爽，入睡困难，多梦。舌红，苔薄白，舌体胖大，有齿痕、裂纹，脉弦细。处方：柴胡10g，白芍15g，枳实10g，炙甘草5g，沙参20g，麦冬15g，法半夏10g，百合20g，陈皮10g，紫苏梗10g，茯苓15g，鳖甲20g，虎杖20g，三七粉15g，生牡蛎30g（先煎），竹茹15g。14剂，水煎服，每日1剂，早晚分服。

三诊（2015年4月29日）：服上药14剂，胃脘不适明显减轻，纳增加，偶有呃逆，无反酸，无明显胃脘怕冷，食后偶有胃脘不适，口干不欲饮，多梦，无乏力、头晕，大便日一行，量少，伴排便不爽。舌暗红，胖大，中有裂纹，苔薄黄，脉沉细。上方减紫苏梗、三七粉、竹茹，加生白术15g，桂枝10g，首乌30g，白蒺藜10g，知母12g。14剂，水煎服，每日1剂，早晚分服。

患者继服1个月后诸症皆消，疗效满意。

按：本案患者以胃脘部不适为主诉，伴见胃胀，呃逆，无反酸，中医辨病属"胃痞"范畴。本病的发生主要与外邪侵袭、饮食不节、情志失调、体虚久病等相关。脾主运化，胃主受纳，纳运相协，共同完成对饮食物的消化与吸收；脾气主升，胃气主降，升降相因，构成人体气机升降之枢纽，保证纳运功能正常进行。外邪、积滞、痰湿等使邪气困阻，进而脾胃纳运失职，清阳不升，浊阴不降，升降失司，发为痞满。即《素问·阴阳应象大论》云："浊气在上，则生䐜胀。"

《脾胃论》言："寒温不适，所生之病……或心下痞闷。"《素问玄机原病式》云："诸病上下，所出水液，澄澈清冷，癥瘕癫疝坚痞腹满……吐利腥秽……皆属于寒。"可见，寒邪是导致痞满发生的重要原因。寒主凝滞，主收引，寒邪为患，易阻气机，从而导致气机不利，发为痞满。本案患者初次就诊时，寒邪侵袭，卫阳被遏，温煦失职，故患者自觉胃脘、腹部发凉；气滞于内，阻塞中焦气机，升降失司，故时有胃胀；胃腑气滞，气机上逆，则见呃逆；胃脘不适日久，耗伤胃阴，故见便干、口干，且入夜卫阳入里，内热更甚，因此口干夜间加重；热扰心神则入睡困难，多梦；舌暗红、有齿痕、前中有裂纹、苔薄白、脉弦滑亦为寒凝气滞、胃阴不足之象。

《素问·异法方宜论》云："脏寒生满病。"故以良附丸温胃散寒。方中高良姜为君药，行温中暖胃、散寒止痛之功；香附为臣药，行气止痛；辅以小建中汤温中补虚，以益胃汤养阴益胃、调中消痞，温胆汤理气和胃。同时以乌贝散促进溃疡愈合，合药对虎杖、土茯苓共清里热。多方相合，共奏温胃散寒、理气止痛、兼养胃阴之功，正适于患者寒凝气滞、胃阴不足之证，故诸症得减。二诊患者诉口干、大便量少、排便不爽、入睡困难、多梦等热证明显，以四逆散合益胃汤行气导滞、益胃养阴，同时以二陈汤理气和中。方中柴胡舒畅气机；白芍清解郁热，养血生津；枳实理气消痞；炙甘草益气，调和诸药；紫苏梗擅疏肝解郁，行气消胀，《药品化义》言："能使郁滞上下宣行，凡顺气诸品惟此纯良。"三七粉补气活血，同时联合虎杖保护胃黏膜以抗溃疡；生牡蛎与鳖甲滋阴镇摄，配竹茹、百合以安神助眠。三诊时中焦各症缓解明显，里热仍存，继以四逆散疏肝理气、清热滋阴，同时减紫苏梗、三七粉、竹茹，加生白术、桂枝、首乌、白蒺藜、知母。以百合知母汤补虚清热、养阴润燥；首乌养血安神，白蒺藜平肝疏肝，补疏兼施，共治多梦、眠差；桂枝、白术相合，一温一健，健脾助运，调肠通便。本案行方用药一疏一补，如四逆散与益胃汤、四逆散与百合知母汤、首乌与白蒺藜等，补疏兼施，彰显杜怀棠教授"虚证亦需扶正祛邪"的学术观点。

（孙玲玲整理）

（六）温运中焦法治疗胃溃疡病案

患者，女，35岁，2016年11月11日初诊。主诉：胃痛3个月余。现病史：患者3个多月前因饮食不慎出现胃脘绞痛，伴大便溏，于外院诊为"急性胃肠炎"，输液治疗（具体不详）后疼痛缓解，胃镜提示胃溃疡、反流性食管炎，口服硫糖铝、康复新液、雷贝拉唑后症状无缓解，为求中医进一步治疗来诊。刻下症：胃痛明显，饭后加重，食油腻后尤甚，空腹亦疼痛，伴反酸烧心，纳可，入睡困难，大便一两日一行，易腹泻，小便可。月经量多，有血块，色暗红，无痛经，经后腰酸、乏力、疲倦。舌淡红，边有齿痕，苔薄黄，脉弦细。西医诊断：胃溃疡，反流性食管炎。中医诊断：胃痛。中医辨证：中焦虚滞，兼有郁热证。治法：温运中焦，兼清郁热。处方：生黄芪30g，白芍30g，炙甘草5g，桂枝10g，当归15g，高良姜10g，香附10g，姜半夏10g，乌贼骨15g，川贝母6g，黄连6g，吴茱萸5g，炒麦芽15g，延胡索10g，川楝子10g，九香虫10g。7剂，水煎服，每日1剂，早晚分服。

二诊（2016年11月18日）：药后反酸烧心好转，饭后胃脘隐痛、胃胀减轻，睡眠改善。11月13日行经。续予前方改生黄芪为炙黄芪30g，去桂枝、乌贼骨、川贝母、九香虫，加陈皮12g，茯苓15g，枳壳15g，防风10g，炒白术15g。7剂，水煎服，每日1剂，早晚分服。

三诊（2016年11月25日）：药后反酸趋无，偶有烧心，纳可，饭后胃痛、胃胀明显减轻，近几日颈项背疼，无发热恶寒，睡眠稍差，易醒、梦多，白天精神可，大便每日1行，饮食不慎易泻，小便调。处方在前方的基础上去枳壳、防风、吴茱萸、高良姜，加太子参30g，白扁豆15g，炒枣仁20g，远志10g，夜交藤30g，神曲15g。7剂，水煎服，每日1剂，早晚分服。

患者继服1个月后诸症皆轻，疗效满意。

按：本案患者以胃痛为主症前来就诊，中医辨病属"胃痛"范畴，其发生与脾胃虚弱、饮食不节关系密切。《素问·痹论》云"饮食自倍，肠胃乃伤"，《医学正传》亦言"初致病之由，多因纵恣口腹，喜好辛酸，恣饮热酒煎煿，复餐寒凉生冷，朝伤暮损，日积月深……故胃脘疼痛"，其发病常见虚实夹杂之候。

本案患者亦具有本虚标实之特点。本虚以气虚、血虚、阳虚为主，标实主要为食积、气滞、郁热、血瘀互结。中焦失于温养，无力运化水谷，则空腹疼痛，饭后加重，且易腹泻；土虚木乘，肝气犯胃，气机郁滞，日久化热，加之胃失和降，气机上逆，故见反酸烧心；热扰心神，则入睡困难；气病及血，气虚无以摄血，气滞无以行血，故月经量多，有血块，色暗红；气血生化乏源，运行不畅，无以濡养腰府，故腰酸、乏力、疲倦；舌淡红、边有齿痕、苔薄黄、脉弦细亦为中焦虚滞、兼有郁热之象。故治以温运中焦，兼清郁热。

归芪建中汤为温运中焦气血之代表方，由《金匮要略》治疗"虚劳里急，诸不足"之黄芪建中汤及《备急千金要方》"治产后虚羸不足……吸吸少气，或苦小腹拘急，痛引腰背"之内补当归建中汤合方化裁而来;《良方集腋》谓良附丸可"治……胃脘有滞……多因恼怒及受寒而起"，方中用高良姜、香附加强温通气血之功。患者兼见反酸烧心，故用左金丸、乌贝散以制酸止痛，兼清郁热；又虑及食积、血瘀，故用金铃子散、九香虫行气活血止痛，炒麦芽理气消食。二诊时诸症好转，而月经方至，故去辛燥之桂枝、迫血之九香虫，加二陈汤、枳术丸、痛泻要方等加强健脾和胃、疏肝理气之效。三诊时中焦症状平稳，又合用参苓白术散、归脾汤以针对腹泻、眠差之症而奏健脾止泻、养心安神之功。

杜怀棠教授承秦伯未教授于《谦斋医学讲稿》中所言，根据消化性溃疡"久痛，发作在食后或空腹，得食痛减，天冷容易发作"的特点，认为其所致胃痛的主要病机在于脾胃虚寒，失于温养，当温养中焦，以黄芪建中汤为主方加减变化。黄芪建中汤由"小建中汤内加黄芪一两半"化裁而来，小建中汤的主要功效在于温补中焦、调和营卫气血。《名医别录》载黄芪"主治妇人……腹痛泄利，益气，利阴气"，《药性论》云当归可"止……虚劳寒热……下肠胃冷，补诸不足……主女人沥血腰痛……患人虚冷加而用之"，故于小建中汤中加黄芪、当归则建中效力更著，可促进气血之生化及运行，加强益气养血止痛之功。值得注意的是，本案初诊用生黄芪，后期则用炙黄芪，乃因初期虚损夹有气滞、郁热、血瘀等标实之证，用生黄芪益气固卫而不壅滞，补而不滞；后期邪少虚多，多用甘药滋填，故选用炙黄芪，加强补气生血之功。

（陈一凡整理）

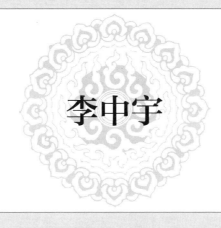

李中宇

一、医家简介

李中宇（1936—　），男，全国名中医，全国第五批名老中医药学术经验继承工作指导老师。1960 年毕业于中国医科大学医疗系，1975 年就读辽宁中医学院西学中班，毕业后一直从事中医临床、教学及科研工作。李老从医近 60 年，精研岐黄，融会贯通，参与编著和发表多部关于《伤寒论》方证研究的书籍和论文，参与并指导了多项课题，尤其擅长运用中医传统方药治疗脾胃疾病（慢性胃炎、胃溃疡等）、风湿病（类风湿关节炎、痛风性关节炎、骨性关节炎等）、心脑血管疾病（冠心病、高血压、脑梗死后遗症等）等，先后获得院先进工作者、院名优专家、优秀共产党员、医德高尚医务工作者等荣誉称号。

二、学术思想

（一）恪守医德，熟读经典

李老最初是学习西医出身的，为了响应毛主席六二六指示的号召，在院内的中医大讲堂讲座中初识了中医，慢慢接触到《内经》《伤寒论》《金匮要略》等中医经典著作。之后李老到农村下乡，在农村的工作中对中医有了更深刻的认识。农村经济条件落后，西药缺少，而中医简便廉验，更加激发了李老学习中医的热情。李老在农村的工作中跟老师不断学习认识中医，参照老中医们的理法方药为患者辨证施治，发现有效的方剂或者民间偏方、验方及时记录，回去翻书学习，借鉴古人和他人的临床经验，为患者治疗疾病，提高自己的诊疗水平。李老深入学习和研究《内经》《伤寒论》《金匮要略》《脾胃论》《医林改错》《医学衷中参西录》等经典著作。他认为，《伤寒论》是中医临床的基础，《内经》中的养生理论具有指导意义，内伤脾胃病多参考李东垣的《脾胃论》，疑难杂症多可选用《医林改错》中的 6 个逐瘀方，

《医学衷中参西录》中的药物使用更为便利。

（二）悲悯精勤，成就良医

大医精于业，诚于心，厚于德。医之为道，非精不能明其理，非博不能至其约。李老强调，要想终生学好中医，必须有"两颗心"：一是热爱中医的心，要勤思苦学，师古创新，技术精湛；二是悲悯之心，对患者负责，对患者有同情心，悬壶济世，医者仁德，尽毕生之力做到"大医精诚"。李老还强调，要想学好中医，首先要熟读经典。《医宗金鉴》凡例有言："书不熟则理不明，理不明则事不清。"如果不熟读经典，临床遇到疑难病情就会犹疑不定，漫无主见，方药不合难以奏效；只有熟读经典，才能理清疾病的发病机制，处方下药方能准确，取得疗效。

（三）重视脾胃，诸病皆调

民以食为天，食物是人生命的物质基础，而食物的消化吸收必须依赖后天脾胃。《素问·经脉别论》云："食气入胃，散精于肝，淫气于筋。食气入胃，浊气归心，淫精于脉……饮入于胃，游溢精气，上输于脾，脾气散精，上归于肺，通调水道，下输膀胱。水精四布，五经并行。"详细描述了食物入胃后水谷精微在体内输布的过程。李老认为《内经》是脾胃病学说的理论基础，是"脾胃乃后天之本"理论的渊源。脾主升清、主运化，胃主降浊、主受纳，脾胃通过受纳、运化、升降来化生气血津液而奉养周身，故称为"生化之源""后天之本"。脾为后天之本，气血生化之源，脾胃不健全，百病丛生。

李老认为脾胃病现今多由饮食不节、情志刺激、起居无常等因素引发。以前的生活条件不好，大多数人吃不饱，脾胃病以虚寒证多见；而今社会生活水平大幅度提高，人们的生活起居、饮食睡眠严重不规律，脾胃病的病因由饮食不洁、营养不良转变为过食肥甘、嗜食辛辣、暴饮暴食等。故此临床上，李老治疗脾胃病时多会使用一些健脾消食、祛湿化痰、理气和胃之药，以利脾胃之运化。同时，紧张激烈的竞争的社会环境，使得情志因素成为脾胃病的病因之一。从西医来看，肠道免疫是人体免疫功能的主要组成部分。现代人因为生活及工作的压力，大多数存在免疫失衡，从而导致疾病丛生。

脾在五行属土，居中焦，化气血，寓滋养万物之意，故很多疾病的治疗，均需注重脾胃功能的维护。调理脾胃，能治疗他脏疾病。如肝病，需健脾防肝木克土；心病，补脾生气血以养心之气血；肾病，需健脾以治水，温脾以助火；肺病，需补土以生金，调脾以通降水道等。根据五行生克理论，重视脾胃，五脏皆调。

治疗其他疾病，调护脾胃。李老临证无论何病，处方用药均重视脾胃调护。他常在处方中加入四君子汤、四逆散等方，或大枣、生姜、炙甘草，既能补益脾胃，又能调和诸药，且能缓和药味，扶正而不敛邪，我们在张仲景的《伤寒论》中经常可以见到这样的用药搭配。三味药物剂量均不大，一般10g左右，很多患者反映，汤药味道甘甜不苦，可以接受。这样既避免伤及脾胃，又有利于治疗的延续。

（四）调畅气机，肝脾并重

肝属木，主藏血，主疏泄条达；脾胃属土，主受纳运化。肝与脾木土相克，肝疏泄条达正常既可助脾运化使清阳之气生发，又可助胃受纳腐熟，使浊阴之气下降。正如《素问》中云："土得木而达。"七情郁结最易伤肝，一旦肝有病变，极易影响脾胃。

叶天士云："肝为起病之源，胃为传病之所。"肝为将军之官，主一身气机，肝胆相为表里，同主疏泄，郁怒最易伤肝，肝郁气滞，胆胃气逆，木克脾土，致脾胃不能升降等，往往反复发作，缠绵难愈。临床中最多的就是肝胃不和，肝气犯胃，所以李老在治疗中多以逍遥散或四逆散加减；柴胡、香附、延胡索、蒺藜、木蝴蝶等，均有疏肝平肝之功效，在治疗中加减运用，有画龙点睛之功效。而脾胃病从肝论治不仅是疏肝和胃，还要辨证论治，施以疏肝、泻肝、养肝、柔肝、暖肝、补肝等。

（五）久病痼病，不忘治血

《仁斋直指方论》提出"凡病经多日，疗治不痊，须当为之调血"。李老在临证中也指出，凡是久病之人，病势缠绵，邪多入络，或血虚失于濡养，难以治愈，故治疗在调理脾胃的基础上，加养血和血、通络止痛之品，如四物汤等。且脾胃病久者，受纳皆亏，气血乏源，本当补气养血，治疗时谨守健脾和胃、养血和营、开胃纳食之法，日久必见功效。不可为求速效，而用攻伐之品，胃不受纳，则良药难继。

叶天士在《临证指南医案》中指出："初病在气，久则入血。"久病患者常会出现胃脘刺痛、舌质紫暗、舌下脉络迂曲等瘀血表现，此时可加入活血化瘀之品，如桃仁、红花、莪术、郁金等。临床也可见到前胸或者背部疼痛的患者，除外心病者，多是脾胃病变所致。李老对待这样的病例，常用王清任《医林改错》之血府逐瘀汤加减，谓胸中血府病变，有血瘀表现者，均可使用本方剂加减治疗。故脾胃久病者，亦需治血，养血活血，散瘀通络。

（六）顽症难疾，补肾活血

脾胃久病者，亦不乏顽症沉疴，或见身体羸瘦，或见尪羸，或见鼓胀，或见水肿，或见吐血，或见虚劳等证。诸医家多健脾和胃，补气养血，甚用血肉有情之品，但治疗乏效，或只见一时之功。须知此类病者，久病伤脾亦伤肾，治法当不忘补肾。故李老对于此类病证，多在健运脾胃的基础上，加入补肾之品，取五行之补火生土法。补肾健脾，则运化连绵。李老常于处方中加入少许肉桂、附子，或淫羊藿、巴戟天、仙茅、肉苁蓉等，不可量大，多则助火，反而无益。

又因久病之人，邪气留连，阻滞脉道，血滞成瘀；或脏器衰弱，气血乏源，血少不充，脉道凝涩，而发血瘀。《灵枢·营卫生会》云："气血衰，其肌肉枯，气道涩。"或久病者，正气不足，则推动、温煦、防御和气化功能减退，无力行血，而致血流迟缓，运行涩滞，瘀阻脉络，气虚可进一步发展为阳虚而生内寒，血凝滞成瘀血，导致病情加重。叶天士首提"久病入络"

之说，为后世医家从血瘀治病提供了理论依据。知诸虚久病皆可致瘀。

肾藏元阴、元阳，一身阳气之本，可推动周身气血流动；脉者，通道也，畅而不滞，气血方可四通八达，脏腑得以濡养，才可身强体健。

故对于顽症难疾者，需不忘补肾，亦不忘活血，二者合力方能收到良好效果。

（七）未病先防，注重养生

李老认为脾胃病的发病诱因非常多，往往与生活习惯不良、饮食无度、情志失调、用损伤胃黏药物等因素有密切关联。平素未发病时，嘱患者注意饮食起居，首先要注意饮食有节，脾胃为后天之本、气血生化之源，若饮食不洁、摄入不足或暴饮暴食就会导致脾胃损伤，聚湿生痰，从而引发多种疾病。《素问·痹论》云："饮食自倍，肠胃乃伤。"若五味过极，辛辣无度，嗜食肥甘厚腻，饮酒如浆，暴饮暴食，朝伤暮损，日积月累，则食滞胃脘，胃气不得通降致胃气阻塞，胃失和降。注重平素劳逸结合，《脾胃论》云"形体劳役则脾病……脾既病，则其胃不能独行津液，故亦从而病焉。"胃为阳土，喜润恶燥。若过食香燥或理气之品，伤及胃阴，使脾润不及、胃燥太过，胃失濡养或络不荣。其次精神调养。人的精神情志活动与脏腑气血的功能活动密切相关。思虑、劳神伤脾则脾虚失健，胃气失和，谷气不盛，摄纳不力，气血生化乏源，形神惫矣。若肝郁日久，气郁化火，火热伤阴，胃阴耗损，肾虚不荣。因此，在日常的生活中，要做到心情舒畅，精神愉快，即"恬淡虚无"的精神状态，则人体的气机调畅，血运畅通，气血平和就可以抵御外邪的侵袭，从而减少疾病的发生。采取适当的方式进行身体锻炼，起居有规律，保证充足的休息和睡眠，在季节气候变化时注意防寒保暖，防患于未然，"正气从之，病安从来"。

三、临床特色

李老临证治疗脾胃病较多，擅用方剂有半夏泻心汤、血府逐瘀汤、香砂六君子汤、小柴胡汤等，且喜用药对，临证加减，并注重治病宽心，调理情志。

（一）半夏泻心，寒温并调

半夏泻心汤出自《伤寒论》，主治寒热互结之痞证。"但满而不痛者，此为痞，柴胡不中与之，宜半夏泻心汤。"原为小柴胡汤证误下，损伤中阳，外邪乘虚内入，而致寒热互结，成心下痞。本方寒热互用，调和阴阳；辛苦并进，升降有序，补泻兼施，同顾虚实。此为调和寒热之方。方中半夏辛温，干姜辛热，黄芩、黄连苦寒，人参、大枣、甘草甘温，共奏平调升降之功。临床上多见饮食不节、胡吃海塞，或起居无常、饮食无度等，诸多因素致胃脘痞闷，或呕吐下利，苔腻或黄者。遇到这样的病例，李老多以半夏泻心汤加减随证治之。不论是慢性胃炎，还是肝胆疾病，或是消化不良等，只要病机是寒热错杂，脾胃气机升降失调，均可用之。临床可见本方对于胃溃疡，急、慢性胃肠炎，慢性肝炎等均有疗效。经过临床观察，李老认为方中黄芩、黄连苦寒之性略甚，部分患者不能耐受，服药后有胃脘不适，或恶心等，建议将其更换为蒲公英、连翘，较黄芩、黄连味轻，且有疏解之效，剂量不易过大，一般 10～15g 即可，临床应用效果较好。

（二）胸灼背痛，血府逐瘀

血府逐瘀汤出自王清任所著的《医林改错》。书中载血府逐瘀汤所治之症目包括胸痛、食自胸右下、心里热、呃逆、饮水即呛、俗言肝气病、干呕等。以上几项均与中焦脾胃或肝胆相关。李老在临床中见脾胃病者有瘀血证，或常规治疗效果不佳者，换用血府逐瘀汤加减，往往效果奇佳。如《医林改错》中所言，"可好""必好""心法""若神""百发百中""应手""立止"等。

血府逐瘀汤功用活血祛瘀、行气止痛，常用于胸中血瘀证。此方为桃红四物汤合四逆散加减而成，临床加减可用于多部位血瘀证。且脾胃病者也可出现前胸、心下、背部疼痛，临证须诊断明确，若考虑心病或痹病，往往治疗无效。故此，李老对于除外心脏病，伴有胸痛、背痛、嗳气、烧心、胃胀、纳差等的患者，多以血府逐瘀汤加减，均可取得较好疗效。

病久有瘀，久病入络。脾胃病往往反复缠绵，病程较久，或者肝气不舒，气机郁结，日久均会出现血瘀证的表现，或舌脉可见，或病理检查可见。故此，活血化瘀法在脾胃病的治疗中当必不可少。

（三）喜用药对，相使相生

李老在治疗脾胃疾病时，处方中常喜欢使用对药。二药合用，相使相生，相互制约，相互转化。比如陈皮—青皮，三棱—莪术，丹参—三七，黄连—黄芪，浙贝母—乌贼骨，芡实—莲子，枳实—竹茹，干姜—黄连，海螵蛸—瓦楞子，砂仁—豆蔻，延胡索—川楝子，香附—乌药等。简述一二。

陈皮—青皮：二者均为橘类的果皮，只因生熟有别，却有功效不同之分。对于嗳气、呃逆、胃脘胀满不舒者，李老常在方中加入二皮，即陈皮和青皮，剂量为 10 ～ 15g，且女性多用。二者同为理气药，陈皮性较和缓，偏入脾肺气分，并能燥湿化痰；青皮性较峻烈，偏入肝胆经，行气作用较强，能疏泄肝胆，破气消积。陈皮理脾胃之气，燥湿化痰；青皮理肝气，消积化滞。二者同用，共奏疏肝和胃、理气止痛、调中快膈的功效。

三棱—莪术：三棱性平，味辛、苦，归肝、脾经，具有破血行气、消积止痛之功效，主要用于气血凝滞、经闭、产后瘀血腹痛。莪术性温，味辛、苦，归肝、脾经，具有行气破血、消积止痛之功效，常用于气滞血瘀所致的脘腹胀痛、食积胀痛、癥瘕痞块、经闭痛经等。三棱、莪术为破血行气之常用药对，李老常在六君子汤中加入少许三棱、莪术，取其消食化积、活血化瘀之效，配合人参治疗脾虚气滞的慢性胃炎患者，颇有良效。

丹参—三七：丹参味苦，性微寒，能活血化瘀止痛，还能凉血消痈，兼有养血之用；三七味甘、微苦，性温，能化瘀止血，活血定痛，素有"止血不留瘀，活血不伤正"的特点，为理血妙品。李老治疗慢性消化系统疾病，如胃部黏膜增生隆起样病变等，在辨证用药的基础上将丹参、三七与其他软坚散结药配伍应用。他认为两药合用，性味平和，有活血养血之用，无攻伐之弊。他还指出，治疗消化性溃疡及萎缩性胃炎等疾病时，丹参与三七类活血化瘀药不应只局限于血瘀证，在各证型中均可适当加入。一方面血行通畅可以荣养脾胃，能改善溃疡易发部位及周围微循环障碍，促进损伤胃体黏膜修复，提高溃疡愈合质量，减少复发；另一方面防止瘀血阻滞，发生癌变，有未病先防之意。

浙贝母—乌贼骨：浙贝母苦寒，功擅清热化痰，开郁散结；乌贼骨咸涩温制酸止痛，敛疮生肌止血。二药为临床抑制胃酸常用药物。李老临床每遇反酸症状时，常用浙贝母与乌贼骨以制酸止痛，胃酸明显时加用煅瓦楞，临床疗效显著；他还指出该药对用于胆汁反流性胃炎的病例疗效确切。中医认为胆汁乃肝之余气所生，可助消化。而反流之胆汁应为湿热之邪，多因脾胃虚弱，肝胆郁滞，胃失和降，胆随胃逆而成。二者合用，可解郁泄热、收湿敛疮，两药能快速清除反流之胆汁，缓解胆汁对胃黏膜的损害，临证还要辨证论治，以治胆汁反流之源。

（四）佛理良言，化诸烦恼

李老重道轻利，医术精湛，始终站在患者的角度去考虑问题，待患如亲，耐心细致。家长里短，邻里纠纷，日常琐事多为引发脾胃疾病的诱因，故此心理或情志疏导是非常必要的。方药以疏肝理气为主，同时语言沟通也是一味良药。对于善于倾听的有缘人，李老会告知其社会、家庭也是修行的道场，"时时勤拂拭，勿使惹尘埃"。人往往是所求过多，造成压力过大，产生诸多烦恼；只有心底清净，但行好事，才能气机调畅，身体康健。这与中医情志为病乃同功之意。故此，佛教有"诸恶莫作，众善奉行，自净其意，是诸佛教"之说。这样的言语对于中老年人，尤其是年老的女性患者，多有开导心结和缓解焦虑的作用。所谓"良言一句三冬暖，恶语伤人六月寒"，李老在诊治患者的过程中，常以善语良言，宽慰疏解患者的心理问题。

每当遇到年轻的胃病患者，生活严重不规律，经常熬夜打游戏，李老总是像对待自家孩子一样耐心的告知患者，要顺应天时，规律生活。"种善因得善果，种恶因得恶果。"只有生活规律，合理饮食，适当运动，持之以恒，才会有好身体。同时，还会给他们讲授天人相应理论和十二时辰养生，人之起居运动，要合乎阴阳变化、四季变化，阴阳消长，顺应自然，才能身体健康。李老也推荐患者有空可以看看简化版的《内经》。

四、验案精选

（一）凉膈散治疗胆汁反流性胃炎临床验案

患者，男，35 岁，2018 年 7 月 14 日就诊。1 年前因工作压力大出现胃脘胀满，胸骨后烧灼感，进食异物感，晨起口腔异味明显，口干口苦，情绪焦躁，饮食可，睡眠多梦，二便调。曾行胃镜检查提示胆汁反流性胃炎，间断口服质子泵抑制剂（PPI）及中成药治疗，症状时有反复，遂求助于中医系统治疗。刻诊：胃脘痞满，打嗝或矢气后减轻，善太息，胸骨后烧灼感，进食异物感，反酸，嗳气频，纳稍差，二便正常，夜寐不安。舌红，苔薄黄，脉弦。西医诊断：原发性胆汁反流性胃炎。中医诊断：胃脘痛，证属胆胃不和。治以清胆和胃，疏肝理气。方用凉膈散合四逆散加减，处方：蒲公英 15g，连翘 10g，黄芩 12g，柴胡 10g，枳壳 15g，炒白芍 10g，木香 8g，砂仁 6g（打碎后下），陈皮 15g，青皮 10g，乌贼骨 30g，浙贝母 10g，蒺藜 10g，延胡索 20g，炙甘草 10g。7 剂，每日 1 剂，饭后 1 小时温服。

二诊（2018 年 7 月 21 日）：患者反酸、嗳气、口腔异味明显减轻，胃部胀满，胸骨后烧灼感有改善，仍有口干，多梦。舌淡红，苔薄白，脉弦。清胆和胃初见成效。减蒲公英为 10g，以防寒凉太过而伤及脾胃；调砂仁 10g 以增健脾理气之功，恢复中焦运化之职；患者失眠，口干，考虑胆经火旺灼伤肝阴，阴血不足，虚热上扰神明所致，加炒酸枣仁 30g，知母 10g 以养血、滋阴、安神，加天麻 10g 平肝潜阳。10 剂，服用方法同前。

三诊（2018 年 8 月 5 日）：患者诸症皆有好转，舌质淡红，苔白，脉弦。间断因饮食不慎自觉反酸烧心，以二诊方守方 1 个月，并嘱其调畅情志，戒生冷辛辣滋腻之品。2 个月后随访，症状未再发。

按： 刘河间曾提出"六气皆从火化""五志过极皆为热病"，《内经》病机十九条指出"诸逆冲上，皆属于火"。胆汁反流性胃炎的主要病机为胆热上扰，清利胆热为治疗首位。胆为奇恒之府，贮藏胆汁，胆汁为苦寒清冽之品，故胆喜甘寒而恶郁热。凉膈散本是治疗"积热"之方，主清中上二焦之热。本医案中，患者口干、口苦症状明显，平素工作压力大，脉有弦象，考虑肝气不畅，胆郁有热，以黄芩、连翘清胸膈郁热。《神农本草经》言黄芩"主诸热，黄疸，肠澼泄……火疡"，黄芩色黄形中空，黄色主脾土，形中空似肠胃，其主诸热者，指肠胃诸热病。现代研究发现，黄芩具有抗炎、抗肿瘤、抗氧化等作用。连翘、蒲公英清热解毒，散结消肿，清热而不伤阴。连翘有"疮家圣药"美称，连翘中的连翘酯苷具有退热、抗感染的功效。蒲公英性寒，味苦，但其"苦不伤阴，寒不败胃"，对胃热炽盛所致反酸烧心等症状有很好的治疗作用。中医有"苦寒伤胃"之说，但现代研究证实，黄连、黄柏、苦参、蒲公英等苦寒药，运用适量，可促进消化液分泌，增进食欲。柴胡、白芍、枳壳、甘草为四逆散，是临床疏肝解郁的首选方，多用于治疗肝郁气滞引起的胃肠系统疾病、精神类疾病、心胸类疾病，往往效如桴鼓。柴胡最早出现于《神农本草经》，《本草新编》中描述柴胡"泻肝胆之邪，去心下痞……除烦热"。白芍养肝和营，枳壳宽中除胀、行气下气。陈皮、青皮常作为药对使用，《名医别录》载陈皮"治脾不能消谷"，《本草备要》言青皮"除痰消痞，治肝气郁结"，陈皮性缓，青皮峻猛，一缓一烈，行气化滞消积之功大大增强。配合乌贼骨制酸止痛，延胡索理气活血，炙甘草健脾固中、调和诸药。全方合用，胆热清，肝气畅，胃气降，肝胆通调，脾升胃降，中焦恢复生机，临床症状自然消散。二诊患者症状减轻，减蒲公英用量为10g，防止寒凉太过而伤胃。患者睡眠欠佳，口干，加酸枣仁酸甘化阴以生津、养肝血以安神，知母甘养阴生津、清肝热、防津枯。天麻具有平肝潜阳、镇静催眠功效。三诊患者胆热已清，脾胃功能恢复，遂以二诊方巩固疗效。

胆汁反流性胃炎临床治疗的难点在于病情容易反复，西医治疗主要以抑制胃酸、促进胃肠动力、保护胃黏膜等为主，没有从疾病的根源上解决问题。李老精研古方，衷中参西，灵活运用，认为胆汁反流性胃炎的关键在于胆热上扰、胆胃不和，提出以凉膈散作为治疗密钥，清利胆热，和胃降逆。在其基础上辨证加减，调整各脏腑间生化制克的关系，病证结合，直中病机，遣方用药，辨证施治，临床才能收到良效。

（孙希良整理）

（二）香砂六君子汤治疗慢性浅表性胃炎验案

患者，男，32岁，2020年4月5日就诊。10年前无明显诱因出现胃脘部疼痛不适，喜温喜按，未系统治疗，每于病情加重时吃止痛药缓解症状。近1年来症状加重，于私人诊所口服中药治疗后未见明显缓解，今听闻介绍来找李老就诊。刻下症：患者胃脘部胀满、闷痛，伴反酸烧心，消瘦，倦怠乏力，喜唾涎沫，饮食喜热，四肢不温，大便溏薄，腰痛，遇寒加重，得热则舒。舌淡，边有齿痕，苔白，脉沉迟。西医诊断：慢性胃炎。中医诊断：胃脘痛，脾胃虚寒证。治以温中散寒、和胃制酸，方以香砂六君子汤加减。处方：陈皮5g，姜半夏9g，茯苓15g，白术15g，延胡索15g，木香10g，砂仁5g，山药15g，薏苡仁15g，莲子肉15g，山茱萸15g，诃子15g，淫羊藿20g，巴戟天15g，甘草10g。7剂，日1剂。用法：上方加水煎取300mL，早、中、晚各服100mL。

二诊（2020年4月13日）：胃脘部胀满、闷痛减轻，精神增进，唾涎沫较前减轻，四肢不温明显缓解，纳差，大便稀，舌淡，体胖大，边有齿痕，苔白腻，脉沉。去淫羊藿、巴戟天，加焦三仙各10g以健脾消食。处方：党参30g，茯苓15g，白术15g，陈皮15g，山药15g，莲子肉15g，木香10g，砂仁5g，延胡索15g，补骨脂15g，诃子15g，肉豆蔻5g，焦三仙各10g，甘草10g。用法：上方加水煎取300mL，早、中、晚各服100mL。7剂。

三诊（2020年4月22日）：患者胃脘部胀满闷痛明显缓解，腰痛较前减轻，二便调。舌红，苔白，脉沉。继以上方5剂巩固病情。

按：脾胃为后天之本，脾主运化，胃主腐熟，脾胃不和，气机不利，则胀闷疼痛，反酸烧心；脾虚则气血乏源，机体失养，故见身体瘦弱，倦怠乏力；水湿内停，可见舌体胖大，边有齿痕，大便溏薄；病久脾病及肾，而致肾气或肾阳的损伤，可见腰痛，遇寒则重。综上所述，本病为脾胃虚寒之证，累及肾阳。治则当以温中散寒、和胃制酸为主，佐以温补肾阳。急则治其标，初诊当理气止痛止泻为首要，再则健脾补肾，用药精当，层次分明。方中健脾止泻和温肾止泻药物同用，如山药、莲子肉、补骨脂、诃子等；党参、白术、茯苓健脾益气；木香、砂仁行气和胃，半夏、陈皮和胃降逆，甘草调和诸药。病久者不忘补肾，泻久者必伤阳气。该患者比较年轻，久病不愈，脾胃及肾均有损伤，治疗时需要兼顾。同时叮嘱患者清淡饮食，避免生冷黏硬辣之品摄入。还可以经常揉按足三里穴，起到健脾的功效。

（孔德花整理）

（三）半夏泻心汤治疗痞证验案

王某，女，57岁，以"胃脘不适2年余"为主诉前来就诊。2年前因与朋友吵架后出现胃脘部胀满疼痛，痞闷不舒，于饭后加重，嗳气后减轻，一直未在意，未系统治疗。近日因情绪低落上症加重，故来诊。刻下症：胃脘部胀满痞闷，饭后加重，嗳气后减轻，伴纳呆食少，咽部不适，睡眠尚可，舌暗红，苔白薄，脉弦数。患者平素易激动生气，性格急躁。李老将本病例辨为脾胃不和，气机失调。治以和胃降逆，消痞散结。方以半夏泻心汤加减，处方：半夏9g，白术15g，柴胡15g，黄芩15g，黄连5g，砂仁15g，竹茹15g，旋覆花15g，远志15g，丹参15g，干姜10g，郁金10g，金银花15g，连翘15g，甘草15g，共7剂。用法：上方加水煎取200mL，早、晚各服100mL。

二诊，服药1周后，胃脘部胀满、痞闷症状明显改善，由于前几日不慎受风后偶有头部不适，大便黏腻，余症均安。舌略暗，苔薄白。二诊加减药味，一诊方减干姜，加白芷、藁本各15g，钩藤15g（后下）以祛风止痛。处方如下：半夏 9g，白术 15g，柴胡 15g，黄芩 15g，黄连 5g，砂仁 15g，竹茹 15g，旋覆花 15g，远志 15g，丹参 15g，干姜 5g，郁金 10g，金银花 15g，连翘 15g，甘草 15g，白芷、藁本各 15g，钩藤 15g（后下）。共 7 剂。用法：上方加水煎取 200mL，早、晚各服 100mL。

三诊，服药 1 周后，胃脘安稳，头部不适消除。半个月、1 个月、2 个月随访患者，症状均未再发。

按：半夏泻心汤有寒热平调，散结除痞，和中降逆之效。在《伤寒论》中主治呕而发热，心下痞硬，腹中雷鸣呕哕者。半夏泻心汤证的病机为脾胃虚弱，寒热错杂，升降失调。此病例胃脘不适乃肝木乘脾，脾胃气机升降失调而致。半夏泻心汤调理脾胃气机升降，脾升清胃降浊，则痞证自除，胃脘堵闷自消。这亦是李东垣升清降浊理论的精华所在，其在《脾胃论》中指出："若用辛甘之药滋胃，当升当浮，使生长之气旺，言其汗者，非正发汗也，为助阳也。"半夏泻心汤中有黄连、黄芩清热燥湿，干姜、半夏辛开苦降，人参、大枣、甘草益气调中。本方中黄连、黄芩与半夏、干姜相配伍，寒大于温，旨在清，其辛温可兼防寒药伤胃；再则湿热蕴结，其治当用黄连、黄芩苦寒清热，且因脾胃虚弱，故配伍半夏、干姜辛开苦降，既能防止苦寒药损伤阳气，又能调理脾胃气机。可见配伍半夏、干姜可明显提高黄连、黄芩的治疗作用。人参、大枣、甘草与半夏、干姜配伍，补大于辛，相互为用，补而不壅滞，辛而不耗散。共奏清热燥湿、辛开苦降、补益中气之效。本方以半夏为君，降逆止呕，《神农本草经》言半夏"主伤寒寒热，心下坚下气……胸胀，咳逆，肠鸣"，李老在临证中，凡见心下痞满，必重用半夏，因其有散痞气之专长。方中白术、砂仁以益气化湿养胃；又患者平素性情较急，因而佐以柴胡疏肝理气，加旋覆花以降逆，肝气调畅则脾升胃降之序自顺矣，病久入血络，患者舌暗红，因此酌加郁金以理气化瘀；患者咽部不适，酌加金银花、连翘以利咽。二诊中因患者胃脘部胀满痞闷症状减轻，情绪较稳定，因此减少辛温之干姜用量；因受寒出现头部不适，又酌加白芷、藁本以祛风止痛，钩藤以平抑肝阳。临证时需抓住主要病因病机加以解决，后兼顾他症，以达到更好的疗效。

半夏泻心汤用于寒热错杂，升降失司的痞证。本方对胃肠具有双向调节、保护胃黏膜、止泻等作用。应用半夏泻心汤治疗相关脾胃疾病，需遵循中医辨证论治的法则，也可与西医的基本治则相结合，将方剂用药更细致化、深入化，病理、药理、临证相结合，必将取得更好的临床疗效。值得大家深入学习，多多体会。

（孔德花整理）

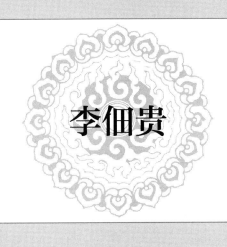

李佃贵

一、医家简介

李佃贵，男，1950 年生，河北省张家口蔚县人，中国共产党党员，教授，主任中医师，博士研究生导师，全国劳动模范，第三届国医大师，首届中医药高等学校教学名师，享受国务院政府特殊津贴专家，全国第三、四、五、六、七批老中医药专家学术经验继承工作指导老师，中国中医科学院学部委员。先后获得全国中医药杰出贡献奖、中国老科学技术工作者协会"突出贡献奖"、中国医师奖等多项荣誉称号。现任国家健康委员会临床重点专科，国家中医药管理局重点专科、学科（脾胃病）主任；国家中医药管理局浊毒证（慢性胃炎）重点研究室主任。担任世界中医药学会联合会浊毒理论研究专业委员会会长，中华中医药学会终身理事。

李教授首创"浊毒理论"，利用其有效治疗多种疑难杂症，尤其是慢性萎缩性胃炎胃癌前病变等疾病，打破了胃癌前病变不可逆转的理论束缚；研制出"香连化浊颗粒""康胃丸""利胆化石丹"等 10 余种院内制剂，部分已列入医保用药目录。主编参编《中医浊毒论》浊毒系列专著及高等学校教材等 50 余部，获各类科研奖项 30 余项，获国家专利 14 项。

二、学术思想

（一）师承名医，传承创新

1. 本家祖传

李教授的本家叔叔在当地公社卫生院工作，当时很受人们尊重和爱戴，闲暇之余，他会在家传授李教授一些中医中药知识，这算是对李教授学习中医的启蒙。

2. 师从中医名家李思琴

李教授曾跟当地名医李思琴老中医学习。李教授跟着他走村串户，白天抄方、抓药、煎药、炮制药，晚上和李思琴老先生一同就寝，探讨病情。李思琴老先生擅长治疗疑难杂病，且多从调理脾胃入手，李思琴老先生认为"内伤脾胃，百病由生"。脾胃为后天之本、气血生化之源，杂病从脾胃调理常常取得较好的疗效。

3. 师承脾胃大家李恩复

20世纪70年代起，李教授与李恩复院长一起从事研究脾胃肝胆疾病的诊治工作，其中包括萎缩性胃炎、慢性肝病等疾病。李恩复院长认为胃喜凉恶温、喜润恶燥、喜通恶滞、喜降恶升，提出了凉润通降的治疗大法。清胃热药多选生石膏、黄连、栀子、蒲公英、败酱草等，润胃药多选苏叶、郁金、石菖蒲等，通络止痛药多选五灵脂、蒲黄、延胡索等。李恩复院长治疗萎缩性胃炎擅长从肺、肝、胆、脾、肾论治。从肺，降浊和胃；从胆，清胆和胃；从肝，解郁和胃；从脾，健脾和胃；从肾，滋阴和胃等法。

4. 李佃贵教授系统构建浊毒理论

历代医家虽然对"浊""毒"有零散记载，但是均未对浊毒进行系统论述，而浊毒理论所说的"浊毒"，虽然吸纳和借鉴了中医古代关于"浊"与"毒"的含义，但并不仅仅是"浊"与"毒"的简单叠加，而是赋予了其丰富的时代内涵。

任何一种学术思想的形成都有其深刻的社会、自然因素。如张仲景行医之时，正值伤寒肆虐。宗族二百余人，"犹未十稔，其死亡者，三分有二，伤寒十居其七"，于是"勤求古训，博采众方"撰写了《伤寒杂病论》；刘河间行医时，正值火证大疫流行之际，提出"五运六气有所更，世态居民有所变，天以常火，人以常动……内外皆扰"。理论结合实践，以火热立论，力挽时弊。而李东垣行医的当时，正是金元之交，战乱频仍，饥困劳役，人们怒忿悲思恐惧，损伤元气，所以脾胃受困，内伤之病尤多，故而形成了内伤脾胃学说。

随着近代工业文明的兴起和城市的发展，人类在创造巨大财富的同时，也把数十亿吨计的废气和废物排入天地之间，生态环境受到严重污染，加之人们生活方式的深刻变革，疾病谱也发生了深刻变化，传统中医理论在指导某些疾病的诊疗时，日益暴露了一些局限性。正如张元素所言："运气不齐，古今异轨，古方新病，不相能也。"李佃贵教授考据《说文解字》说："浊者，清之反也。"《康熙字典》说"毒，恶也，害也，苦也"，因此，他把所有对人体有害的不洁之物和不良的精神神志刺激均称之为"浊毒"，带领团队围绕"浊毒"进行了理、法、方、药的系统理论构建，创立了新的发病观——浊毒化，新的治疗观——化浊毒，并首倡当代人类的健康观为"净化人体内环境"，浊毒理论是新时代中医药的重要理论创新，是更契合当代人类健康的中医新理论。

（二）浊毒理论

1. 浊毒的概念

广义的浊毒，泛指一切对人体有害的不洁物质和不良情志，可分为外浊毒和内浊毒，外浊毒又分为"天之浊毒"和"地之浊毒"，内浊毒主要指"人之浊毒"。狭义浊毒即人之浊毒，主要是指情志不畅、神志不清、饮食不节（洁）、起居失常等，又可分为"身之浊毒""心之浊毒"。

（1）广义的浊毒

1）天之浊毒，《灵枢》曰："人与天地相参也，与日月相应也。"人类生活在自然界，自然界有着人类赖以生存的必要条件。随着生态环境的不断恶化，外感六淫已经无法涵盖外在的致病因素，所谓天之浊毒，除传统的六淫之外，还包括以下因素：空气中污染物，包括悬浮颗粒物、二氧化硫、一氧化碳、碳氢化物、氮氧化物、光化学烟雾等；大量的致病微生物；噪声、电磁辐射、光辐射等。

2）地之浊毒，《素问》曰："天食人以五气，地食人以五味。"人类的生存除了依赖"天之五气"，还离不开"地之五味"。地之浊毒主要指受污染的水和食物，水是一切生命赖以生存的基础，水污染使食物的质量安全难以得到保障。污染水中的重金属通过水、土壤，在植物的生长过程中逐步渗入食品中；这些被污染的水和食物经口进入人体的消化系统，损伤脾胃，使后天之本受损，变生浊毒，以致百病丛生。

3）人之浊毒，即狭义之浊毒。

（2）狭义的浊毒

1）狭义浊毒的生成

①情志不畅生浊毒：《素问·举痛论》曰："百病生于气也。"喜、怒、忧、思、悲、恐、惊原本是人对外在环境各种刺激所产生的正常生理反应。但当外来刺激突然出现、强烈或持久不除，情志激动过度，超过了人体生理活动的调节范围，使人体气机失调，进一步导致脏腑功能紊乱，气血运行失常，津液水湿不化，痰浊瘀血内停，日久蕴化浊毒，以致百病丛生。

②饮食不节（洁）生浊毒：《素问·藏气法时论》指出："五谷为养，五果为助，五畜为益，五菜为充，气味合而服之，以补精益气。"这就要求我们以谷物为主，动物性食物为辅，并配合果、蔬，使饮食性味柔和，不偏不倚，以保证机体的阴阳平衡，气血充沛。然而，随着人们生活水平的不断提高，传统的饮食习惯已被打破，过去偶尔食之的鸡、鸭、鱼肉等副食品已经成为普通百姓的日常饮食，高热量、高蛋白、高脂肪的"西式快餐"被国人奉为美味佳肴，强食过饮现象非常普遍。而过食肥甘厚味，可使浊邪内生，正所谓"肥者令人内热，甘者令人中满"（《素问·奇病论》），"多食浓厚，则痰湿俱生"（《医方论·消导之剂》）。如今，高糖、高脂、多淀粉饮食使一些"富贵病"的发病率直线上升，以肥胖、"三高""三病"为主体的"代谢综合征"正在中国扩散。究其病因，多因"脂浊""血浊"等浊毒为害。另外，食品污染、农药化肥滥用以及普遍存在的过度医疗、乱服药物现象，都使得人体脏腑受损，酿生浊毒。

③不良生活习惯生浊毒：《素问·宝命全形论》指出："人以天地之气生，四时之法成。"人只有顺应自然气候的变化规律才能保持健康。但是随着各种现代化的生活设施逐渐地进入人类的生活，人们不必再动作以避寒、阴居以避暑，而是悠然地生活在人工营造的舒适环境之中。人们出入于乍热乍凉温度悬殊的环境，机体腠理汗孔骤开骤闭，卫外功能难以适应，久而久之，闭阻于体内的浊气化为浊邪而致病。而过量或长期嗜烟酒更是祸害无穷。因

为"酒之为物，气热而质湿"（《证治准绳·杂病》），"过饮……生痰动火"（《顾松园医镜·卷二》），故大量饮酒后多有头目不爽、倦怠乏力、口干口黏、舌苔厚腻等湿浊阻滞之象，而长期嗜酒者多见面垢多眵、食少脘闷、口干口苦、舌苔黄腻等湿热阻滞之征。"烟为辛热之魁。"（《顾松园医镜·卷十一·虚劳》）即便少量吸烟，也会给身体带来不容忽视的危害。大量的研究证明，吸烟可以导致冠状动脉痉挛，使血小板活性增加并凝聚成血栓。肺为娇脏，香烟燥热，极易损伤肺气、肺阴；肺为水之上源，肺气、肺阴受损，宣发和肃降失常，水液代谢失调，导致痰湿内生，故长期嗜烟者每多见咳嗽多痰等痰浊内蕴之象。而缺乏有效运动也是现代人普遍存在的现象，久而久之，人体气血不畅，代谢失调，变生浊毒，引起各种身心疾病。

2）狭义浊毒的分类

①身之浊毒：它既是致病因素，又是病理产物。常由多种因素导致脏腑功能紊乱、气血运行失常，机体内产生的代谢产物不能及时正常排出，蕴积体内而化生，又可以对人体脏腑经络及气血阴阳造成严重损害。按所在部位可分为脏浊毒、腑浊毒、经浊毒、络浊毒、气浊毒、血浊毒、津浊毒、液浊毒等，按属性的不同，又可分为湿浊毒和谷浊毒两种。

人体从饮食中摄入的水谷精微应细分为"水精微"和"谷精微"，相应地，饮食在人体的代谢失常所产生的病理产物也应分为"湿浊"和"谷浊"。

湿浊是人体水液代谢失常所形成的病理产物的统称，包括水湿、痰饮等。无论是外罹天之浊毒、地之浊毒，还是七情、劳倦、饮食内伤，致使人体脏腑功能失调，或肺失于宣肃，或脾失于运化，或肾失于气化，皆可产生湿浊毒。尤其是脾运化水湿的功能失调，由于脾位于中焦，为人体气机升降的枢纽，脾失健运，则水液既无法上输于肺，又无法下达于肾，则水液停滞于体内，变生水湿、痰饮等湿浊。浊毒的生成一般遵循湿—热—浊—毒的演变过程。湿本是自然界的六气之一，《素问·五运行大论》曰："燥以干之，暑以蒸之，风以动之，湿以润之，寒以坚之，火以温之。"正常的湿气是万物赖以滋养繁茂的重要因素。如果湿气太过或非其时而有其气，则为湿邪。湿邪既有内外之分，又有清浊之别。就自然界来说，清湿者，地气轻清上升所致，雾露雨雪，皆为其象；浊湿者，重浊污秽，淫雨泥水皆为其象。就人体而言，或因外感湿邪，或因脾胃受损，水湿不化，久蕴体内，多从热化，多自热生。刘完素《河间六书》曰："湿本土气，火热能生土湿，故夏热则万物湿润，秋凉则湿复燥干也。湿病本不自生，因于火热怫郁，水液不能宣行，即停滞而生水湿。故湿者多自热生。"浊即湿久蕴热所致，叶天士谓："湿久浊凝。"朱丹溪认为，"浊主湿热，有痰有虚"，"血受湿热，久必凝浊"。浊邪进一步发展即为浊毒，浊毒为浊邪之极，浊邪为浊毒之渐。

谷浊即谷精微在人体内运化失常所致。谷精微的化生和转运，主要是脾胃和大小肠共同作用的结果，《灵枢·海论》说："胃者为水谷之海。"《灵枢·本输》也说："胃者，五谷之府。"指出了胃具有受纳水谷，继而腐熟水谷成糊状食糜的功能。对于小肠的功能，《素问·灵兰秘典论》认为"小肠者，受盛之官，化物出焉"，后世概括为小肠主受盛化物，泌别清浊，即指经胃初步消化的饮食物，在小肠内必须有相当时间的停留，以利于进一步彻底消化，将水谷分化为精微与糟粕两部分。脾将这些谷食之精气化为营气和卫气，转运输送于上焦，大肠则将糟粕排出体外。在这一系列的过程中，任何一个环节出现障碍，都会使谷精微运化失常而化生为谷浊。或因胃失和降，腐熟受纳功能障碍，致使水谷滞留中焦，化为浊毒，或小肠受盛泌别失常，清浊不分，或脾气虚弱，无力将水谷精微输布全身，滞留脉道日久而为浊（包括脂浊、糖浊等），或大肠传导失司，糟粕郁于肠内而生浊。上述各项本是精微物质或正常代谢产物，但过量聚集或失于运化，均可对人体脏腑气血造成损害，我们称之为谷浊毒，它既是病理产物，又是致病因素。

②心之浊毒：主要是指对人体有害的不良精神意识思维活动和七情五志的异常。中医认为"心主神明"，人的精神意识、思维活动为心所主，也就是"心主神志"。七情五志虽各有脏腑归属，但心是君主之官，为五脏六腑之大主，人对客观世界的感知活动及内心体验都是在心神主导之下进行的，故心神在情志活动中也发挥着重要作用，也就是"心主情志"。因此我们把

对人体有害的不良精神意识思维活动和七情五志的异常，都称为心之浊毒。心之浊毒主要为情志之浊毒，曾国藩说："治心之道，先去其毒，阳毒曰忿，阴毒曰欲。"这里的毒就可以将心之浊毒理解为情志之浊毒。情志之浊毒也可以细分为阴浊毒、阳浊毒，阴浊毒包括大忧、大思、大悲，阳浊毒包括大怒、大恐、大惊等。

2. 脾胃与浊毒

脾主运化、主升清，胃主受纳、腐熟水谷，主通降，以降为和。脾胃同属中焦，通过经脉相互络属构成表里关系，两者一化一纳，一升一降，脾为胃行其津液，二者共同完成饮食物的消化吸收及其精微的输布，从而滋养全身，因此，称脾胃为"后天之本"。脾主升，胃主降，两者相反相成。脾气升，则水谷之精微得以输布；胃气降，则水谷及其糟粕才得以下行。《临证指南医案》曰："脾宜升则健，胃宜降则和。"胃属燥土，脾属湿土，胃喜润恶燥，脾喜燥恶湿，燥湿相继，阴阳结合，才能完成饮食物的运化。《临证指南医案》曰："太阴湿土得阳始运，阳明阳土得阴自安。"脾运化失职，清气不升，即影响胃的受纳与和降，反之，如饮食失节，食滞胃脘，胃失和降，亦可影响脾的升清与运化，脾失健运，水谷精微输布异常，湿聚成浊，郁而成毒，浊毒由内而生。

3. 浊毒在胃的临床表现

（1）主症：胃脘疼痛，脘腹胀满，纳呆，嗳气，恶心呕吐，烧心反酸。

（2）兼次症：口干口苦，气短懒言，周身乏力，心烦易怒，小便短赤，面色晦浊，泄泻不爽，或大便秘结等。

（3）舌象：舌红苔黄腻。

（4）脉象：滑数。

（5）证候分析：饮食内伤，情志不舒，胃之通降失职，浊邪内停；日久脾失健运，水湿不化，湿浊中阻，郁而不解，蕴积成热，热壅血瘀成毒。浊毒之邪影响气机升降，气机阻滞，则胃脘疼痛，脘腹胀满，嗳气；胃失和降，脾失健运则纳呆。浊毒壅盛积滞中焦，胆气上逆，故烧心反酸，口干口苦；浊毒困脾，脾胃受损，肠道功能失司，清浊不分则泄泻。浊毒日久，津伤液耗，肠失濡润，则大便秘结，小便短赤。浊毒犯胃，致胃气痞塞，升降失调，则恶心呕吐。肝藏魂，心藏神，毒热之邪内扰神魂则心神不宁，魂不守舍则见心烦易怒。脾失健运，化源乏力，脏腑功能减退，故见气短懒言，周身乏力。浊毒蕴结，郁蒸体内，上蒸于头面，则面色晦浊。浊毒中阻则见舌红苔黄腻，脉滑数。

4.浊毒的治疗原则

浊毒理论提倡张子和的"陈莝去而肠胃洁，癥瘕尽而营卫昌"。但在浊毒的治疗上，不是单纯的攻邪，更重要的是"化"，既固本以清源，又解毒以澄流；注重治未病，防治结合；提出了三清三调。所谓三清，即在体内浊毒壅盛时，清理体内浊毒的三个重要法则：透表化浊解毒——从汗液而排；通腑泄浊解毒——从大便而出；渗湿化浊解毒——从小便而去。所谓三调，即在体内浊毒尚未形成，或疾病缓解期时，扶正以绝浊毒之源的三个重要法则：宣肺化浊解毒——绝上焦浊毒之源，健脾化浊解毒——绝中焦浊毒之源，益肾化浊解毒——绝下焦浊毒之源。三清三调不是孤立的，而是相辅相成的，临床上当视疾病不同阶段，抓住疾病当下的主要矛盾，或以三清为主，辅以三调；或以三调为主，辅以三清，灵活运用，不可拘泥。

三、临床特色

（一）四诊合参，重视望诊

李教授在临证中重视望、闻、问、切四诊合参，四诊有机地结合起来，才能系统全面地了解病情，做出正确的判断。而在四诊之中，李教授尤重望诊。望诊是医者运用视觉，对人体全身或局部的一切可见征象以及排出物等进行有目的的观察。望诊的主要内容包括人的神、色、形、态、舌象、脉络、皮肤、五官九窍等情况以及排泄物、分泌物的形、色、质量等。通过望诊可以了解患者的健康或疾病状态。

（二）重视情志

在正常情况下，情志活动不会致病，但《养性延命录》有言："喜怒无常，过之为害。"《内经》也指出"喜怒不节则伤脏"，说明情志不加节制会损伤脏腑功能。具体地说，有怒伤肝、喜伤心、思伤脾、忧伤肺、恐伤肾。如思虑过度可影响脾的消化吸收功能，悲忧太过亦能影响于脾，导致食欲不振、脘腹胀满。西医也认为，过度的精神刺激、忧郁、劳累等因素反复作用，可造成大脑皮质功能平衡失调，导致胃出现各种病理改变，长期的失调可产生器质性病变，如慢性萎缩性胃炎、消化性溃疡等。李教授认为情志养生即清心之浊毒，为养生之首要，比饮食、运动及治疗更为重要，情志舒畅，神凝气聚方能养生。对于情志养生，李教授有其独特的总结，即"智者寿""仁者寿"及"乐者寿"。"智者"勤于学习，科学用脑，活到老，学到老，丰富精神生活，延缓大脑衰老；"仁者"怀有仁爱之心，心地善良，胸怀宽广，待人宽厚；"乐者"善于保持积极乐观的心态，不忧愁、不悲虑。李教授常说，对于情志养生，善良是营养素，宽容是调节阀，乐观是不老丹，淡泊是免疫剂。人具备善良、宽容、乐观的内在品质，才能祛除心之浊毒而健康长寿。

（三）用药经验

1. 常用药物

李教授治疗慢性胃炎常用药物有茵陈、黄连、黄芩、黄柏、藿香、佩兰、白花蛇舌草、板蓝根、半枝莲、半边莲、苦参、绞股蓝、鸡骨草、茯苓、白术、苍术、当归、白芍、百合、乌药、半夏、枳实、厚朴、香附、紫苏梗、延胡索、砂仁、柴胡、青皮、广木香、炒莱菔子、三七粉、豆蔻、川芎、鸡内金、合欢花、全蝎、蜈蚣、水蛭、壁虎、僵蚕、冬凌草、白英、蛇莓、藤梨根。

2.用药特点

（1）喜运脾醒脾：李教授认为当代慢性胃炎患者"脾少真虚，多为湿困"，所以很少用人参、党参等纯滋补之品，恐滋腻碍脾，中焦壅滞胀满，反助病邪。他常用健脾运脾之药，比如白术、苍术合用。正如张志聪《本草崇原》云："凡欲补脾，则用白术；凡欲运脾，则用苍术；欲补运相兼，则相兼而用。"另外，李教授还喜欢将砂仁、紫豆蔻合用，二药配伍，芳香化浊，宣通气机，醒脾和中，可有效缓解胃胀、胃痛、纳呆等症状。

（2）芳香苦寒药合用：李教授在临床上治疗慢性胃炎时，多芳香与苦寒之药合用。芳香以化浊，苦寒以解毒。芳香之药，李教授多以藿香、佩兰相伍，藿香为醒脾快胃、振动清阳之妙品，佩兰能宣化湿浊，二药相伍，香而不烈，温而不燥。苦寒之药，李教授多以茵陈、黄连相伍，黄连苦寒，长于清胃肠之湿热，茵陈苦辛、微寒，临床多用于利胆退黄。他在临床实践中发现，茵陈、黄连相须而用，对脾胃湿热、浊毒内蕴者，疗效确切且比较安全。

（3）善用行气理气之药：脾气主升，以升为顺，胃气主降，以降为和，肝主疏泄，调畅气机。浊毒内蕴中焦，气机升降出入失调，脾失健运，胃失和降，肝气郁结，横逆犯胃，患者常有胸脘痞闷、隐痛，脘腹胀满之症，其痞闷胀满感常难以名状，深为之苦。李教授临证常用理气药如柴胡、香附、紫苏、枳实、厚朴、木香、炒莱菔子等。理气药可分为疏理肝气和调畅脾胃之气两类，可辨证应用香附、青皮、柴胡疏理肝气，用枳实、厚朴、木香、炒莱菔子调畅脾胃之气。脾居中央以灌四旁，转输精微、运化水液功能增强，肝之疏泄功能恢复正常，不仅使得浊毒化解，气机的升、降、出、入恢复正常，更可减少浊毒的产生，最终达到标本兼治的目的。

（4）喜用虫类药：虫类药以其走窜通达、疏逐搜剔之性，具有通络、化痰、祛风、祛瘀、解毒等独特的功效。李教授在治疗慢性胃炎伴有肠上皮化生和异型增生时，常用虫类药物祛瘀通络、以毒攻毒。李教授喜用全蝎、蜈蚣、水蛭等。全蝎味辛，性平，有毒，其攻毒散结之功效为历代医家所公认，如张锡纯曾说过："蝎子……专善解毒。"关于蜈蚣，张锡纯在《医学衷中参西录》言其"走窜之力最速"。无论是脏腑还是经络，凡气血凝聚之处皆能开之。两药相须为用，对慢性胃炎及癌前病变具有很好的治疗作用。

（5）寒因寒用：慢性胃炎有的患者畏寒症状较明显，尤其是胃脘部，常常以热水袋热敷，遍用姜、桂、附子而不能缓解，舌质多红，舌苔多黄腻，脉象多弦滑。李教授认为这是浊毒蕴于中焦，阳气不能输布所致，以暖气管道为例，浊毒即管道中之污垢，污垢积塞，管道不通，所以用芳香苦寒之药化浊燥湿解毒才是治本之法。李教授强调寒因寒用必须以舌红或暗红，舌苔黄腻或黄厚腻，脉象弦滑为用药依据。

（6）通因通用：李教授认为慢性胃炎患者多为浊毒内蕴，而二便尤其是大便乃浊毒重要的排出通道。所以，他在临床上十分重视患者大便的通畅与否，大便秘结者通便，大便不成形而黏腻不爽者也可通便以利于浊毒的排出。

（7）结合胃镜、病理用药：李教授常结合胃镜与病理用药。胃镜下胃黏膜变薄，以色白为主，常用当归、白芍、茯苓等；胃黏膜充血水肿、糜烂，常用蒲公英、三七粉、黄连、黄芩等；病理显示有轻度肠上皮化生、异型增生时，常用白花蛇舌草、半枝莲、半边莲、白英、冬凌草等；中度肠上皮化生、异型增生，常用茵陈、土茯苓、苦参、黄柏、莪术、三棱；重度肠上皮化生、异型增生或疑为癌变者，常用穿山甲、全蝎、蜈蚣、土鳖虫、壁虎等虫类药。

（四）经验方

李教授将慢性胃炎的症状总结为十个主要症状：胃胀、胃痛、嗳气、烧心、反酸、痞满、溏泻、便秘、心烦、纳呆，并根据主要症状，结合临床经验拟定了十首常用方剂。具体方药如下：

1. 化浊解毒消胀方

药物组成：厚朴、枳实、重楼、广木香、乌药、炒莱菔子等。

加减：伴见胆汁反流者，加代赭石、苏梗；伴见胸胁胀满者，加柴胡、香附；伴见烧心者，加生石膏、黄连、栀子；伴见反酸者，加瓦楞粉、海螵蛸、浙贝母。

2. 祛浊解毒止痛方

药物组成：延胡索、八月札、白芷、蒲黄、五灵脂、香附等。

加减：伴见腹胀满者，加焦槟榔、炒莱菔子；伴见寐差者，加合欢皮、夜交藤、酸枣仁；伴见大便黏腻不爽者，加葛根、白芍、地榆；伴见心下痞者，加瓜蒌、半夏、黄连；伴见胃黏膜充血水肿、有瘀血者，常加川芎、三七粉以活血通络。

3. 降浊解毒顺气方

药物组成：藿香、清半夏、竹茹、陈皮、丁香、柿蒂等。

加减：伴见心烦口苦，气郁化热者，加栀子、黄连；伴见胃中似痛非痛、似辣非辣、似饥非饥，莫可名状，即嘈杂者，加黄连、乌贼骨；伴见喉间异物感者，加紫苏、厚朴。

4. 清浊解毒凉润方

药物组成：儿茶、黄连、生地黄、牡丹皮、瓦楞子、生石膏等。

加减：伴见毒盛阴伤者，可加沙参、石斛养阴；伴见胃脘疼痛者，加延胡索、白芷；伴见反酸者，加浙贝母、生龙骨、生牡蛎；伴见肝肾阴虚较甚者，可加入玄参、山萸肉。

5. 清浊解毒除酸方

药物组成：白花蛇舌草、吴茱萸、乌贼骨、生龙骨、生牡蛎等。

加减：伴见胃脘灼痛者，加延胡索、川楝子；伴见胃脘胀痛较剧者，加厚朴、广木香、佛手；伴见泛吐清水者，加半夏、茯苓、陈皮；伴见恶心呕吐者，加橘皮、竹茹；伴见大便秘结者，加生大黄、芒硝。

6. 散浊解毒消痞方

药物组成：瓜蒌、黄连、清半夏、厚朴、枳实、半枝莲等。

加减：伴见痰多、恶心者，加旋覆花、代赭石；伴见呕吐者，加陈皮、竹茹；伴胃脘疼痛者，加延胡索、白芷；伴嗳气者，加石菖蒲、郁金、苏叶。

7. 渗浊解毒止泻方

药物组成：藿香、大腹皮、半边莲、半夏、薏苡仁、扁豆等。

加减：若见食积较重者，加枳实、黄连、焦三仙；盛夏之季腹泻较重者，加香薷、佩兰、荷叶；伴见腹胀者，加厚朴、陈皮；兼湿热者，加白头翁、黄连、黄芩、黄柏；腹泻较甚者，加乌梅、石榴皮、诃子肉。

8. 泄浊解毒清肠方

药物组成：海藻、生山楂、马齿苋、芦荟、虎杖等。

加减：若郁而化火者，加虎杖、龙胆草；伴见气逆呕吐者，加半夏、旋覆花；伴见七情郁结者，加柴胡、白芍、合欢皮；伴见伤阴，加生地黄、玄参、麦冬；伴见血虚者，加当归等。

9. 化浊解毒除烦方

药物组成：刺五加、黄连、炒枣仁、合欢皮、合欢花等。

加减：若伴胃脘疼痛者，加延胡索、白芷；伴嗳气频繁者，加石菖蒲、郁金、苏叶；伴头晕目赤、口苦者，加龙胆草、夏枯草；伴失眠、多梦者，加丹参、生龙骨、生牡蛎、远志。

10. 透浊解毒醒脾方

药物组成：藿香、佩兰、连翘、炒莱菔子、炒鸡内金等。

加减：若食滞较重者，加枳实、槟榔；食积化热者，加黄连、黄芩；大便秘结者，加大黄；兼脾虚者，加白术、茯苓；嗳气不止者，可加旋覆花、代赭石、沉香。

四、验案精选

（一）慢性浅表性胃炎案 1

张某，女，58 岁，汉族，农民。2015 年 8 月 10 日初诊。主因间断胃脘部不适伴烧心、反酸 10 余年，加重 3 个月来诊。现病史：患者 10 余年前感冒后出现胃脘部不适，烧心、反酸，2003 年感冒后引发胃部不适于邯郸市人民医院住院，各项检查无明显异常，症状好转后出院。2005 年感冒后引发胃脘不适再次于邯郸市人民医院住院，胃镜提示浅表性胃炎，未做病理。平素冬季易感冒，感冒后均引起胃部不适。既往史：无过敏史，否认肝炎、结核、伤寒等传染病史；否认手术、外伤输血史；预防接种史不详。治疗后（具体用药不详）未见好转，此次为求中药治疗来诊。刻下症：自觉烧心，反酸，舌有灼热感，时有嗳气，无腹胀，大便成形，质干，4～5 日一行，小便可。舌红，苔薄黄，脉弦滑。西医诊断：慢性浅表性胃炎。中医诊断：胃脘痛。中医辨证：浊毒内蕴，湿热阻滞。治法：化浊解毒，清胃制酸。处方：生石膏 30g（打碎，先煎），瓦楞子 15g，海螵蛸 15g，浙贝母 12g，牡蛎 20g，黄芩 9g，黄连 9g，栀子 9g，茵陈 12g，儿茶 2g，生地黄 12g，牡丹皮 9g，砂仁 15g（打，后下），当归 12g，川芎 9g，白芍 30g，茯苓 15g，白术 15g，厚朴 15g，枳实 15g，元明粉 3g。文火煎煮两次，每次 40 分钟，共取汁 400mL，早饭前半小时、晚睡前 1 小时温服，每日 1 剂，共 21 剂。嘱调情志，节饮食，不适随诊。

二诊（2015 年 9 月 7 日）：患者偶有烧心，无反酸、嗳气，口干口苦，纳可，寐欠安、入睡困难，易醒。舌红，苔薄黄，脉弦滑。调方如下：去浙贝母、牡蛎，加白花蛇舌草 15g，半边莲 15g 以清热解毒，加酸枣仁 20g 以养心安神。文火煎煮两次，每次 40 分钟，共取汁 400mL，早饭前半小时、晚睡前 1 小时温服，每日 1 剂，共 14 剂。嘱：调情志，节饮食，不适随诊。

三诊（2015 年 9 月 21 日）：患者无明显烧心、反酸，偶有嗳气，口干口苦好转，入睡可，舌红，苔薄，脉弦细。继续服用上方，加合欢花以解郁安神。继服 14 剂后临床症状基本缓解，疗效明显。

按：西医已明确 Hp 感染为慢性胃炎的最主要的病因，有人将其称为 Hp 相关性胃炎。但其他物理性、化学性及生物性有害因素长期反复作用于易感人群也可引起本病。目前认为，慢性胃炎是由多种因素作用造成的。中医根据本病的症状将其归入"吐酸""嘈杂""胃脘痛"等范畴，认为其病机多为外邪犯胃、饮食内伤、情志失调、湿浊中阻、脾胃虚弱等。本病患者脾胃运化失司，湿邪内生，日久蕴热，浊毒内蕴，影响气机升降，脾失升清，胃失降浊，故而发病。根据患者症状表现及病情变化，辨证论治，随症加减，以"浊毒"理论为指导，运用健脾渗湿、化浊解毒、清胃制酸之法，标本兼治。方中生石膏性大寒，清热泻火，泄肝胃之郁热；瓦楞子、海螵蛸可制酸止痛；牡蛎味咸、涩，质重镇降，可散可收；黄芩、黄连、栀子共清上焦、中焦之郁热；生地黄、当归、川芎、白芍乃四物汤养血和血以固本。白术、茯苓有四君子汤之意健脾祛湿；厚朴、枳实、砂仁、元明粉理气通便，故一诊药后症状基本消失。二诊以白花蛇舌草、半枝莲、半边莲防癌解毒，以防慢性胃炎进一步发展，以健脾固本培元为主进一步进行调理。

本患者是一位中年女性，患者10余年前感冒后出现胃脘部不适，烧心、反酸，经过多次诊疗，诸症有所缓解。慢性浅表性胃炎在古代医学文献中没有完全相同的病名，但是却有很多与之症状相似的描述，多被归为"痞满""胃痛"等范畴。慢性浅表性胃炎大多由邪气外感、情志不畅、素体亏虚、饮食不洁等原因造成气机不畅、脾胃失养，以上腹部胀满疼痛为主要症状。脾胃为后天之本、气血生化之源，而气血为人体功能活动的物质基础，脾胃健旺，气血生化充足，人体就能得到足够的濡养，不容易生病。如果没有脾胃化生的气血源源不断输入，人的生命很难得以维持。简单说就是，人出生后所有的生命活动都有赖于后天脾胃摄入及化生的营养物质，所以说养生应当先健脾胃。这是明代著名医家张景岳说的一句话："土气为万物之源，胃气为养生之主。胃强则强，胃弱则弱，有胃则生，无胃则死。是以养生家必当以脾胃为先。"脾胃一虚，失于濡养，不荣则痛，产生胃脘痛；或因虚致滞，不通则痛，导致疼痛的发生。《素问·举痛论》曰"脉泣则血虚，血虚则痛"，脾胃运化失常，导致气血不足，无以濡养脏腑、经脉，致使胃脘部疼痛的发生。李东垣提出"内伤脾胃，百病由生"一说，脾胃有病必然会影响及其他脏腑。如脾胃气虚，营血大亏，血减则心无所养；胃虚不能上行，则肺无所养；等等。同时，当脾胃受损时，自身也易发生病变，如胃胀，胃脘痛，嗳气等。我们要提醒患者日常注意脾胃的养护，首先是保持积极乐观的心态，不焦虑、不忧愁、不思虑，积极配合治疗。饮食宜清淡，少食煎炸、熏烤、辛辣、油腻的食物，少食甜食；进餐宜缓慢，细嚼慢咽利于消化吸收；饮食不可过饱，以八分饱为宜；不食生冷、坚硬的食物；不食过热的食物；戒除烟、酒、浓茶等不良嗜好。生活作息有规律，劳逸结合，适当运动，可以根据自身体质选择适合自己的运动方式，比如快走、慢跑等，不可剧烈运动。另外注意天气变化，及时增减衣物，避免外感疾病的发生。

（胡贺整理）

（二）慢性浅表性胃炎案 2

曹某，女，59 岁，离退休人员。2020 年 5 月 20 日初诊。主因胃脘部胀满伴隐痛 3 个月。现病史：患者 3 个月前无明显诱因出现胃脘部胀满伴隐痛，2020 年 5 月 17 日于河北医科大学第四医院查胃镜：反流性食管炎，慢性非萎缩性胃炎。胃镜组织活检：（胃窦、胃体）黏膜慢性炎症。治疗后（具体用药不详）未见好转。刻下症：胃脘部胀满伴隐痛，偶有反酸，四肢乏力，纳可，寐可，大便每日 1 次，不成形，质黏。舌红少苔，脉弦滑。西医诊断：慢性浅表性胃炎。中医诊断：胃痞病。中医辨证：浊毒内蕴、肝胃不和证。治法：化浊解毒，养肝和胃。处方：百合 12g，乌药 12g，当归 9g，川芎 9g，白芍 30g，炒白术 6g，三七 2g，五灵脂 15g，延胡索 15g，白芷 15g，砂仁 9g，焦槟榔 12g，莱菔子 12g，藿香 9g，半夏 9g，栀子 12g，寒水石 30g，牡丹皮 12g，生地黄 12g，珍珠母 20g，水蛭 9g。文火煎煮两次，每次 40 分钟，共取汁 400mL，早饭前半小时、晚睡前 1 小时温服，每日 1 剂，共 21 剂。嘱：调情志，节饮食，不适随诊。

二诊（2021 年 6 月 15 日）：胃脘部胀满伴隐痛较前减轻，仍有反酸，乏力，纳眠可，大便每日 1 次，成形，质黏。舌暗红，苔黄白腻，脉弦细滑。于上方基础上去寒水石，加佩兰 12g，海螵蛸 20g 以清热祛湿制酸。文火煎煮两次，每次 40 分钟，共取汁 400mL，早饭前半小时、晚睡前 1 小时温服，每日 1 剂，共 21 剂。嘱：调情志，节饮食，不适随诊。

三诊（2021 年 7 月 6 日）：胃脘部胀满伴隐痛基本已无。纳可，寐可。大便每日 1 次。舌红苔薄黄，脉弦滑细。在二诊处方的基础上去焦槟榔、莱菔子，加黄连 12g，鸡内金 12g，以清热消食。文火煎煮两次，每次 40 分钟，共取汁 400mL，早饭前半小时、晚睡前 1 小时温服，每日 1 剂，共 30 剂。嘱：调情志，节饮食，不适随诊。患者连服 30 剂后，诸症皆减轻，疗效满意。

按： 李佃贵教授考据《说文解字》"浊者，清之反也"和《康熙字典》中"毒，恶也，害也，苦也"，把所有对人体有害的不洁之物和不良的精神神志刺激均称之为"浊毒"。浊毒之邪胶着难愈，邪壅经络，气机不畅，邪不得散，血不得行，津不得布，津血停留，化生痰浊、瘀血，日久耗伤脏腑气血津液，致浊毒内蕴，气滞阻络，脾不升清，胃失和降，阴血耗伤，气虚血郁。脾胃为后天之本，气血生化之源。元气的根本在脾胃，元气足则邪不可干。若脾胃虚弱，气血生化不足，元气不能充则易产生浊毒。脾为阴土，喜燥恶湿，易为湿邪所困；胃为阳土，喜湿恶燥，易为热邪所扰。浊为湿之渐，毒为火热之极，故浊毒邪气易犯中焦脾胃。脾运化失常，水谷精微不能上输于肺、下输膀胱，则水液停聚，日久化生浊邪。脾不运化，则清阳不升，元气不充，脏腑功能减弱。胃失和降，不能受纳和腐熟水谷。浊毒瘀滞体内，脾胃升降失常，气机无法升降浮沉，则邪不得散，津血停滞，日久浊毒加重。浊毒内生，易致胃黏膜受损，湿热熏蒸，使胃黏膜病变。本病的病位在胃，与肝、脾关系密切。病性属虚实夹杂。

慢性萎缩性胃炎，临床多表现为胃脘痞满、嗳气、纳呆、舌红苔黄、脉弦细滑等症状，归属于"痞满""胃脘痛"等范畴。历代医家认为其病因病机或因外感邪气，内伤饮食情志，脏腑功能失调等导致气机郁滞，胃失调养，或因外邪内陷，饮食不化，情志失调，脾胃虚弱等导致中焦气机不利，或因虚气留滞，升降失常而成。该患者女性，59 岁，主因胃脘部胀满伴隐痛 3 个月。就诊时主症：胃脘部胀满伴隐痛，偶有反酸，四肢乏力，纳可，寐可，大便 1 日 1 次，不成形，质黏。舌红少苔，脉弦滑。西医诊断：慢性浅表性胃炎。中医诊断：胃痞病。浊毒理论提倡张子和的"陈莝去而肠胃洁，癥瘕尽而营卫昌"。但在浊毒的治疗上，不是单纯的攻邪，更重要的是"化"，既固本以清源，又解毒以澄流。李佃贵教授从浊毒论治，以化浊解毒、养肝和胃为治疗大法，以藿香、栀子、寒水石等化浊解毒以清除体内浊毒，用当归、白芍、白术、百合等以养肝和胃以固本，加用水蛭以活血通络，针对数次门诊脉证信息，辨证论治，随症加减后患者症状基本消失。

（王志成整理）

（三）慢性萎缩性胃炎案1

李某，男，42岁，汉族，公司职员。2019年9月12日初诊。主因胃脘胀痛10年，加重3天来诊。现病史：患者10年余前无明显诱因出现胃脘部胀满疼痛，未予重视及治疗，后症状反复。既往史：既往无过敏史，否认肝炎、结核、伤寒等传染病史；否认手术、外伤输血史；预防接种史不详。2019年4月30日于河北省中医院查胃镜：慢性浅表-萎缩性胃炎伴糜烂。胃镜组织活检报告：（胃角）轻度慢性萎缩性胃炎，间质水肿，灶性腺体肠上皮化生;（胃窦）轻度慢性萎缩性胃炎，轻度活动，黏膜糜烂，灶性淋巴细胞密集，间质水肿，灶性腺体肠上皮化生。治疗后（具体用药不详）未见好转，此次为求中药治疗来诊。刻下症：胃脘胀满隐痛，食后多加重，嗳气，纳可，寐一般，大便成形，质干，每日1行。舌红，苔黄腻，脉弦细。西医诊断：慢性萎缩性胃炎。中医诊断：胃痞病。中医辨证：气滞血瘀，浊毒内蕴。治法：行气活血，化浊解毒。处方：当归9g，川芎9g，白芍30g，白术6g，三七2g，白花蛇舌草15g，半枝莲15g，黄连12g，茵陈15g，延胡索12g，丹参12g，白芷12g，广木香9g，香附12g，紫苏梗12g，砂仁9g，全蝎3条，蜈蚣3条。文火煎煮两次，每次40分钟，共取汁400mL，早饭前半小时、晚睡前1小时温服，每日1剂，共30剂。嘱：调情志，节饮食，不适随诊。

二诊（2019年10月17日）：胃脘胀满隐痛较前减轻，嗳气减轻，偶有烧心，纳可，寐一般，大便成形，质干，每日1行。舌红，苔黄腻，脉弦细。调整处方，加藿香12g，甘松12g以芳香祛湿化浊，理气止痛。文火煎煮两次，每次40分钟，共取汁400mL，早饭前半小时、晚睡前1小时温服，每日1剂，共14剂。嘱：调情志，节饮食，不适随诊。2021年11月3日于河北省中医院查胃镜：慢性非萎缩性胃炎。

三诊（2021年12月30日）：药后胃脘部堵胀、疼痛好转，烧心、反酸基本消失，现食油腻食物后胃部不适，纳寐可，大便成形，每日1行，舌红，苔黄腻，脉弦滑。调整处方加陈皮9g，鸡内金12g以理气消食。文火煎煮两次，每次40分钟，共取汁400mL，早饭前半小时、晚睡前1小时温服，每日1剂，共14剂。嘱：调情志，节饮食，不适随诊。继服14剂后临床症状基本缓解，疗效明显。

按：本病患者初期以胃脘部胀满疼痛为主症，中医辨证为气滞血瘀，浊毒内蕴。治疗以行气活血、化浊解毒为要，配以全蝎、蜈蚣等虫类药以毒攻毒治疗肠上皮化生。服药30剂后诸症缓解。对于肠上皮化生的患者，为进一步防止癌变，仍需患者积极配合守方继服。方可取得满意疗效。患者由于情志不畅，致使脾胃升降失司，湿浊内阻，久而化生浊毒。浊毒内蕴，阻碍气机，故胃脘胀满、嗳气；舌质红，苔薄黄腻，脉弦细，皆浊毒内蕴之征。黄连大苦大寒，为除湿热之佳品，长于清胃肠之湿热，可泻火解毒，清胃止呕，解渴除烦，消痞除满，《名医别录》谓其能"调胃厚肠"；茵陈味苦，性微寒，入脾、胃、肝、胆经，苦能燥湿，寒能清热，善渗利湿热。二药都归胃经，相伍使用能很好地祛除湿热浊毒之邪，诸症较快缓解，并使损伤的胃黏膜逐渐得到修复。砂仁健脾和胃，香附理气解郁，紫苏理气宽中，木香行气止痛、健脾消食。诸药合用，共奏化浊解毒和胃之功。其余诊次，继服以巩固疗效。

浊毒致病论揭示，慢性胃炎的主要致病因素幽门螺杆菌作为浊毒病邪，由有形的浊邪部分和无形的毒邪部分组成。有形的部分指幽门螺杆菌菌体的部分，而其毒邪的部分，无形体可见，主要指螺旋杆菌致病的毒力。所谓毒力涵括两大类：第一类是菌体携带的致病蛋白质类，如尿素酶、黏蛋白酶、触酶、蛋白质抑制物、溶血素等；第二类是和致病相关的基因（核酸物质），如cagA、vacA、cag致病岛基因、iceA等。幽门螺杆菌感染与中医临床证型的关系和集中度的研究表明，主要证型为浊毒内蕴型。

本处方中黄连、茵陈清热除湿为君药，三七、白芷、延胡索、丹参活血止痛为臣，砂仁健脾和胃，白花蛇舌草、半枝莲清热解毒，香附、紫苏、木香理气宽中，当归、川芎、白芍、白术行气止痛，全蝎、蜈蚣攻毒散结止痛共为佐使。诸药合用，共奏化浊解毒和胃之功。李教授常说，中医是从整体分析问题，针对个体解决问题，这体现了中医的科学性，学习中医应该有充分的自信，因为中医是正确的，它顺应宇宙、自然界、社会、人整体的变化，是在变化中看问题、分析问题的，同时也是在变化中解决问题的。

（胡贺整理）

（四）慢性萎缩性胃炎案 2

张某，女，63 岁，离退休人员。2019 年 12 月 25 日初诊。主因胃脘部胀痛，伴反酸烧心半年就诊。现病史：患者半年前无明显诱因出现，胃脘部胀痛伴反酸烧心，具体治疗不详。2019 年于外院查胃镜：慢性非萎缩性胃炎。组织活检报告：（胃角）轻度慢性，萎缩性胃炎中度活动，黏膜糜烂，间质肌组织增生，灶性腺体肠上皮化生；（胃窦）少许，黏膜轻度慢性，炎症轻度活动。此次为求中药治疗来诊。刻下症：胃脘部胀痛，伴反酸烧心。晨起口苦。乏力。纳可，寐可。大便每日 1～2 次。舌红苔黄厚，有裂纹，脉滑弦细。西医诊断：慢性萎缩性胃炎。中医诊断：胃脘痛。中医辨证：湿浊中阻，浊毒内蕴证。治法：化浊解毒，清化湿热。处方：白芍 30g，炒白术 6g，三七 2g，五灵脂 15g，延胡索 15g，白芷 15g，砂仁 9g，黄连 12g，茵陈 12g，广木香 9g，香附 15g，苏梗 12g，川厚朴 12g，枳实 12g，姜黄 9g，郁金 12g，全蝎 3 条，蜈蚣 3 条。文火煎煮两次，每次 40 分钟，共取汁 400mL，早饭前半小时、晚睡前 1 小时温服，每日 1 剂，共 14 剂。嘱：调情志，节饮食，不适随诊。

二诊（2020 年 1 月 9 日）：胃部胀痛伴烧心较前减轻，仍有口苦乏力。纳可，寐可，舌红苔黄腻，脉弦滑。加柴胡 15g，青皮 15g 以疏肝理气解郁。文火煎煮两次，每次 40 分钟，共取汁 400mL，早饭前半小时，晚睡前 1 小时温服，每日 1 剂，共 14 剂。嘱：调情志，节饮食，不适随诊。

三诊（2020 年 1 月 25 日）：胃部胀痛伴烧心基本已无。晨起仍有口苦，纳可，寐可。大便每日一次。舌红苔薄黄，脉弦滑细。继服原方，加龙胆草

9g，藤梨根 12g，蛇莓 12g 以清热解毒。文火煎煮两次，每次 40 分钟，共取汁 400mL，早饭前半小时、晚睡前 1 小时温服，每日 1 剂，共 30 剂。嘱：调情志，节饮食，不适随诊。患者连服 30 剂后，诸症皆减轻，疗效满意。

按：慢性萎缩性胃炎伴见异型增生和肠化，在临床上被称为"癌前病变"，多表现胃脘疼痛、脘腹胀闷、嗳气、嘈杂、反酸等症状。因脾主升清，胃主降浊，多种因素造成胃纳失职，脾运失常，升降失常，清气不升，浊气内阻，导致多种病证发生，而且本病病程较长，久虚不复。李佃贵教授认为，该病症的基本病理改变一是本虚，一是浊毒。本虚以脾胃气虚、脾胃阳虚、胃阴虚为主要症状，所以助运是恢复脾胃功能的基本治法之一，若脾胃气虚则健脾益气助运，脾胃阳虚以温运，胃阴虚应滋阴助运；浊毒是病变过程中主要的病理产物之一，治疗中化浊、消浊、降浊随症加减，临床多有效验。以浊毒理论防治胃癌癌前期病变，为胃癌癌前病变的中医药防治提供了新的治疗思路。李教授结合多年临证经验，认为情志因素是导致慢性萎缩性胃炎的主要病因之一，本病病位在脾胃，涉及心、肝。脾胃居于中焦，为后天之本、气血生化之源。脾主运化，以升为顺，胃主受纳，以降为和。《素问·六节藏象论》曰："肝者，罢极之本，魂之居也。"肝主疏泄，调畅气机，体阴而用阳，行疏泄助脾胃运化，正如《血证论》云："木之性主于疏泄，食气入胃，全赖肝木之气以疏泄之，而水谷乃化；设肝之清阳不升，则不能疏泄水谷，渗泻中满之证，在所不免。"因情志不畅，或思虑郁怒导致木郁失于条达，脾运失司，脾气散精功能失常，水谷精微堆积，化生痰湿，阻滞脉络，日久化浊生毒。浊毒内蕴中焦，气机升降失调，气血壅滞，胃失荣养，损伤胃络，渐致胃腺体萎缩。浊毒内蕴日久，耗气伤阴，出现浊毒伤阴证，加之患者精神压力，肝气郁结，气机不畅，气滞日久，必有血瘀，即久病入络，故本例治以化浊解毒、滋阴化瘀通络之法。可逆转阻断肠上皮化生和异型增生，截断癌前病变的发展并逆转其病理改变。滋阴化瘀通络之法治疗慢性萎缩性胃炎癌前病变，充分体现了中医辨证论治、治病求本的特色。

李佃贵教授从浊毒论治，以化浊解毒、滋阴化瘀通络为治疗大法，通过数次门诊脉证信息，辨证论治，随症加减后，患者症状缓解。临床表明依据本法治疗慢性萎缩性胃炎浊毒中阻、络瘀阴伤证，可逆转肠上皮化生、异型增生的进程，截断癌前病变发展过程，疗效确切。

（王志成整理）

（五）慢性萎缩性胃炎案 3

李某，男，53 岁，汉族，农民。2015 年 8 月 11 日初诊。主因间断胃脘部胀闷、嗳气 3 个月余，加重 1 周来诊。现病史：患者 3 个月余前无明显诱因出现胃脘部胀闷，于河北省某医院查电子胃镜：慢性浅表性胃炎伴糜烂，胃息肉，灶性肠化。具体用药不详，治疗后症状无明显改善。既往史：既往一般状况健康，无过敏史，否认肝炎、结核、伤寒等传染病史；否认手术、外伤输血史；预防接种史不详。此次为求中药治疗来诊。刻下症：胃脘部胀闷不适，嗳气，心烦急躁，食欲可，寐不安，大便质稀，每日 2 行，舌紫暗，苔薄黄腻，脉弦滑。西医诊断：慢性萎缩性胃炎。中医诊断：胃痞病。中医辨证：肝郁气滞，浊毒内蕴。治法：化浊解毒，清热利湿。处方：百合15g，乌药 12g，柴胡 12g，青皮 15g，紫苏梗 15g，香附 15g，甘草 6g，白花蛇舌草 15g，黄连 12g，半枝莲 15g，板蓝根 15g，合欢花 15g，全蝎 3 条，蜈蚣 2 条，广木香 9g。文火煎煮两次，每次 40 分钟，共取汁 400mL，早饭前半小时、晚睡前 1 小时温服，每日 1 剂，共 7 剂。嘱：调情志，节饮食，不适随诊。

二诊（2015 年 8 月 18 日）：胃脘部胀闷、嗳气均减轻，纳寐可，大便稀，每日 2 行，舌紫暗，苔薄黄腻，脉弦滑。调方如下：患者目前病情好转，原方去合欢花，加枳实、厚朴以理气消痞。文火煎煮两次，每次 40 分钟，共取汁 400mL，早饭前半小时、晚睡前 1 小时温服，每日 1 剂，共 7剂。嘱：调情志，节饮食，不适随诊。

三诊（2015 年 8 月 25 日）：胃脘部不适、嗳气均减轻，纳寐可，大便每日 2 行，排不尽感，质可，小便可，舌红苔薄黄，脉弦滑。调方如下：加葛根 12g，白头翁 12g 以清热凉血解毒。文火煎煮两次，每次 40 分钟，共取汁400mL，早饭前半小时、晚睡前 1 小时温服，每日 1 剂，共 14 剂。嘱：调情志，节饮食，不适随诊。继服 14 剂后临床症状基本缓解，疗效明显。

按：本病患者初期以胃脘胀闷不适为主症，中医辨证为肝郁气滞、浊毒内蕴，治疗以疏肝理气解郁、化浊解毒为要，配以全蝎、蜈蚣等虫类药以毒攻毒治疗肠上皮化生。服药 14 剂而诸症缓解，而对于肠上皮化生的患者，为进一步防止癌变，仍需患者积极配合，守方继服，方可取得满意疗效。慢性萎缩性胃炎伴见肠化，在临床上被称为"癌前病变"，多表现胃脘疼痛、脘腹胀闷、嗳气、嘈杂、反酸等症状。就西医而言，辅助检查也是诊疗疾病的重要方式，据研究慢性萎缩性胃炎浊毒内蕴证中肠上皮化生和异型增生所占比例最高，近年来许多中医学者对胃炎辨证分型以及中医证型与内镜分类的相关性做了大量工作，为中医治疗慢性萎缩性胃炎的规范化、系统化积累了大量经验。慢性萎缩性胃炎的临床诊断及治疗无论是中医还是西医都离不开胃镜检查和病理检查。

"浊"的理论源于古代医学典籍，《素问·经脉别论》中说浊指水谷精微的浓浊部分，《素问·五脏别论》提出六腑"受五脏浊气，名曰传化之府"，也就是说，存在于六腑的水谷浊物不同于五脏储藏的精微物质，呈浑浊不清的形态。《金匮要略·脏腑经络先后病脉证》中记载："清邪居上，浊邪居下。"明确地提出浊为邪气，浊与湿类同。《内经》提出浊为浓浊的饮食精微物质或者排出的污浊之物。此外，《温热论》中曰："湿与温合，蒸郁而蒙蔽于上，清窍为之壅塞，浊邪害清也"《说文解字》对毒的解释为"毒，厚也；害人之草"，《辞源》解释"毒"为"苦恶有害之物"，《金匮要略心典》提出："毒，邪气蕴结不解之谓。"《诸病源候论·时气取吐候》中曰："夫得病四日，毒在胸膈，故宜吐；心胸烦满，此为毒气已入。"浊有胶质形态，毒有毒性属性，浊毒作为两个具有独立意义的文字，常关联致病，故以浊毒并称。李佃贵国医大师在自己多年临床经验的基础上，继承和发扬历代医家的学术精华，首创了"浊毒理论"。

慢性萎缩性胃炎癌前病变属中医"胃痞"范畴。"胃癌前病变"，根据WH01997 年胃肠病学专家会议指出，包括两个方面：癌前状态，指一些发生胃癌的危险性明显增加的临床情况，如慢性萎缩性胃炎、胃息肉、手术后残胃、胃溃疡等；癌前病变，指一类容易发生癌变的胃黏膜病理组织变化，即胃黏膜的异型增生和肠化。慢性胃炎到胃黏膜萎缩到肠上皮化生到异型增生到胃癌的发展模式目前已为国内外多数学者所认同。患者二诊时，情志控制良好，寐可，去除安神解郁之合欢花、合欢皮；三诊时，患者大便每日2行，有排不尽感，予原方加鸡内金、瓜蒌健胃润肠通便，缓解症状，两周后随诊，排便顺畅。

李佃贵教授在诊治过程中，始终面带笑容，与患者亲切的交谈，面对患者的担心不安，宽慰患者，建立患者对治疗的信心，用专业的知识和严谨的态度缓解改善一个又一个患者的病痛，完美地结合了科学技术与人文精神。"医者仁心"是一个医生敬业的最高的体现，李佃贵教授的仁术、仁德、仁心是我们需要学习的，也是给我们这些晚辈留下的珍贵精神财富，用多年的漫长从医之路，诠释了什么叫敬业，什么叫"医者仁心"。

（胡贺整理）

（六）胃癌前病变案1

侯某，男，58岁，汉族，公司职员。2021年8月9日初诊。主因胃脘部胀满不适2年，加重伴烧心1个月来诊。现病史：患者2年前无明显诱因出现胃脘部胀满不适，未予重视及治疗，后症状反复。既往史：既往一般状况健康，无过敏史，否认肝炎、结核、伤寒等传染病史；否认手术、外伤输血史；预防接种史不详。2019年7月26日于德州市人民医院查胃镜：食管黏膜下隆起（建议超声胃镜检查）；慢性浅表萎缩性胃炎；胃体黏膜病变，性质待诊。胃镜组织活检:（胃体黏膜）慢性中-重度萎缩性胃炎，部分腺体低级别上皮内瘤变；慢性炎细胞（++），活动性（++），肠上皮化生（+++）。2020年11月26日于河北医科大学第四医院查胃镜：贲门炎，慢性萎缩性胃炎，食管黏膜下肿物。胃镜组织活检:（贲门）黏膜慢性炎症;（胃体）黏膜慢性炎症伴轻度肠上皮化生。治疗后（具体用药不详）未见好转，此次为求中药治疗来诊。刻下症：胃胀，饭后烧心，偶胃隐痛，面色晦暗，纳可，寐可，大便成形，质黏，每日1行。舌紫暗，苔黄腻，脉弦滑。西医诊断：慢性萎缩性胃炎，肠上皮化生。中医诊断：胃痞病。中医辨证：浊毒内蕴，胃络瘀阻。治法：化浊解毒，活血止痛。处方：石膏 30g，黄连 9g，白花蛇舌草 15g，半枝莲 15g，黄连 12g，茵陈 15g，苦参 12g，鸡骨草 15g，寒水石 20g，丹参 15g，川芎 9g，水蛭 9g，僵蚕 12g，土鳖虫 9g。文火煎煮两次，每次 40 分钟，共取汁 400mL，早饭前半小时、晚睡前 1 小时温服，每日 1剂，共 30 剂。嘱：调情志，节饮食，不适随诊。

二诊（2021 年 9 月 9 日）：食油腻食物后烧心明显，偶胃隐痛，神疲乏力，纳可，寐可，大便成形，质黏，每日 1 行。舌紫暗，舌边瘀，苔黄燥腻，脉弦滑。调整处方，上方加瓦楞子 20g，海螵蛸 20g 以清胃制酸。文火煎煮两次，每次 40 分钟，共取汁 400mL，早饭前半小时、晚睡前 1 小时温服，每日 1 剂，共 14 剂。嘱：调情志，节饮食，不适随诊。

三诊（2021 年 9 月 23 日）：药后胃胀，嗳气减轻，双下肢乏力，口干，食油腻食物后烧心，右肋下窜痛，纳可，寐可，大便成形，每日 1 行。舌红，苔黄腻，脉弦滑。调整处方去寒水石，加鸡内金 12g，三七 6g 以活血化瘀消食。文火煎煮两次，每次 40 分钟，共取汁 400mL，早饭前半小时、晚睡前 1 小时温服，每日 1 剂，共 14 剂。嘱调情志，节饮食，不适随诊。继服 14 剂后临床症状基本缓解，疗效明显。

按：本病患者初期以胃脘部胀满不适为主症，中医辨证为浊毒内蕴、胃络瘀阻，治疗以化浊解毒、活血止痛、养肝和胃为要。慢性萎缩性胃炎伴见异型增生和肠化，在临床上被称为"癌前病变"，多表现胃脘疼痛、脘腹胀闷、嗳气、嘈杂、反酸等症状。慢性萎缩性胃炎为一种慢性疾病，其治疗亦是一个漫长过程，古训有"中焦如衡，非平不安"之说，因此，李教授强调整体制方不能过偏过亢，用药宜轻灵平和，调整脾运胃降、恢复脏腑气机。制方时强调以下几点：①调理脾胃，健脾与运脾相结合；②化湿浊痰用藿香、砂仁、陈皮等辛温而不燥烈之品；③理气重调升降，谨防香燥伤阴，用药宜遵叶天士"忌刚用柔"之说，用理气而不伤阴之香橼、佛手等；④活血通络慎用破气逐瘀之品，当兼顾养血，常用活血而不伤正之丹参、三七粉等；⑤滋阴用补而不腻的百合、石斛、麦冬等；⑥调补脾胃用平淡之太子参、山药、扁豆。

本患者经电子胃镜及病理活检确诊为慢性中－重度萎缩性胃炎伴肠上皮化生，中医认为其属胃脘痛范畴，一般认为其多由饮食所伤，情志不舒，导致肝胃不和，胃气失和，通降失职，浊邪内停；日久则脾失健运，水湿不化，郁而不解，蕴积成热，热壅血瘀而成毒，形成浊毒内壅之势。热毒伤阴，浊毒瘀阻胃络，导致胃体失去滋润，胃腺萎缩。故选择化浊解毒、活血止痛、养肝和胃之法，诸症逐渐减轻乃至临床基本治愈。

（胡贺整理）

（七）胃癌前病变案 2

周某，女，75 岁，离退休人员。2019 年 12 月 23 日初诊。主因胃脘部疼痛伴灼热感半年。现病史：患者半年前无明显诱因出现胃脘部疼痛伴灼热感。2019 年 12 月 11 日于河北省中医院查胃镜：十二指肠降段浅表隆起型病变，性质待病理；慢性非萎缩性胃炎伴糜烂。胃镜组织活检：（胃体息肉）胃底腺息肉；（胃窦）活检黏膜慢性炎症，黏膜糜烂，间质水肿，腺体肠上皮化生；（十二指肠降段）黏膜慢性炎症，急性活动，黏膜糜烂，间质水肿，局部腺体中度异型增生，请结合临床，必要时再取活检。治疗后（具体用药不详）未见好转。刻下症：胃脘部疼痛伴灼热感，无反酸，口中有异味，纳可，寐可，大便每日 1 ～ 2 次，偶不成形，质黏。舌红少苔，脉弦滑。西医诊断：慢性萎缩性胃炎、肠上皮化生。中医诊断：胃脘痛。中医辨证：气滞血瘀，浊毒内蕴证。治法：行气活血止痛，化浊解毒。处方：百合 12g，乌药 12g，当归 9g，川芎 9g，白芍 30g，炒白术 6g，三七 2g，山甲珠 6g，全蝎 3 条，蜈蚣 3 条，生石膏 15g，儿茶 9g，生地黄 12g，牡丹皮 12g，海螵蛸 20g，瓦楞子 20g。文火煎煮两次，每次 40 分钟，共取汁 400mL，早饭前半小时，晚睡前 1 小时温服，每日 1 剂，共 30 剂。嘱：调情志，节饮食，不适随诊。

二诊（2021年3月31日）：胃脘部疼痛伴灼热感较前减轻，仍有嗳气，口干，乏力，纳眠可，二便调。舌暗红，苔黄白腻，脉弦细滑。于上方基础上加延胡索15g，白芷12g以行气活血止痛。文火煎煮两次，每次40分钟，共取汁400mL，早饭前半小时，晚睡前1小时温服，每日1剂，共30剂。嘱：调情志，节饮食，不适随诊。

三诊（2021年4月28日）：患者诸症皆除，原方继服1个月后疗效满意。

按：本患者经电子胃镜及病理确诊为（胃窦）慢性萎缩性胃炎，伴灶性肠化。经中医药系统治疗后，可见病理的转变。本例患者以"胃脘部疼痛伴灼热感"为主诉，中医认为其属"胃脘痛"范畴。"胃脘痛"之名最早见于《内经》。《灵枢·邪气脏腑病形》指出："胃病者，腹䐜胀，胃脘当心而痛。"《寿世保元·心胃痛》指出："胃脘痛者，多是纵恣口腹，喜好辛酸，恣饮热酒煎煿，复食寒凉生冷，朝伤暮损，日积月深，自郁成积，自积成痰，痰火煎熬，血亦妄行，痰血相杂，妨碍升降，故胃脘疼痛。"从症状辨析，可见胃痛固定持续，时有刺痛，或有包块，舌质暗红或有瘀斑瘀点。电子胃镜示胃黏膜凹凸不平，溃疡，出血点，息肉；胃黏膜活检提示胃黏膜不典型增生或肠上皮化生。瘀久生热，热极成毒，行气活血同时配用山甲珠、全蝎、蜈蚣解毒化瘀，瘀去毒清，药到病除。肠型化生及异性型增生属癌前病变，对该患者要注意密切随访。

慢性萎缩性胃炎是以胃黏膜上皮和腺体萎缩、数目减少、胃黏膜变薄、黏膜基层增厚为主要病理改变的消化系统疾病。肠上皮化生是指胃黏膜上皮转变为含有帕内特细胞或杯状细胞的小肠或大肠黏膜上皮组织，肠上皮化生是胃黏膜损伤的一个指标，也是慢性萎缩性胃炎的重要上皮变化。胃黏膜的肠上皮化生是胃癌形成的重要因素。慢性萎缩性胃炎伴肠上皮化生归属于"痞满""胃脘痛"等范畴。李佃贵教授从浊毒论治，以行气活血止痛、化浊解毒为治疗大法，通过数次门诊脉证信息，辨证论治，随症加减后，患者的症状基本消失。临床表明，依据本法治疗慢性萎缩性胃炎气滞血瘀、浊毒内蕴证，可逆转肠上皮化生，控制或延缓异型增生的进程，截断癌前病变发展过程，疗效确切。

（王志成整理）

【参考资料】

［1］莫丽蓉，杨金芳，虎金朋，等.幽门螺杆菌感染与慢性胃炎胃黏膜病理变化的研究［J］.宁夏医学杂志，2021，43（5）：442-444.

［2］赵鸿润，陈文忠，陈鑫源，等.中医药治疗慢性浅表性胃炎的研究进展［J］.中西医结合护理（中英文），2020，6（8）：143-146.

［3］黄文东.继承整理李东垣学说的体会1978［J］.上海中医药杂志，1978，1：18-20.

［4］张声生，唐旭东，黄穗平，等.慢性胃炎中医诊疗专家共识意见（2017）［J］.中华中医药杂志，2017，32（7）：3060-3064.

［5］王正品，李佃贵，杜艳茹，等.浊毒致病论与现代中医病因学［J］.中医杂志，2010，51（1）：11-13.

［6］杜艳茹，檀书庭，徐伟超，等.李佃贵教授应用浊毒理论治疗慢性萎缩性胃炎临床经验［J］.河北中医，2017，39（5）：645-648.

［7］李佃贵.中医浊毒理论体系研究初探［C］.第五届著名中医药学家学术传承高层论坛论文集，2009：334-337.

［8］许筱颖，郭霞珍.浊毒致病理论初探［J］.辽宁中医杂志，2007（1）：28-29.

［9］翟付平，王力普，李春蕾，等.李佃贵治疗慢性萎缩性胃炎伴异型增生的临床经验［J］.江苏中医药，2021，53（5）：22-24.

［10］张丽，毛宇湘.基于浊毒理论分型辨治慢性胃炎［J］.环球中医药，2020，13（11）：1911-1914.

［11］李佃贵，张金丽，石海亮，等.以浊毒立论防治胃癌癌前期病变［J］.中国全科医学，2008，11（12）：1096-1097.

［12］刘启泉，李佃贵，张纨，等.慢性胃炎从浊毒论治［J］.北京中医药大学学报，2010，33（3）：153-155.

［13］杜艳茹，王彦刚.李佃贵脾胃临证医案精选［M］.北京：科学技术文献出版社，

2019：88-89.

［14］蔡春江，李佃贵.李佃贵教授治疗慢性胃炎经验举隅［J］.中国中医药信息杂志，2001，8（6）：74.

［15］张金丽，李佃贵，王彦刚，等.慢性萎缩性胃炎6种证型胃镜表现的研究［C］.河北省中医药文化交流协会第一届年会暨中医药学术交流大会论文集，2013：101-103.

［16］李佃贵，王彦刚，娄莹莹.李佃贵治疗胃癌前病变经验［J］.世界中医药，2009，4（1）：19-20.

［17］娄莹莹.李佃贵教授治疗慢性萎缩性胃炎处方用药特点［C］.中华中医药学会脾胃病分会第二十三次全国脾胃病学术交流会论文汇编，2011.

［18］张泰，张北华，马祥雪，等.从"瘀、毒、郁"探讨慢性萎缩性胃炎的病机［J］.中医杂志，2022，63（3）：229-233.

［19］王晶，刘小发，刘梦凡，等.国医大师李佃贵诊治脾胃病经验［J］.光明中医，2022，37（2）：220-222.

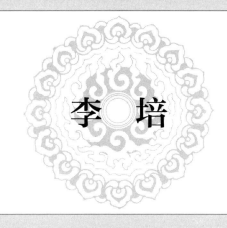

李培

一、医家简介

李培（1950—　），男，教授、主任中医师，全国老中医药专家学术经验继承工作指导老师，全国名老中医药专家传承工作室指导老师，成都中医药大学博士研究生导师，四川省学术技术带头人，四川省第二届十大名中医，享受国务院政府特殊津贴专家。任世界中医药学会联合会内科专业委员会常务理事、中华中医药学会内科分会常务理事、中华中医药学会脾胃病分会常务理事、四川省中医药学会副会长、绵阳市中医药学会会长。

李老从事中医临床、教学、科研工作50余年，研制院内制剂5个，主研及参研国家、省、市级课题15项，获得省、市科技进步奖9项，主编著作3部。带教国家和省级学术传承人4人，培养博士后、博士、硕士40余人。李老及其弟子发表论文70余篇。

二、学术思想

（一）四诊合参，重视舌脉

李老博览先贤论著，鉴前人所思所想，在理论研究与临床实践相结合的过程中不断完善自己的认识，同时将西医诊断方法融入中医辨证论治体系中，最终形成具有一定特色的辨证－辨病结合思路。李老指出，四诊不能相互替代，而是相互补充，四诊合参，从而为辨证提供尽可能全面、准确的依据，综合分析患者的病因、病机、病性、病位。

舌诊、脉诊是中医诊断中的重要环节，是体现传统中医特色的诊断方法。李老擅从舌诊、脉诊中发现重要病理因素，进而形成基本病机，为遣方用药奠定基础。善察舌脉者，见微知著，析脏腑之疾，察三焦之弊，觉胃肠之候，如此执二法而谋全局。舌诊有整体和局部之分：察整体，可知全身虚实寒热与气血阴阳之变；察局部，可知疾病在某脏、某腑，三焦某部及胃肠某处。

脉象是体现脏腑气血盛衰的重要客观指征，能反映疾病的本质。临证时，李老将脉诊分为两个层面：察总体、辨三部。"察总体"指通过把握脉象的总体趋势，以了解人体气血的盈亏与正邪的强弱；"辨三部"则通过细分左右手寸、关、尺三部脉的特征，以确定何脏、何腑之弊。察整体时，李老常超过三部的范围，以便更好把握脉搏来去盛衰、长短滑涩的基本态势，从而可大致确定病变的因素。基于整体脉象，李老进一步细察左右手三部的差异，从而定位于某脏、某腑。李老常教导学生，掌握脉诊要领是熟练并准确应用脉学于临床的重要前提，《濒湖脉学》是脉学之代表作，以诗歌形式较全面地概括了常见脉象的特征和意义，条理清晰，朗朗上口，便于诵读记忆，是中医人时习之书。

（二）辨证辨病，中西结合

李老治疗脾胃疾病，尊崇"辨证论治"之法，指出脾胃疾病有诸多主证和兼证，病机错综复杂，必须注意辨别气血阴阳，时时审察寒热虚实，观察患者整个病情变化，做到药随证转，灵活变通，随证化裁，才能提高疗效。李老在"辨证论治"的同时，还强调"辨病论治"，针对性更强，疗效更佳。李老重视辨证、辨病相结合，这是中医的精华。

中医是宏观医学，整体观念与辨证论治是其长处，西医是微观医学，对局部研究与对抗治疗细致深入。未来医学之发展趋势大略为二者配合，取长补短。李老思维开阔，不拘一格，临床常证病双辨，中西结合，既有利于诊断，又可增强疗效，还能防止漏诊误诊、规避医疗风险。如慢性胃炎久治不愈或伴黑便、吞咽困难者，李老必嘱行胃镜检查，以确认有无糜烂、溃疡或肿瘤疾病，必要时取活检并定期复查。幽门螺杆菌与慢性胃炎、胃肠溃疡、胃癌等密切相关，故李老临床常选用 ^{13}C 尿素呼气试验，且对阳性患者施以抗 Hp 标准药物治疗。李老常言："医以愈病为目的，切勿存门户之见，凡能解患者病困者，即为良法。"

（三）协调土木，运转枢机

脾胃与肝关系密切。肝属木，主升发，主疏泄；脾属土，主运化；木能疏土，土能培木，二者互相影响，密不可分。若肝失疏泄，横逆犯脾，脾失健运则运化失司；肝气横逆犯胃，则胃失和降。肝郁气滞则血运瘀滞，日久则瘀结胃络。李老指出，无论肝病传脾抑或脾病及肝，治疗时均需兼顾，并提出"协调土木，运转枢机"的思想，即在治疗脾胃相关病证时，须兼顾脾胃与肝的生理功能与特性，着眼于气血、虚实、寒热六大治疗要点，祛除病理因素，"损其有余，补其不足"，以期土木调和之态。

（四）妙择成方，随症加减

李老驳斥金代张元素"运气不齐，古今异轨，古方新病，不相能也"之说，常谓："前人成方，多系其毕生心血，非穷究医道不可得，若不加以继承，与身在宝山不识宝无异。"李老认为临证匆匆组方，与反复琢磨推敲精研所得之方有天壤之别，切不可随意创制新方，妄自尊大、自我陶醉。然《格致余论》所言"用古方治今病，正如拆旧屋，凑新屋"之说甚有道理，应据《医医病书》所倡，"用古方必求其立方之故"，通过辨证准确把握病机，妙择成方，再随症加减，使方与病情相合，则何愁其效不显，又何来泥方之讥！历来经方、时方之争亦属无稽，大可休矣，经方之精，而时方亦凝练高效，又何须弃之？临证当如仲景所言"博采众方"效佳，经方、验方，愈病即为良方。如脾胃气虚当选四君子汤，若纳差且有便溏者当用参苓白术散，以泄泻为主者当用七味白术散，有清阳下陷而久泻肢倦或有低热者当用补中益气汤。心脾两虚、气血双亏最宜用小建中汤合当归补血汤，胃阴不足、口渴易饥宜用沙参麦冬汤合芍药甘草汤，寒热错杂之胃痞首选半夏泻心汤，痰食交阻之胃痞用枳实消痞丸。李老临证选方之机巧，可谓运用自如。

（五）专病专方，临床效佳

李老深爱中医药事业，追求精益求精。悉心研习四大经典等古典医著，旁及各家，精研经旨，博览西医知识，形成了自己的学术思想体系。在临床实践中，不因循守旧，讲求医随人变、药因证变，不断创新，形成了学有专长、术有专攻、病有专方的特色，成为学术渊博、久负盛名的中医临床专家。李老对胃痛、胃痞、泄泻、久痢、便秘、黄疸、胁痛、胰瘅、鼓胀、哮证、喘证、久咳、癃闭、水肿、心悸、失眠及湿疹等病证的诊治具有独到见解和显著疗效。特别对脾胃病的研究和治疗有很深造诣，系统研究了脾胃疾病诊治规律。李老在强调辨证施治的同时，重视专病专方的研究与运用，常常在临床之余，思索凝练临床疗效好的专病专方，并带领团队研制温中养胃合剂、调中平胃合剂、翁榆合剂、虚秘合剂、枳硝润肠合剂等院内制剂，广泛运用于临床，疗效颇佳。

（六）善用对药，精于配伍

对药是指由两味药搭配而形成的有特定配伍关系的处方用药组合。二者或协同增效，或相反相成，或升降相须，或散敛相济，或一刚一柔，或一动一静，内涵十分丰富。李老常云："有些对药径为一方，有些对药则为一方之主药，若能合理运用，常获提纲挈领之捷效。"也可以说，精研药对，遣方用药即可渐入臻境。如李老常用脾胃病之名方金铃子散，其中延胡索行气活血，为血中之气药，乃止痛之佳品，川楝子疏肝泄热、解郁止痛，二药相伍，理气止痛甚效。良附丸之高良姜长于温胃散寒，香附长于疏肝行气，合而共奏温中散寒、理气止痛之功。乌贝散中乌贼骨收敛制酸、止痛止血，浙贝母清热散结、软坚化痰，两药合之，为李老治疗胃酸过多、胃十二指肠溃疡之良方。李老善用对药，临证时常信手拈来。

（七）寒温并用，气血同调

脾为阴脏，若素体脾阳不振，每易从阴化寒，而胃为阳腑，乃多气多血之地，属阳明经，易从热化，故脾胃病常呈寒热错杂之势。脾胃属土而肝属木，若肝木疏泄太过则必乘脾土，若肝木郁而不伸则可致木不疏土，况土衰则木无以植，亦有虚风之患，故李老治慢性胃炎常肝、脾、胃与气血兼调，所谓整体观念，此之谓也。另外《临证指南医案》有云"脾宜升则健，胃宜降则和"，故常用风药以升清，且于降浊时兼施肃肺之品也。如李老喜用左金丸，其中苦寒之黄连泻火，为君，辛热之吴茱萸降逆止呕、制酸止痛，又能制约黄连过于寒凉，二者一清一温，苦降辛开，可收相反相成之效。秦伯未曾云："吞酸而兼有痰湿黏涎的，酌加吴茱萸用量，效果更捷。"故临床中李老善用吴茱萸，根据病情，用量灵活。"初病在经，久痛入络"，诊治慢性胃炎必兼调气血，尤其瘀阻胃络者，活血祛瘀之药切不可少。《时方歌括》之丹参饮系治疗心胸疼痛验方，但李老临证治疗脾胃病极喜用之。其中丹参活血祛瘀、通经止痛，檀香、砂仁价格昂贵，改为木香畅利胸膈、调理脾胃，草豆蔻行气调中、和胃醒脾，三药相合，既主气又主血，既主寒又主滞，对气滞血瘀、长期难愈之胃脘痛疗效甚佳。

（八）温中补虚，顾护阴液

李老以李东垣思想和《伤寒论》《金匮要略》温助阳气思想为基础，结合自身实践，强调在治疗虚实夹杂诸疾时，均以温中补虚为要，不限于内伤发热。温中之品以黄芪、党参、炙甘草、炒白术/生白术、陈皮、桂枝、肉桂、生姜/干姜/炮姜、高良姜、吴茱萸、熟附子为代表。

李老总结叶天士等温病学医家的养阴治法，同时结合自身临床实践，认为"养阴"当有脏腑层次之别：阴虚于上，损及心肺，当以养阴生津为主；阴亏于中，损及脾胃，当以益阴增液为主；阴伤于下，损及肝肾，当以滋阴填精为主。

虽脾胃均为后天之本，然脾与胃，一脏一腑，一阴一阳，一里一表，生理功能有别，故李老认为，脾阴、胃阴当分而论之。脾阴为脾本脏之阴精，是构成和滋养脾本身之阴液。脾阴虚治法，《素问·刺法论》云"宜甘宜淡"，以山药、茯苓、扁豆、石斛、莲肉、粳米等甘淡之品平补脾阴。胃阴乃胃中津液，用以濡润食物，腐熟水谷。唐容川《血证论》云"胃……津液尤是融化水谷之本"。因脾胃阴虚病机有别，故李老强调遣方用药应各有侧重。叶天士在《临证指南医案》中提及养胃阴之法"不过甘平，或甘凉濡润，以养胃阴，则津液来复，使之通降而已矣"，如沙参麦冬汤、益胃汤、五汁饮诸方，均取法甘寒或甘凉，堪称养胃阴良方。李老认为，脾阴与胃阴，泾渭分明，补脾阴、养胃阴切忌混淆，养胃阴宜甘寒凉润，滋脾阴宜甘淡平补，此乃正法也。

三、临床特色

（一）论治慢性胃炎临床特色

1. 传承创新

《素问·灵兰秘典论》云："脾胃者，仓廪之官，五味出焉。"因脾胃为机体生、长、化、收、藏之源泉而被尊为"后天之本""气血生化之源"。金元四大家之一、中医"脾胃学说"的创始人李东垣提出"百病皆生于脾胃"。清代医家黄元御对脾胃疾病发生发展的病机作了精辟的论述："胃主降浊，胃逆则浊气上填，仓廪不纳，恶心、呕吐之病生焉。脾主升清，脾陷则清气下瘀，水谷不消，胀满泄利之病生焉。"

在这些先贤思想的指导下，结合临床实践，李老认为慢性胃炎的病因主要为外邪、饮食、情志、禀赋、大病久病后脾胃虚弱等，主要病机是"升降失调、气机逆乱"。同时脾胃与肝肾两脏关系密切。治疗脾胃病时，李老遵循"治中焦如衡，非平不安"之旨，处处维护脾胃生理特性，务求其平，不可偏执。用药时，主张轻灵流畅，当升则升，当降则降，最忌呆补、漫补、壅补。处方多以寒温并用，攻补兼施，以达调气和血，平衡阴阳。

2. 重视腹诊

腹诊是用手触摸按压患者腹部，了解腹内脏腑异常变化和全身状况，以诊察疾病的方法。在《素问》《灵枢》《难经》三部著作的有关篇章中提出了腹诊机理、腹诊分位、切腹定病、辨别虚实寒热、预后、针刺疗法等内容，腹诊理论的雏形基本形成，为中医腹诊的发展奠定了理论基础。张仲景在《伤寒论》中，尤其重视腹诊，并探究腹证，使证、治合为一体，形成诊疗体系。腹诊部位分为心下、胸胁、脐上、脐下、小腹等，对所得腹证创立专名，如心下痞、心下满、心下悸、心下支结、少腹满、少腹肿痞、少腹急结、胸胁苦满、胁下硬满等。每一腹证，都有对应的方剂治疗。

李老在临床诊治慢性胃炎尤重视"腹诊"。他认为腹诊可以帮助定位病变所在的脏器，使辨证辨病更加准确；腹诊中获得的信息也能帮助判断疾病的性质，如喜按、拒按、刺痛、胀痛、钝痛等代表的疾病性质均有不同。腹诊证治作为一种有效的诊疗手段，应该进一步继承和发扬。

3. 灵活变通

以胃脘痞满为主者，其病因有虚实之分，发病过程可概括为因滞致虚，因虚夹邪。因此，李老认为消除痞满是治疗关键，导滞法当贯穿始终。症见脘痞饱胀，食后嗳腐，气滞、食滞明显者，可予大腹皮、枳壳（或枳实）、炒莱菔子、炒山楂等行气消食；胃脘痞满，食后加剧，可选用百合、乌药、绿萼梅等理气消胀；脘痞胸闷、纳呆食少、身重困倦、苔白腻等湿邪内盛者，治当健脾化湿，少佐芳香化湿之品，常用扁豆、薏苡仁、茯苓、藿香、佩兰等；胃脘痞满，灼热，口苦吞酸，大便干结，舌质红，苔黄等夹有胃热者，治以甘凉养胃，少佐黄连、吴茱萸、蒲公英等以辛苦泄热。

以胃脘疼痛为主者，治当止痛为先，所谓"痛者不通、通者不痛"，常用延胡索、九香虫等以理气活血止痛。症见脘痛连胁，攻窜不定，疼痛与情绪关系密切者，此为肝气横逆犯胃，治当疏肝和胃，药用柴胡、枳壳、香附、紫苏梗等；胃痛缠绵，喜温喜按，泛吐清水，手足欠温，大便稀溏者为脾胃虚寒，治当温中健脾，药用党参、炒白术、干姜、高良姜、香附、炙甘草等；胃脘隐痛，口干欲饮，大便干结，舌红少苔者，为胃阴不足，治当益胃养阴，药用沙参、麦冬、石斛、玉竹等。

以嘈杂为主者，其证有寒有热。胃中虚寒，嘈而喜热，恶寒，苔白者，宜温中和胃，选方如黄芪建中汤之类；胃中有热，嘈而口干，舌红苔黄，宜清热和胃，选方如温胆汤之属；肝火犯胃者，嘈杂反酸，宜清肝泻火，选方如左金丸等。

以食欲不振为主者，常用建曲、炒莱菔子、炒麦芽、炒谷芽、鸡内金等消食养胃，并分虚实治之。

4. 中西汇通

李老认为中医也要与时俱进，临证应参考必要西医的检查、药物及中药药理，重视"西为中用"。如幽门螺杆菌感染，由于幽门螺杆菌与慢性胃炎的发生、发展、复发均有非常密切的关系，国际胃肠病学会亦将此项指标作为评定本病疗效的重要指标之一，因此，根除 Hp 可提高对本病的治疗效果。李老认为 Hp 感染多提示湿热中阻之证，常用黄芩、蒲公英、厚朴、苍术、石菖蒲等清化湿热，有抑菌消炎之效。见胆汁反流者，由于胆汁反流可破坏或改变胃内微环境，损伤胃黏膜，加重本病，李老认为此多为肝胃不和、胆失通降之证，常用柴胡、枳壳、白芍、郁金等疏肝利胆；胃镜见胃黏膜紫暗呈颗粒状或结节状，病理检查有肠上皮化生（尤其是不完全型肠化）、异型增生，有癌变可能者，李老常用薏苡仁、莪术、山楂、白花蛇舌草等化瘀软坚之品，消瘤抗癌。胃镜下见糜烂、溃疡及出血点者，用乌贼骨、白及等敛疮护膜，消炎生肌。胃镜下见胃黏膜充血、肿胀、色红者，中医属热毒甚者，可用蒲公英、黄芩、半枝莲、白花蛇舌草等以清热解毒。见胃酸减少或无酸者，可用麦冬、石斛、玉竹、白芍、乌梅、木瓜、甘草等甘寒生津或酸甘化阴之品。

（二）论治慢性萎缩性胃炎临床特色

李老在 50 余年理论与临床研究的基础上，总结出"虚、郁、痰、瘀"为慢性萎缩性胃炎之关键病机，其中虚、郁为本，痰、瘀为标。采用补虚、解郁、化痰、化瘀方法治疗慢性萎缩性胃炎，临床疗效显著。

1. 虚、郁——病变日久、肝郁脾虚，治当疏肝行气、健脾和胃

李老认为"虚、郁"是本病的内因。所谓"虚"是指正气亏虚。脾胃一直被尊为"后天之本""气血生化之源"。慢性萎缩性胃炎病程日久，脾胃虚弱则中州运化失能，胃脘痞闷胀痛，纳少食呆；生化无源，气血亏损见面色无华，故健脾扶正、健运中州显得尤其重要。《脾胃论》强调："平则万化安，病则万化危。""内伤脾胃，百病由生。"病久损伤脾胃，而致脾胃虚弱，治疗本病必以扶正为本。所谓"郁"是指肝气郁结。肝居胁下，主疏泄，为人

体气机升降之枢。胃居中州，属阳明燥土，主受纳，以降为顺。胃之受纳，须赖肝之正常疏泄升发。肝之疏泄，又需胃之通降和顺，肝之于胃，一升一降，共同维持人体气机调畅。朱丹溪言："气血冲和，万病不生，一有怫郁，诸病生焉。故人身多病，多生于郁。"李东垣认为："先由喜怒悲忧恐为五贼所伤，而后胃气不行，劳役饮食不节继之，则元气乃伤。"这些都表明在脾胃肝胆病的发生过程中，气和郁是不可忽视的重要机制。随着社会发展的加速、生活节奏的加快，生活压力也进一步加大，长时间压力无处发泄，容易引起肝气郁滞。故当调肝即以治胃，肝和则胃痛自止，痞闷得舒。

李老认为，肝郁脾虚贯穿慢性萎缩性胃炎的整个过程，故临证治本多以疏肝解郁、健脾和胃为主。顾护脾胃，脾胃健运，气血生化有源，则正气盛而邪气去。治疗上常选党参、黄芪、炒白术、炙甘草等。党参甘平，可益气生津养血；黄芪归肺胃经，补两脏之气；炒白术归脾胃经，补气健脾、燥湿利水；炙甘草益气补中、培植中焦。调肝行气以治胃，多采用柴胡、香附疏肝解郁理气。延胡索、川楝子行气止痛，枳实行气宽中。另在诊疗过程中，特别注重心理疏导，告诫患者，欲根除此疾，宜心胸豁达，怡情悦性。

2. 痰——痰邪为患、阻滞气机，治当化痰除湿、祛邪扶正

痰是人体受多种致病因素作用后，在疾病发生发展过程中形成的病理产物。朱丹溪谓："痰之为物，随气升降，无处不到。"《景岳全书·杂证谟》言："五脏之病，虽俱能生痰，然无不由乎脾肾……"且脾胃者，土也。脾为湿土，胃为燥土。脾病易被湿邪所困阻，因此脾喜燥恶湿。"诸湿肿满，皆属于脾"，人体的水湿代谢都由脾主导，皆因其能运化水液。慢性萎缩性胃炎临床常见不思饮食、少食即饱、食后腹胀、嗳气频作、胃脘隐痛、口气臭秽、大便稀溏等症状，均与痰有密切关系。痰为阴邪，易伤脾阳，脾胃运化不利则纳差、少食则饱；痰阻气机，气滞中焦，加之脾胃失运，食积中焦，则胃脘痞胀；气机阻滞，不通则痛；脾阳受损，不荣则痛，故见胃脘隐痛；痰浊内阻，湿邪内蕴，脾失健运，浊气上犯，故口气臭秽；痰湿伤脾，运化不利，清浊不分，水谷同糟粕混下，故见大便稀溏或黏滞。

"病痰饮者，当以温药和之。"痰饮总的成因是人体阳气虚衰或被遏制。

使用温药治疗痰饮，能鼓舞阳气，使上焦水道得以通调、中焦水湿得以运化、下焦水液得以温化，水液得运而不留，痰饮自去。秦伯未言："善治痰饮者，首先当使痰饮不生或少生。"

李老治痰，对于畏寒、四肢不温、苔厚或病程较长者，临床尤爱用桂枝、肉桂、高良姜。桂枝可解表调营卫，化气调阴阳，温通血脉，温化痰湿。桂枝最早载于《神农本草经》，出自《新修本草》。其性温，味辛、甘，通行十二经。曹炳章言："伤寒金匮用桂枝，考其用意皆属发散肝脾而行营血。""润养肝血之药，一得桂枝，化阴滞而为阳和。"桂枝能温通血脉，生发阳气，以振奋脾胃功能。李老常根据患者怕冷的程度、舌象、喜饮与否而增减用量；怕冷、口干、舌质淡、不喜饮者可用。诸症重者用肉桂或加高良姜温中散寒。另李老临证多用柴胡、法半夏、延胡索、川楝子、枳实，苦辛温燥，痰气并治，"治痰先理气，气顺则痰消"；采用法半夏、陈皮，取二陈汤燥湿化痰，理气和中；白术苦燥，运脾化湿；茯苓甘平，补脾利水，泻饮消痰；若痰湿久郁化热，常加黄连、竹茹、枇杷叶之属。

3. 瘀——气虚则滞、瘀血内生，治当益气行气、活血化瘀

慢性萎缩性胃炎多病程较久，"久痛入络""久病必瘀"，此病的病程中可存在胃络瘀血。气行则血行，气滞则血瘀，脾胃气虚或气机阻滞，影响血脉运行，而内生瘀血，瘀塞脉络，则瘀滞不化，痰湿不消，气机不运，病势缠绵复杂。且胃为多气多血之腑，本身有易滞易瘀的生理特点，故血瘀贯穿慢性萎缩性胃炎病变之始终，是其病机之核心。

李老认为活血化瘀是治疗慢性萎缩性胃炎的重要手段，正如《血证论》所云："一切不治之证总由不善去瘀之故。"临床上应善于运用化瘀法，使"脉道以通，血气乃行"，百邪得去。临床用药中，吴鞠通《温病条辨》中言："善治血者，不求之有形之血，而求之无形之气。"气为血之帅，气虚则无力推动血行，血行不畅，结而为瘀。故临证多选用益气活血、行气活血法。李老擅用丹参联合党参、炒白术、黄芪益气，延胡索、川楝子、枳实行气，以达气血并治，刚柔相济，使气行血畅。

四、验案精选

（一）慢性非萎缩性胃炎——肝郁气滞兼脾虚案

王某，男，64 岁，汉族，退休人员。2020 年 7 月 1 日初诊。主因反复胃脘胀 3 年，加重 1 个月就诊。现病史：3 年前，患者无明显诱因出现胃脘胀，无胃脘痛、反酸、烧心、打嗝不适，于当地医院就诊，行胃镜诊断为"慢性浅表性胃炎"，口服药物对症治疗后，好转。此后症状反复，1 个月前，患者症状反复加重，于绵阳市某三甲医院就诊，行胃镜提示"慢性非萎缩性胃炎"，予"曲美布汀、瑞巴派特、兰索拉唑"治疗后稍好转，但症状仍反复，为进一步治疗，来门诊就诊。刻下症：胃脘及下腹胀伴晨起口苦；腹泻，呈糊状便，每天 4～5 次，矢气频。舌质淡红，苔白厚。脉弦滑。西医诊断：慢性非萎缩性胃炎。中医诊断：胃痞病。中医辨证：肝郁气滞兼脾虚。治法：疏肝解郁，理气宽中，健脾化湿。处方：加味香苏饮加减。用药：香附 25g，紫苏梗 15g，陈皮 15g，枳壳 25g，香橼 15g，佛手 15g，荜澄茄 10g，大腹皮 15g，炙甘草 6g，黄连 6g，吴茱萸 6g，海螵蛸 30g，党参 30g，茯苓 25g，炒白术 25g，葛根 15g，肉豆蔻 15g。3 剂，水煎服，每日 3 次，每次 200mL。

二诊（2020 年 7 月 7 日）：首诊服药后：胃脘及下腹胀好转，仍有腹痛肠鸣，大便便质较前稍好转，每日 4～5 次。舌质淡红，苔白厚。脉弦滑。于上方基础上，去葛根，加炒白芍 30g。2 剂，水煎服，每日 3 次，每次 200mL。

三诊（2020 年 7 月 10 日）：二诊服药后胃脘胀及下腹胀痛，大便呈条状，每天 2～3 次。舌质淡红，苔白厚。脉弦滑。续用上方 3 剂。

患者服药 2 个月，诸症皆除，疗效满意。

按：该患者病情已久，反复发作，本次就诊以"胃脘及下腹部胀痛"为主要表现，兼有"晨起时口苦、糊状便、大便次数增多"等表现，该患者由于情志不舒，肝失疏泄，肝气横逆，导致脾升胃降功能失调，气机郁结而胀痛，正如叶天士所言"肝为起病之源，胃为传病之所"；肝伤而致脾胃升降功能失职，诸症由生。故治疗当以疏肝解郁、理气宽中为主。本验方自宋代《太平惠民和剂局方》中的香苏散化裁而来。香附归肝、脾、三焦经，有疏肝解郁、理气宽中之效，为君，联合香橼、佛手起疏肝解郁之功；将原方中紫苏叶换为紫苏梗，因为紫苏梗相较于紫苏叶更能理气宽中，联合枳壳、香橼、佛手、大腹皮共行理气宽中之能；另加陈皮，起健脾之效，甘草调和诸药。诸药共奏疏肝解郁、理气宽中之功。结合本患者情况，其患病日久，脾气虚弱，故合四君子汤健脾益气，黄连、吴茱萸、葛根化湿止泻，使组方严谨，标本兼顾。

二诊患者胃脘部及下腹部胀满感较前好转，大便质量较前好转，但诉疼痛缓解欠佳，故加用炒白芍，取其缓急止痛之功效。一般认为白芍具有养血调肝、敛阴止汗、柔肝止痛、平抑肝阳的作用，但临床中使用的白芍有生白芍、炒白芍之分。生白芍主要可以养血柔肝，敛阴收汗，多用于治疗自汗盗汗、阴虚发热、月经不调、崩中漏下、赤白带下等病；炒白芍长于健脾和胃，缓急止痛，多用于治疗脾胃虚寒、胃脘冷痛等病。故而本次选用炒白芍以加强本方止痛效果。

三诊患者虽仍有不适，但主症均较首诊缓解，根据"效不更方"的原则，继续原方治疗；嘱患者注意调畅情志，保持心情舒畅，同时注意饮食管理。

李老根据慢性胃炎患者常见肝郁气滞这一病机，以疏肝解郁、理气宽中为治疗法则，自拟加味香苏饮，专治慢性胃炎以肝郁气滞为主证者。宋代《太平惠民和剂局方》中的香苏散，原方有香附、紫苏叶、陈皮、炙甘草四味，主要用来治疗感冒、头痛发热或内兼胸满腹胀、嗳气、呃逆等。李老以香苏散为基础，组成经验方加味香苏饮，全方合用大队理气之品，升降相和，针对主要病机。而组方诸药的药理作用，也能针对慢性胃炎，改善胃肠功能。例如，香附中的香附醇提物及香附水提物有明显的镇痛作用，香附挥发油和香附醇提物浓度达到 $20\mu g/mL$ 时有明显抑制肠管的收缩作用；紫苏梗有兴奋胃肠运动的效果，其与作用对象的胃肠运动功能状态有关；陈皮对胃肠运动具有双向调节作用，既可以兴奋胃肠运动，又可以抑制胃肠运动，主要取决于作用对象的消化道功能状态，且不同剂量的陈皮对小鼠的胃排空及肠推进有着不同的作用效果；枳壳既可以兴奋胃肠平滑肌，使胃肠蠕动增强，又可以解痉和降低胃肠平滑肌张力，使胃肠运动减弱，对胃肠平滑肌起双相调节作用；大腹皮能明显促进胃排空运动，其作用机制可能与血及胃窦组织胃动素、P 物质的含量增加及血管活性肠肽的含量下降有关。在临床应用上，若胃气上逆，嗳气、呃逆严重者，则加旋覆花、代赭石重镇降逆；若食积明显者，加焦山楂、建曲助胃消导；若郁热内生而致反酸、烧心明显者，加黄连、吴茱萸两药疏肝泄热，黄连味苦性寒，能清热燥湿、泻火解毒，吴茱萸味苦、辛，性热，能散寒止痛、降逆止呕，二者一寒一热，一降一升，相反相成，既能泻肝降逆和胃，还能清泄胃热，使肝胃郁火得除；若胃脘刺痛，舌上可见瘀点瘀斑，加丹参、川芎活血行气止痛；若脾胃虚弱而见乏力、纳差明显者，加黄芪、党参、白术之属补气健脾。

（尹华富整理）

（二）慢性萎缩性胃炎——肝郁脾虚兼痰湿案

钟某，女，35 岁，汉族，职员。2020 年 1 月 10 日，初诊。主因反复胃脘隐痛反酸 10 年就诊。现病史：10 年前，患者无明显诱因出现胃脘隐痛、反酸，于当地医院检查，提示"慢性浅表性胃炎"（报告未见），在门诊及自购药物治疗后好转，但症状反复发作。3 个月前，患者于绵阳市某三甲医院行胃镜及病理检查提示"慢性萎缩性胃炎"，未予治疗，今为进一步治疗，来门诊就诊。刻下症：胃脘隐痛，反酸，口干，易饥，眠差，多梦，怕冷，月经量少，白带较多。舌淡红，苔白厚。双寸尺脉沉，双关脉浮。西医诊断：慢性萎缩性胃炎。中医诊断：胃痛病。中医辨证：肝郁脾虚兼痰湿证。治法：疏肝理气，健脾除湿。处方：柴胡香附方加减。用药：北柴胡15g，香附 25g，炒白术 25g，茯苓 25g，延胡索 25g，川楝子 15g，炙甘草6g，黄连 6g，鸡矢藤 30g，枳壳 25g，陈皮 15g，法半夏 25g，竹茹 15g，桂枝 15g，高良姜 15g，党参 30g，海螵蛸 30g。3 剂，水煎服，每日 3 次，每次 200mL。

二诊（2020 年 1 月 15 日）：首诊服药后：胃脘胀痛，反酸好转，稍口干，易饥，眠差，月经量少。舌淡红，苔黄厚。双寸尺脉沉，双关脉浮。续用前方，4 剂，水煎服，每日 3 次，每次 200mL。

三诊（2020 年 1 月 22 日）：二诊服药后：偶有胃脘胀痛，反酸明显好转，但仍眠差，时有头痛，咽痒，鼻塞。舌淡红，苔薄白。双寸尺脉沉，双关脉浮。前方去党参、海螵蛸，加用射干 15g，白芷 15g。4 剂，水煎服，每日 3 次，每次 200mL。

患者服药 3 个月，诸症皆除，疗效满意。

按：初诊：患者以胃痛、反酸为主要不适就诊，3 个月前胃镜及病理检查明确为"慢性萎缩性胃炎"，诊断明确。中医无"萎缩性胃炎"概念，根据胃痛、痞满、嘈杂、纳差等临床特征将其归属于中医"胃脘痛""胃痞病""嘈杂""呃逆"等病范畴。本病病因复杂多样，感受外邪、饮食内伤、情志失调、久病体虚诸劳等因素均会损伤脾胃，导致脾胃升降功能失调、中焦气机不利而诸症迭起。六腑受物是其职责，肠胃为市，无物不受，脾胃若虚，易被邪气侵犯而盘踞其中（如 Hp 感染）；另气滞、湿阻、食积、痰结等相互为患，脾胃为后天之本，脾胃虚弱，气血运化失司，气血不能滋养胃黏膜，胃黏膜受损、萎缩，见肠上皮化生或异型增生，常伴胃黏膜变薄、苍白等内镜下征象。该患者胃痛隐痛，伴反酸，问诊同时伴有眠差，多梦，怕冷，月经量少，白带较多；舌象提示舌质淡红，苔白厚，脉象双寸尺沉、双关浮。辨证为肝郁脾虚兼痰湿，其中寒湿象较显；治疗当以疏肝理气解郁，健脾化湿，并强调温阳作用。选用自拟方柴胡香附方加减。方中，柴胡、香附、枳实、川楝子、延胡索合用，疏肝理气止痛；法半夏、竹茹、陈皮、炒白术、茯苓、黄连健脾除浊，同时陈皮与竹茹相配，又取《金匮要略》橘皮竹茹汤组方之义，同降肺胃之气；延胡索、川楝子为《太平圣惠方》中的"金铃子散"，具有疏肝泄热、活血、止痛，以助行气通降之功效；加桂枝温经通脉，调畅全身气血；炙甘草调和诸药。

二诊患者服药后诸症均有所缓解。方中应用鸡矢藤，《生草药性备要》言："其头治新内伤，煲肉食，补虚益肾，除火补血；洗疮止痛，消热散毒。"方中该药合用四君以补虚祛湿止带，伍枳实、延胡索行气止痛，伍川楝子、香附以疏肝柔肝。

三诊患者服药后诸症缓解明显，此方效果显著，守原方微调。患者腹胀、反酸消失，故去党参、海螵蛸；觉咽部不适，咽痒，同时伴鼻塞，《滇南本草》言："治咽喉肿痛，咽闭喉风，乳蛾，疟腮红肿，牙根肿烂，攻散疮痛一切热毒等症。"为古方治喉痹咽痛之要药。故在原方基础上加入射干15g利咽。白芷为阳明经引经药，加之以宣通鼻窍。

慢性萎缩性胃炎是临床常见的消化系统疾病，临床可无明显症状，有症状者主要表现为上腹部不适、饱胀、疼痛等非特异性消化不良症状。中国是胃癌高发国家，慢性萎缩性胃炎作为胃癌最常见的癌前疾病，患病率一直处于较高水平。目前西医治疗慢性萎缩性胃炎尚无可靠的逆转方案。李老认为慢性萎缩性胃炎的临床表现复杂多样，辨证当执简驭繁，把握重点，抓住"虚、郁、痰、瘀"这一核心理论，辨证为主，对症为辅，注重调理脾胃，强调寒热平调，阴阳平和。柴胡香附方由柴胡疏肝散、黄连温胆汤、金铃子散加减而成，现代研究表明黄连温胆汤可改善胃黏膜病理组织学炎症及症状，金铃子散水煎液具有较明显的镇痛作用。临床上，加用党参，可合白术增强补气健脾、助运痰湿之功；加高良姜可助中阳散浊邪，且反佐防苦寒药物更伤脾胃；加射干可清热利咽；加瓦楞子可制酸止痛；加太子参、乌梅可益气养阴；加苏梗、大腹皮可行气利水，使邪有出路；加桂枝可调和营卫，以解恶风、汗出、怕冷。

（赵淑妙整理）

（三）慢性萎缩性胃炎——寒凝湿阻、气滞血瘀案

敬某，女，67岁，汉族，退休。2019年10月30日初诊。主因反复胃脘胀痛20年，加重1周来门诊就诊。现病史：20年前，患者无明显诱因出现胃脘胀痛，不伴打嗝、反酸、烧心等，未予正规治疗，自购药物服用后缓

解，此后症状反复。4个月前，于绵阳市某三甲医院行胃镜及提示"慢性萎缩性胃炎"未予重视。1周前，患者症状加重，为进一步治疗前来就诊。刻下症：胃脘胀痛，打嗝，腹胀，大便稀，解不尽感，口干，眠可，小便可。舌淡红，苔白厚，边齿痕。脉沉涩。西医诊断：慢性萎缩性胃炎。中医诊断：胃痛病。中医辨证：寒凝湿阻、气滞血瘀。治法：温中散寒，行气活血，清热利湿。处方：加味丹参饮加减。用药：丹参25g，川木香15g，草豆蔻15g，高良姜15g，香附25g，川楝子15g，乌药25g，百合25g，海螵蛸25g，延胡索25g，炒白术25g，粉葛15g，蒲公英25g，茯苓25g。3剂，水煎服，每日3次，每次200mL。

二诊（2019年11月5日）：胃脘胀痛、打嗝明显好转，大便解不尽，无口干，眠可，小便可。舌淡红，苔白厚，边齿痕。脉沉涩。加黄芪30g。4剂，水煎服，每日3次，每次200mL。

三诊（2019年11月13日）：偶胃脘胀痛明显缓解，偶打嗝，口干、苦，腹胀，腹部发凉，大便稀，眠可，小便可。舌淡红，苔薄白，边齿痕。脉沉涩。去蒲公英加黄芩15g，黄连10g，桂枝15g。4剂，水煎服，每日3次，每次200mL。

患者服药2个月，诸症皆除，疗效满意。

按：脾胃居于中焦，为人体气机的枢纽，寒凝中焦则会使中焦气机阻滞，脾胃升降失常，寒凝中焦会导致各种病理产物的出现，如湿滞、痰阻等，这些病理产物一旦生成，进一步阻滞中焦气机，而成恶性循环。血得温则行，得寒则凝，寒邪凝滞脾胃往往会使中焦血瘀；气为血帅，气行则血行，气滞则血瘀，寒凝则气滞，气滞可致血瘀，寒凝中焦往往导致血瘀的形成，故寒邪所致胃脘痛多形成寒凝气滞血瘀的证候。故其病机关键是寒凝中焦，其治疗关键是治寒，寒去则气滞得通，瘀血得行，治法以温中散寒为主、理气活血为辅。方用加味丹参饮。本方由丹参饮、良附丸、百合汤组成。丹参饮（《时方歌括》）由丹参、檀香、砂仁组成，由于檀香、砂仁为名贵药材，价格较高，故改为木香、草豆蔻，二者主入血分，宣畅三焦气机，气血双调，以血为主，为"治心胃诸痛，服热药不效者宜用"。方中丹参味苦、性微寒，能活瘀血，生新血，为血中气药，活血化瘀，行气止痛，凉血清心，善于祛瘀生新，除烦安神。木香味辛、苦，性温，行气止痛，健脾消食。草豆蔻燥湿行气，温中止呕，为醒脾胃之良药，调中而不伤中。据方测证，丹参饮可用于治疗各种原因所致的气滞血瘀型胃痛。良附丸由高良姜与香附组成，温中暖胃，散寒止痛，主治肝郁气滞、胃部寒凝所致的胃脘疼痛。高良姜辛热，温胃散寒；香附味辛、微苦、甘，性平，理气行滞，利三焦，解六郁。两药合用，善治寒凝气滞胃痛。寒凝重者，重用高良姜，因气滞而痛者，重用制香附，亦可加用桂枝增强温经散瘀之功。百合汤由百合、乌药组成，养阴为主，气阴双调，为陈修园治疗胃脘痛证属气郁化火，或热积中脘，服热药无效或增剧者之方。百合味甘性平，主入肺胃，降泄肺胃郁气，肺气降，胃气和，则诸气俱调；配以乌药快气宣通，疏散滞气，温顺胃经逆气。两药合用，既能清泄肺胃郁气，又能防止百合偏凉之性，有碍中运。三方合用既主气又主血，既主寒又主滞。本例胃脘胀痛，加延胡索合为金铃子散加强疏肝止痛，炒白术、茯苓健脾益气，蒲公英、粉葛清热解毒、生津升阳以制寒湿化热，海螵蛸制酸止痛。二诊加用黄芪补肺脾之气，以补气行气。三诊因大便稀溏，上方去蒲公英合加葛根芩连汤意解表清里，加用桂枝以辛温通阳。

李老认为慢性萎缩性胃炎虽然病因多样，但由寒所致者占相当大的比例，多与人们在现代生活中饮食起居失调有关，贪饮生冷使寒从内生，秋冬不避风寒，起居少衣减被，外出袒胸露腹等使寒从外入，加之现代空调的普及，夏日室内也变成受寒的重灾区。李老临床常用加味丹参饮，治疗慢性萎缩性胃炎之寒凝气滞血瘀证。组方药物多有保护胃黏膜、改善血液循环、镇静镇痛等药理作用，如丹参中的丹参酚酸类可抑制过氧化反应，促进胃黏膜细胞修复，从而可保护胃黏膜，促进溃疡修复；此外丹参能够改善微循环，增加胃和十二指肠的血流量，使血液循环得得到改善，改善胃中瘀血状态。高良姜具有抗氧化作用、抗癌作用，其提取物有明显的镇痛，抗炎活性；对胃肠还具有明显的解痉作用，可抑制乙酰胆碱所致的平滑肌张力升高，主要作用成分是高良姜黄酮类。现代药理研究增强活血化瘀的作用，将香附加入由黄芪、川芎、当归、赤芍等组成的补气活血的方剂中，具有明显增强活血化瘀作用。百合水提液具有平喘、镇咳、祛痰作用，同时具有抗应激性损伤作用及镇静作用。李老在临床诊治中注重辨证论治，根据患者病情灵活加减。如胃脘冷痛明显者加干姜以增强温中之力；伤及肾阳者加熟附片、肉桂等以温肾助脾胃；脘腹胀甚，气滞较重者加厚朴、枳实；胃脘刺痛明显，舌紫暗或瘀斑明显，瘀血重者者加桃仁、红花、三棱、莪术等以增强活血化瘀之功；气虚者加黄芪、党参、白术等以益气健脾；食积者加建曲、山楂等消食；嗳气、反酸者加煅瓦楞、旋覆花、代赭石等以制酸降逆。

（尹华富整理）

【参考资料】

［1］刘成彬，张少聪，李青天.香附的现代药理研究进展［J］.光明中医，2009，24（4）：787-788.

［2］刘蓉，唐芳.紫苏梗对大鼠离体结肠平滑肌条运动的影响［J］.中国现代医药杂志，2007，9（1）：28-39.

［3］李伟，郑天珍，瞿颂义，等.陈皮对小鼠胃排空及肠推进的影响［J］.中药药理与临床，2002，18（2）：22-23.

［4］刘娟，刘颖.丹参药理活性成分研究进展［J］.辽宁中医药大学学报，2010，12（7）：15-16.

［5］乔培堂，王翠莲.丹参治疗消化性溃疡的疗效及机制探讨［J］.长治医学院学报，2003，17（4）：261.

［6］胡佳惠，闫明.高良姜的研究进展［J］.时珍国医国药，2009，20（10）：2544-2545.

［7］薛建欣，严永清.黄芪、归尾、香附、川芎、赤芍等配伍对"血瘀"大鼠血液流变学的影响［J］.中国中药杂志，1994，19（2）：108-110.

［8］李天真.百合功能性因子的研究进展［J］.食品科技，2007，32（7）：248-252.

李景华

一、医家简介

李景华（1959—　），男，主任中医师，松原市中医院名誉院长。全国第六批老中医药专家学术经验继承工作指导老师，全国基层名老中医药专家传承工作室指导老师。吉林省名中医，吉林省第一批老中医药专家学术经验继承工作指导老师，吉林省第十三批有突出贡献的中青年专业技术人才，松原市名中医，中华中医药学会仲景学说专业委员会委员；吉林省中医药学会第七、八届理事会常务理事，糖尿病专业委员会副主任委员，曾任脑病、肝脾胃病、老年病、经典与临床等专业委员会副主任委员；曾获全国先进工作者，吉林省"五一劳动奖章"，吉林省特等劳动模范。主持吉林省中医药管理局科研项目多项，研制开发 20 多种中药院内制剂。领衔申报或参与的科研项目有 6 项，获得吉林省科技成果 3 项，获得松原市科技进步奖 1 项。

二、学术思想

李景华主任临证 40 余年，致力于经典理论学习与临床实践密切结合，学术上崇尚仲景，临证中善用经方。对李景华主任影响较大的古代医家有张仲景、李东垣、王清任等；对其影响较大的著作有《内经》《伤寒论》《金匮要略》《脾胃论》《医林改错》；现代医家胡希恕、冯世纶、黄煌以及他们的著作也对他产生了很大影响。李景华主任从《内经》《伤寒杂病论》《脾胃论》等经典理论著作中得到启发，提出了"痰瘀内阻，百病由生"和"致中和"两个学术观点，以此为契机，在脾胃病的治疗中提出了"调和肠胃，以平为期；祛邪利胆，清利为先；补益脾气，健运中州"的治疗原则，在脾胃病的治疗中取得了较好的疗效。

（一）调和肠胃，以平为期

慢性胃炎是临床上的常见病、多发病，李景华主任通过 40 多年的临床实践，总结出一套治疗方法，治病主张调和。从理论上来看，慢性胃炎属寒热错杂证居多，因此他主张调和肠胃，以平为期。寒热错杂的理论，源于《内经》，详于《伤寒论》。《灵枢·师传》曰："胃中寒，肠中热，则胀而且泄；胃中热，肠中寒，则疾饮，小腹痛胀。"有"胃欲寒饮，肠欲热饮，两者相逆"之特点。而在《伤寒论》中涉及寒热错杂的方证较多，主要叙述痞证的治疗，例如表寒里热，寒热错杂，上热下寒等。根据《伤寒论》之149条、157条、158条、131条及151条文，寒热错杂痞的成因，有发汗不当及误下之说。原发病均为太阳病之伤寒或中风，发汗后，表证虽罢，却损伤脾胃；太阳病或少阳病误下后，表邪入里，导致脾胃不和。临床亦有不经发汗、误下，于发病时直接伤及脾胃，导致痞证者，其人多有脾胃宿疾。从临床实际来看，现在造成寒热错杂的原因：一是患者素体脾胃虚弱，过食辛辣炙煿或寒凉之品，损伤脾胃，造成脾胃气虚，运化失常；另外辛辣炙煿之品可以郁久化热，这样就造成了既有脾胃虚弱的症状，又有胃热的临床表现。二是素体脾胃有蕴热的患者，或过食辛辣炙煿之品，或贪酒肉之食，热蕴中焦，脾胃湿滞，又兼感冒等病后过用发汗和清利之法，或贪食冷饮寒凉之物，伤及脾气。三是生活节奏的加快、情绪的波动，肝气郁结，郁久亦可化火，肝气横逆犯脾，这与当前的生活环境有密切关系，出现虚中夹实或实中带虚之象。遇太阴脾土，邪易寒化；遇阳明燥土，邪易热化，阻滞气机，当升不升，当降不降，壅滞中焦，发为以"心下痞、呕吐、下利"为主证的三泻心汤证，最终形成寒热虚实错杂之痞证，病机颇为复杂。痞证可以看成是以胃肠道功能紊乱为主要表现的一类疾病，比如急、慢性胃炎等。

根据慢性胃炎患者大多数表现为寒热错杂的病理机制，李老提出"调和肠胃，以平为期"的学术观点。慢性胃炎的患者，从临床表现看也是寒热错杂之象，既有喜食冷饮、口臭等胃热表现，又有胃脘部怕凉、不敢吃凉东西、食欲不振、大便不成形等脾胃虚寒症状；既有胃脘部胀满、打嗝、反酸等胃气不降症状，又有胃脘部不适、嘈杂、大便溏泄等肝胃不和等寒热错杂的征象。因此这个时候，纯用寒凉将更伤胃气；纯用温药，将会助长邪气。此时只有寒热同调，辛苦并用，用温热药以辅助脾胃之气正常生理功能的恢复，使脾气得升，胃气得降；用苦寒泻火的药物以祛除病邪，最终达到阴阳调和、寒热和解，胃病必除。

（二）祛邪利胆，清利为先

《灵枢·本输》有"胆者，中精之腑"之说。胆内所藏清净之液即胆汁，由肝之精气所化生，汇集于胆，泄于小肠，以助饮食物消化，也是脾胃运化功能得以正常进行的重要条件。胃主受纳水谷，若胆经有邪热，胃经有郁热，就会影响脾胃的运化功能。《素问·宝命全形论》曰"土得木而达"，概括了肝胆与脾胃之间克中有用、制则生化的关系。《素问·六元正气大论》云："木郁之发……民病胃脘当心而痛。"《素问·举痛论》云："寒气客于胃肠，厥逆上出，故痛而呕。"《素问·痹论》言："饮食自倍，肠胃乃伤。"指出胃脘痛的原因有气郁、寒凝、饮食不节之不同。《灵枢·四时气》云"邪在胆，逆在胃，胆液泄则口苦，胃气逆则呕苦"，这是中医最早对胆胃相关的病机论述，提出了胆胃相悖，升降失常导致胆汁上逆于胃的病机。

慢性胃炎，尤其是胆汁反流性胃炎的病机关键是胆胃郁热，《素问·至真要大论》曰："诸呕吐酸，皆属于热。"随着社会的发展、生活节奏的加快，饮食结构变化改变和不当饮食增加，从而导致本病多发。其主要病机包括两方面：一则情志失调，肝气郁结，胆汁排泄不畅，肝胆郁滞，久郁化热，横逆犯及脾胃，致脾胃失和，胃失和降而发病；二则饮食不节，或劳倦内伤，伤及脾胃，脾胃运化失司，湿停气阻，郁而化热，熏蒸肝胆，肝胆失于疏泄，反又横犯脾胃，最终导致胆胃不和，胆邪犯胃而发病。因此，胆胃郁热、胃失和降是本病的另一个主要病机。肝主疏泄，肝胆相合，条达气机。若情志失调，郁怒伤肝，肝失疏泄，气机郁滞，久郁化热，胆附于肝，肝气逆动，引动胆火，胆气外溢，上迫于胃腑，扰动胃气，逆气上冲，致胆热犯胃，胆胃不和，胆胃郁热而发病。《医学正传·胃脘痛》曰："初致病之由，多因纵恣口腹，喜好辛酸，恣饮热酒煎煿，复餐寒凉生冷，朝伤暮损，日积月深……故胃脘疼痛。"在饮食物的消化吸收过程中，胆胃具有协同作用，胆汁下降需要依赖胃气之和降，脾运化精微有赖肝气之升清，即所谓肝随脾升，胆随胃降。暴饮暴食，过食酒酿，恣食辛辣燥热之品，皆能损伤脾胃，导致湿热内蕴中焦，胃失和降，脾气壅滞，不能沉降胆汁；或胆气失摄，不能助胃气下行，胆气乘逆，上溢于胃而致胆胃不和，胆胃郁热。治疗之法当以"祛邪利胆，清利为先"，胆胃郁热解除，自然就能维持脾气之升清、胃气之和降，胆气也自能保持其清净之腑的功能。

（三）补益脾气，健运中州

脾胃为后天之本，气血生化之源，是人体生命活动的后天主要动力来源，若素体脾胃虚弱，或大病、久病之后，再加上或贪吃冷饮和冰凉的食物，伤及脾胃，脾胃的升降失职，运化无能，寒自内生而造成脾胃虚寒，出现以胃脘部疼痛、得温则舒，饮食日渐减少，大便不实或溏泄，伴有形体消瘦、懒言乏力等，此时应以补益中州为大法。在治疗慢性胃炎时，特别是后期的调养阶段，补益脾胃甚是关键，理气也好，祛邪也好，终不是长远之计，唯有健运脾气、补益中州最为关键。中州得健，运化恢复，疾病自愈。《济生方·脾胃虚寒论治》曰："夫脾者，足太阴之经，位居中央，属乎戊己土，主于中州，候身之肌肉，与足阳明胃之经相为表里。表里温和，水谷易于腐熟，运化精微，灌溉诸经。若饮食不节，或伤生冷，或思虑过度，冲和失节，因其虚实，由是寒热见焉。方其虚也，虚则生寒，寒则四肢不举，饮食不化，喜噫吞酸，或食即呕吐，或卒食不下，腹痛肠鸣，时自溏泄，四肢沉重，常多思虑，不欲闻人声，梦见饮食不足，脉来沉细软弱者，皆虚寒之候也。"《金匮要略·血痹虚劳脉证并治第六》曰："虚劳里急，悸，衄，腹中痛，梦失精，四肢酸疼，手足烦热，咽干口燥，小建中汤主之。""虚劳里急，诸不足，黄芪建中汤主之。"小建中汤由桂枝、甘草、大枣、芍药、生姜、饴糖组成，具有温中补虚、和里缓急的作用，用于虚劳、腹中疼痛、喜温喜按等脾胃虚弱病证。慢性胃炎后期主要以脾虚为主，急以"补益脾气，健运中州"为大法。此法也是大多数脾胃病后期调养的原则，临床以小建中汤、黄芪建中汤、理中汤、四君子汤等为代表。

三、临床特色

（一）治疗慢性胃炎大法

1. 寒热同调法

李老认为引起慢性胃炎因素有多种，或者是饮食过量，胃纳过盛，脾运不及，日久则宿食停滞，胃失和降，气机郁阻；或者是过食生冷，或食后受凉，寒积胃脘；或者是过食肥甘厚味，或辛辣，或饮烈酒，以致湿热中阻；或宿食不化，郁而化热，使胃失和降，气机阻滞；或者是饥饱失常，以致胃失和降，脾失健运，日久损及脾胃。这些因素出现一种的少见，大多数是两种，或两种以上综合致病，引起脾失升清，胃失和降，上有胃热，下有脾寒，成寒热错杂之证，患者出现胃脘部胀满、烧灼或怕凉感、恶心呕吐、打嗝，有的出现疼痛、胀气、大便不成形，形成了上呕、中痞、下利的寒热错杂证。在治疗上，只有寒温并调才可以达到目的。采用辛苦并用、寒热平调之法，以开结除痞，和胃降逆，代表方剂为半夏泻心汤，有时也使用生姜泻心汤或甘草泻心汤。生姜泻心汤临床一般对于肠鸣比较严重，特别是晚上一躺下就腹中肠鸣辘辘者最为适宜，常伴有干噫食臭者更好。对于伴有口腔溃疡者，应用甘草泻心汤更为适宜。临床实践证明，三泻心汤可以治疗很大一部分的慢性胃炎。

2. 清胆和胃法

李老认为，临床还有一部分慢性胃炎属于胆胃郁热证，因为现在的生活节奏快，饮食不规律，外卖中调味剂的广泛应用，即饮食不节，肠胃乃伤，特别是过食辛辣炙煿等物，或饮酒无度，脾胃湿滞，蕴久化热，湿热中生，脾胃运化失常；或情绪变化过度，胆之清净功能受损，郁热化热，均可导致胆胃郁热。而表现为胃痛、烧心、口苦、口干、痞满、嗳气、反酸、恶心、呕吐、纳差，并伴有失眠、多梦，或睡眠较浅，时寐时醒等精神神经症状，如敏感多疑，失眠多梦等，大多为胆胃郁热。治以清胆和胃为法，用温胆汤合平胃散加味治之。

3. 温补脾气法

慢性胃炎日久，损伤脾气，造成脾气虚，气虚则运化无力，长此以往，影响本病的预后，或者愈后易复发。此时最基本的长期治疗原则为急则治其标，缓则治其本，把调养的重点放到补益脾气上。患者多数表现为胃痛隐隐，绵绵不休，喜温喜按，空腹痛甚，得食则缓，劳累、受凉后发作或加重，泛吐清水，神疲纳呆，四肢倦怠，手足不温，大便溏薄，舌淡苔白，脉虚弱或迟缓。应以温中健脾、和胃止痛为法，以小建中汤、黄芪建中汤、四君子汤、理中丸治之。

（二）用药特色

李景华主任在临床治疗慢性胃炎时主要用药特点如下：

1. 寒温药并用

通过长期的临床观察，他发现很多的慢性胃炎都是具有寒热错杂的特性，这与不良的饮食习惯有关，或饮食不节，或过食辛温炙煿之品，过食寒凉之品，均可伤及脾胃，加之脾胃素虚，或大病久病之后，出现复杂的病机，既有喜食冷饮、口臭等胃热表现，又有胃脘部怕凉、不敢吃凉东西、食欲不振、大便不成形等脾胃虚寒症状，表现为寒热错杂证。李老在临床上也给我们讲过他自己的一个实例，他说自己就有慢性胃炎，寒热错杂型，还想吃凉的东西，吃进去就不好受，大便不成形，后来用半夏泻心汤而愈，这个例子对他的临床启示挺大。这个时候，纯用寒凉将更伤胃气，纯用温药会助长邪气。只有寒热同调，辛苦并用，用温热的干姜、人参以辅助脾胃之气，使脾气得升，胃气得降；用苦寒泻火的黄连、黄芩以祛除病邪，恢复正气，最终达到阴阳调和、寒热和解，胃病必除。半夏泻心汤就是一个寒温并用的例子，黄连、黄芩、干姜并用，黄连苦寒，《神农本草经》谓其能治疗"肠澼，腹痛下痢"，《本草经疏》谓其能"凉心清肝胆也"；黄芩味苦性寒，《温热经纬》谓其"湿热阻中者，与黄连为耦"。干姜辛热，《神农本草经》谓其主治"肠澼下痢"。《本草求真》谓："凡胃中虚冷，元阳欲绝，合以附子同投，则能回阳立效，故书则有附子无姜不热之句……同白术则能燥湿而补脾。"李老在治疗慢性胃炎时喜欢黄连、黄芩、干姜三药同用，既用黄芩、黄连之苦寒以泄热开痞，又用干姜之辛热以温中散寒，保护中州，而起到寒热平调之效。黄连、黄芩的苦寒清泻中上焦之火与干姜温中散寒同用，相辅相成。在药物的用量上，黄连、黄芩一般为 5 ～ 7.5g，不宜大量，以免更伤脾胃。

2. 注重燥湿健脾药物的应用

李老认为，从生理讲，脾胃居于中焦，其主要功能是主运化，包括运化水谷精微和水湿，脾胃的运化功能出现障碍，或由于外感湿邪，冒雨涉水，久卧湿地，损伤脾胃，最易出现痰湿水饮停滞，因此，痰湿凝聚是慢性胃炎的致病因素和病理关键。脾湿就会阻滞其运化功能，使气机的升降功能障碍。想要恢复脾胃的功能，燥湿健脾是治疗大法。在治疗中，李老临床喜用陈皮、茯苓、苍术、枳实、厚朴等药，在用方时非常喜欢使用温胆汤和平胃散。

半夏，《神农本草经》谓其治疗"心下坚，下气"，《名医别录》谓其"消心腹胸中膈痰热满结，咳嗽上气，心下急痛坚痞，时气呕逆"。其于农历五月间成熟，生长于夏季之半，乃调和阴阳之要药，可以降逆和胃，燥湿化痰。陈皮理气燥湿，是治疗一切痰湿的主药。苍术，《珍珠囊》谓其"能建胃安脾""诸湿肿非此不能除"。其运脾功能最强，可以燥湿健脾，杜绝湿邪之源。枳实，《本草衍义补遗》谓："枳实泻痰，能冲墙倒壁，滑窍泻气之药。"《名医别录》谓其"除胸胁痰癖，逐停水，破结实，消胀满，心下急痞痛，逆气，胁风痛，安胃气"，行气消痰，是下气祛痰之要药。茯苓可以治疗一切痰饮之病，有健脾渗湿之作用；厚朴，《名医别录》谓其"消痰下气"，《医学衷中参西录》认为："治胃气上逆，恶心呕哕，胃气郁结胀满疼痛，为温中下气之要药。"行气化湿，下气除满，对于痰湿为病舌苔厚腻者最为适宜。以上诸药配伍可以发挥燥湿运脾、行气和胃之功。

3. 顾护中州和善后调养不可或缺

慢性胃炎病延日久而不愈，或大病久病之后，气血亏虚，胃气亦虚，主要表现为饮食日渐减少，胃脘部不适，或胀或疼，得食则减，形体消瘦。此时急应补益脾气，健运中州，临床常用小建中汤、黄芪建中汤或理中汤。李老常用的顾护中州药物有人参和白术。人参，《神农本草经》谓其"主补五脏，安精神"，《药性论》谓其"主五脏气不足，五劳七伤，虚损瘦弱，吐逆不下食，止霍乱烦闷呕哕，补五脏六腑，保中守神"。白术，《神农本草经》谓其"久服轻身延年，不饥"，《医学衷中参西录》谓其"性温而燥，气不香窜，味苦、微甘、微辛，善健脾胃，消痰水，止泄泻，治脾虚作胀，脾湿作渴，脾弱四肢运动无力……其具土德之全，为后天资生之要药"。小建中汤方中白芍倍于桂枝，并加饴糖，更好地发挥缓急止痛的功效，而黄芪建中汤加黄芪增强了补气之功效。另外，善后调养亦不可少，饮食要有规律，有节制，定点进食。选容易消化的饮食，如米粥、馒头、软的面片。

（三）常用方药

李景华主任治疗慢性胃炎喜欢使用半夏泻心汤、温胆汤、平胃散、黄芪建中汤、理中丸等方剂，每个方剂他都有使用心得体会。

1. 半夏泻心汤

半夏泻心汤出自《伤寒论》："伤寒五六日，呕而发热者，柴胡汤证具，而以他药下之，柴胡证仍在者，复与柴胡汤。此虽已下之，不为逆，必蒸蒸而振，却发热汗出而解。若心下满而硬痛者，此为结胸也，大陷胸汤主之；但满而不痛者，此为痞，柴胡不中与之，宜半夏泻心汤。"半夏泻心汤以辛温之半夏为君药，既能散结除痞，又能降逆止呕。同时用辛热之干姜以温中散寒，苦寒之黄芩、黄连以泄热开痞。以上四药相伍，具有寒热平调、辛开苦降之效。然而寒热互结，又有脾胃虚弱而运化失常，气机的升降发生障碍，故方中又以人参、炙甘草、大枣甘温益气，以补脾虚。全方寒热并用以和阴阳，苦辛并进以调升降，补泻兼施以顾虚实。

对于临床既有喜食冷饮、口臭等胃热表现，又有胃脘部怕凉、不敢吃凉东西、食欲不振、大便不成形等脾胃虚寒症状，此时纯用寒凉将更伤胃气，纯用温药会助长邪气。应寒热同调，辛苦并用。用温热药以辅助脾胃之气，使脾气得升，胃气得降；用苦寒泻火的药物以祛除病邪，恢复正气，最终达到阴阳调和、寒热和解，胃病必除。

半夏泻心汤由小柴胡汤去柴胡、生姜，加黄连、干姜而成，把和解少阳之剂变成调和寒热之方。因为半夏泻心汤是治疗以胃肠为主的疾病，无往来寒热、无半表证，所以去除柴胡和生姜这两味具有解表通外的药物，而加黄连和干姜这对相反相成的药物。黄连苦寒，具有清泻胃火的作用；干姜暖胃散寒，辅助脾胃之气。

加减：若患者出现"腹中痛、欲呕吐"之证，为寒邪在腹，脾气受损，寒凝气滞，经脉不和而腹痛，热邪在上，胃气不降，上逆而作呕，亦是热在上而寒在下的标志，治疗应以清上温下、和胃降逆为法，方选黄连汤化裁，即半夏泻心汤去苦寒之黄芩，加温通之桂枝而降逆平冲；兼口苦口干，选加龙胆草、蒲公英、山栀子以清热利湿；兼两胁胀满疼痛者，加郁金、香附以疏肝解郁，理气止痛；纳差明显者，加焦山楂、炒麦芽、六神曲、鸡内金以健胃消食；大便秘结者加枳实、厚朴、大黄泄热通便。如夹有水饮，或失眠，或心悸，加茯苓以化饮。如湿浊甚者，患者舌苔厚腻，口气较重，大便不通畅，加厚朴、藿香、佩兰以化湿醒脾。

2. 温胆汤

温胆汤出自宋代陈言《三因极一病症方论》，原方无茯苓、大枣，重用生姜四两，合半夏、陈皮、炙甘草各二两，共十两，主治胆经痰热证。胆居六腑之首，又属奇恒之腑，隶属肝木，为中正之官，清净之腑，喜温和而主升发。《灵枢·本输》称"胆者，中精之腑"。内藏清净之液即胆汁，由肝之精气所化生，汇集于胆，泄于小肠，以助饮食物消化。也是脾胃运动功能得以正常进行的重要条件。《素问·宝命全形论》"土得木而达"，概括了肝胆与脾胃之间克中有用、制则生化的关系。痰湿本为同源，多由脾胃功能失常引起，二陈汤是治湿证基础方，加上竹茹、枳实则祛痰湿之力更强。方中半夏为君，降逆和胃，燥湿化痰；竹茹为臣，清热化痰，止呕除烦；枳实行气消痰，使痰随气下；佐以陈皮理气燥湿，茯苓健脾渗湿，湿去痰消；生姜、大枣、甘草益脾和胃而协调诸药。本方的主要功效是理气化痰，和胃利胆。主治胆郁痰扰证，症见胆怯易惊，头眩心悸，心烦不眠，夜多异梦，或呕恶呃逆，眩晕，癫痫，苔白腻，脉弦滑。本方虽为"温胆"之名，实有"清胆"之效。温胆汤较二陈汤多了理气、清热、除烦的药物，加强了祛痰作用。李老多用本方治疗以胃脘部胀满、打嗝为主症，伴有精神症状，如失眠的慢性胃炎患者。

3. 平胃散

平胃散出自《医方类聚》卷十引《简要济众方》，有燥湿运脾、行气和胃之功效。本方主治湿困脾胃，脘腹胀满，不思饮食，口淡无味，呕吐恶心，嗳气吞酸，常多泄泻，肢体沉重、怠惰嗜卧，舌苔白腻而厚，脉缓。方中重用苍术燥湿运脾为君；厚朴行气化湿，消胀除满为臣；陈皮行气化滞为佐；炙甘草健脾和中，调和诸药为使。诸药合用，共成燥湿运脾、行气和胃之功。本方主要治疗以胃脘部胀满、舌苔厚腻为主要表现的慢性胃炎患者。

4. 黄芪建中汤

黄芪建中汤出自《金匮要略·血痹虚劳脉证并治第六》，原文："虚劳里急，诸不足，黄芪建中汤主之。于小建中汤中加黄芪一两半，余依上法。气短胸满者加生姜，腹满者去枣，加茯苓一两半，及疗肺虚损不足，补气加半夏三两。"本条是论述阴阳两虚的证治。本条的症状仅有里急，但治疗却用小建中汤加黄芪，所以推测本条的症状还有悸、衄、腹中痛、梦失精、四肢酸疼、手足烦热、咽干口燥诸症。由于本方之论紧接于小建中汤条文之后，方中又加入黄芪，可知本方所治证候与小建中汤证相似，唯其虚损更甚。提示运用小建中汤时可根据患者虚损的程度灵活加减，由此亦可见仲景用方之法度。方中白芍倍于桂枝，更好地发挥缓急止痛的功效，加黄芪加强了补气之功效。本方主要治疗脾胃气虚以胃脘部隐隐作痛、得食痛减的慢性胃炎患者。

加减：泛吐清水较重者，加吴茱萸、半夏温胃化饮；脾虚湿盛者，可合二陈汤；兼见腰膝酸软、头晕目眩、形寒肢冷等肾阳虚者，可加附子、肉桂、助肾阳以温脾和胃。

5. 理中丸

理中丸出自《金匮要略》。本方证治广泛，但总属脾胃虚寒，症见脘腹疼痛、喜温喜按、畏寒肢冷、腹满食少，或呕吐下利或喜唾涎沫、舌淡苔白润、口不渴、脉沉细或沉迟无力。治宜温中祛寒，补气健脾。方中以干姜为君，大辛大热，温中祛寒，扶阳抑阴，为振奋脾阳之要药；以人参益气健脾，以复运化，为臣药。君臣相配，温养中焦脾胃阳气，以复运化、统摄、升降之能。以白术健脾燥湿，防脾虚生湿为佐药；以炙甘草益气和中，为使药。四药相配，一温一补一燥，使脾胃阳气振奋，寒邪祛除，则运化升降功能恢复，诸症自愈。本方主要用来治疗以胃脘部疼痛、怕凉喜温为主症的脾胃虚寒证慢性胃炎患者。

（四）治疗慢性胃炎宜忌

1. 宜调整心态，忌忧思恼怒

临床实践证明，慢性胃炎与情志因素关系密切，情绪低落则病情加重，情绪舒畅则病情减轻。因此要调整心态，保持一个稳定的心态，思虑过度则伤心脾，恼怒伤肝也伤脾，所以有一个良好的心态对于疾病的恢复十分重要。

2. 宜细嚼慢咽，忌狼吞虎咽

本病与饮食关系密切，长期的狼吞虎咽，给脾胃的运化增加了负担，进一步导致脾胃不运，受纳和腐熟功能障碍，或导致发病，或有病后不宜治愈。因此提倡细嚼慢咽，用以减轻脾胃的运化负担，有助于疾病的恢复。

3. 药食宜适度，忌寒凉过热

吃饭的时候最好不凉不热，避免对胃有不良的刺激。长期对胃有寒凉或过热的刺激，除了影响脾胃的运化和受纳腐熟外，还会造成黏膜的增生和其他病变。另外西药的水杨酸类药物和激素类药物对胃的影响是较大的。一是要掌握好适应证，非必要不服用；二是服药的同时，要服一些对胃黏膜有保护作用的药物；三是中病即止，不可过当。

4. 宜用软食易消化之品，忌辛辣炙煿或浓茶咖啡烈酒

慢性胃炎患者应多吃一些软的、容易消化的食品，避免再给脾胃增加负担，也有利于疾病的恢复。同时避免辛辣炙煿或浓茶、咖啡、烈酒，这些都

属于热性，容易化火，且对胃的局部有很大刺激，对于慢性胃炎的恢复是非常不利的。

5.宜放松休息，忌紧张劳累

对于患有慢性胃炎的患者，要提倡做一些导引气功，通过疏通气机，调理脾胃、三焦，以促进气机的条达、中州斡旋能力的通畅。避免精神紧张、过劳或熬夜，这些都能造成疾病的发生和影响疾病的恢复。

四、验案精选

（一）清利肝胆郁热治疗慢性非萎缩性胃炎案

董某，女，51岁，2019年12月11日初诊。主因胃脘部胀痛不适1年余，间断性发作1个月余来就诊。现病史：平时情绪不佳，睡眠较差，本次发病因生气出现胃脘部胀痛不适1个月零8天，曾间断性口服奥美拉唑等药物治疗，病情时好时坏，疗效欠佳，为求系统中医中药治疗而来诊。刻下症：胃脘部胀痛不适，进食后加重，胃部烧灼感，饭后打嗝，口干，饮食、睡眠尚可，血压130/85mmHg，大便干，排便困难，小便尚可。舌质红，舌苔白而干，脉细弦。西医诊断：慢性非萎缩性胃炎。中医诊断：胃脘痛病。中医辨证：胆胃郁热。治法：清利胆胃郁热。处方：半夏7.5g，陈皮10g，茯苓10g，枳实15g，竹茹15g，炙甘草7.5g，海螵蛸15g，浙贝母20g。7剂。加水600mL煎两次，合成200mL，分成两次，早晚各1次口服。

二诊（2019年12月18日）：胃脘部胀痛不适稍减，进食后仍有不适，胃部烧灼感，时有打嗝，口干，饮食、睡眠尚可，血压130/80mmHg，大便干，小便尚可。舌质红，舌苔白，脉细弦。于上方基础上加麦冬15g，沙参15g。7剂。加水600mL水煎两次，合成200mL，分成两次，早晚各1次口服。

三诊（2019年12月18日）：胃脘部胀痛不适减轻，偶有发作，饭后打嗝减轻，胃部烧灼感减轻，晨起有痰，口干减轻，饮食、睡眠尚可，血压 130/80mmHg，二便尚可。舌质暗红，舌苔白，脉弦。于上方基础上加瓜蒌 15g。7 剂。加水 600mL 水煎两次，合成 200mL，分成两次，早晚各 1 次口服。

四诊（2020 年 01 月 18 日）：胃脘部胀痛明显减轻，偶有发作，饭后打嗝好转，胃部烧灼感明显减轻，晨起偶有痰，舌痛较早明显减轻，饮食、睡眠尚可，血压 130/80mmHg，二便尚可。舌质暗红，舌苔白，脉稍弦。继续予上方 7 剂。加水 600mL 水煎两次，合成 200mL，分成两次，早晚各 1 次口服。

按：慢性非萎缩性胃炎，中医称之为胃脘痛。《素问·至真要大论》曰："诸呕吐酸，皆属于热。"随着社会的发展，生活节奏的加快，饮食结构变化的改变和不当饮食的增加，本病的发病率逐渐升高。本病例主要因情绪变化而发病，情志失调，肝气郁结，胆汁排泄不畅，肝胆郁滞，久郁化热，横逆犯胃，致胃失和降而发病。因此，胆胃郁热、胃失和降是本病的主要病机。肝主疏泄，肝胆相合，条达气机。若情志失调，郁怒伤肝。肝失疏泄，气机郁滞，久郁化热，胆附于肝，肝气逆动，引动胆火，胆气外溢，上迫于胃，扰动胃气，逆气上冲，致胆热犯胃，胆胃不和，胆胃郁热而发病。在饮食物的消化吸收过程中，胆胃具有协同作用，胆汁下降依靠胃气和降，脾运化精微有赖肝气升清，即所谓"肝随脾升，胆随胃降"。《医学正传·胃脘痛》亦有"初致病之由，多因纵恣口腹，喜好辛酸，恣饮热酒煎煿，复餐寒凉生冷，朝伤暮损，日积月深……故胃脘疼痛"，在饮食物的消化吸收过程中，胆胃具有协同作用，胆汁下降依靠胃气和降，脾运化精微有赖肝气升清，即所谓肝随脾升，胆随胃降。结合病例，因其具有胆胃郁热的基本病机，故方以温胆汤清胆胃之郁热，一诊中因有胃脘部的烧灼感，故加用乌贝散制酸止痛，方中海螵蛸有固精止带、收敛止血、制酸止痛、收湿敛疮功效，浙贝母清热散结、化痰止咳，共同发挥其制酸止痛的功效。二诊时患者口干，大便干，考虑患者有胃热伤津，津液不足，故加麦冬和沙参，麦冬养阴生津、润肺清心，沙参润肺止咳、益胃生津，用以养胃阴、清胃热、生津液。三诊时患者出现晨起咳嗽，增加瓜蒌 15g，以清热化痰、宽胸散结、润肠通便。

慢性胃炎的患者，临床表现也错综复杂。本例患者既有胃脘部胀痛不适、胃部烧灼感、饭后打嗝、大便干等胃热的表现，又有口干、口苦等胆热的表现，证属胆胃郁热。脾胃的受纳运化，中焦气机的升降，有赖于肝之疏泄，即《素问·宝命全形论》所说的"土得木而达"。忧思恼怒，情志不遂，肝失疏泄，肝郁气滞，横逆犯胃，以致胃气失和，胃气阻滞，即可发为胃痛。这个时候只有理气化痰，利胆清胃才能达到阴阳调和，消除病疾。李老常说：胃脘部痞满，打嗝，口干口苦，睡眠不佳是本证型的常见症状。患者出现如两胁胀痛，加郁金、香附、川楝子；兼口苦口干，加山栀子、龙胆草；反酸嗳气者，加海螵蛸、浙贝母；伴有睡眠不佳的患者，可以加酸枣仁、夜交藤。这是李老在临床中处理本证型兼证的常用加减用药。

（蔡丽威、王志成整理）

（二）温中健脾法治疗慢性非萎缩性胃炎案

娄某，女，75岁，汉族，退休人员。2019年12月20日初诊。既往有慢性胃脘痛30余年，时好时坏，一直断断续续治疗。本次发病因饮食不调而出现胃脘部疼痛不适1个月余，曾间断性口服奥美拉唑、胃乐新等药物治疗，病情时好时坏，疗效欠佳，为求系统中医中药治疗而来门诊就诊。2个月前就诊于当地某中心医院查胃镜提示慢性非萎缩性胃炎，心电图示心肌缺血，予以奥美拉唑肠溶胶囊、硫糖铝混悬液和扩张冠状动脉药治疗，未见明显好转，此次为求中药治疗来诊。刻下症：胃脘部疼痛不适，受凉后加重，喜温喜按，进食打嗝，食欲差，时有心前区不适，手足不温，血压125/85mmHg，睡眠差，大便不成形，小便尚可。舌质暗，苔白，脉细滑。西医诊断：慢性非萎缩性胃炎，冠心病（心绞痛）。中医诊断：胃脘痛，胸痹。中医辨证：脾胃虚寒。治法：温中健脾，和胃止痛。处方：人参10g，炒白术15g，干姜7.5g，炙甘草10g，制附子7.5g，丹参20g，檀香5g，砂仁10g。7剂。加水600mL水煎两次，合成200mL，分成两次，早晚各1次口服。

二诊（2019年12月27日）：服药1周后，胃脘部疼痛稍减，有时夜间疼醒，受凉后加重，喜温喜按，进食打嗝，食欲差，时有心前区不适，手足不温，睡眠差，大便不成形，小便尚可。舌暗，苔白，脉细滑。处方：人参 10g，炒白术 15g，干姜 7.5g，炙甘草 10g，制附子 7.5g，丹参 20g，檀香 5g，砂仁 10g，酸枣仁 30g，苏梗 15g。7 剂。加水 600mL 水煎两次，合成 200mL，分成两次，早晚各 1 次口服。

三诊（2020 年 1 月 3 日）：胃脘部疼痛减轻，夜间疼醒次数明显减少，怕凉，喜温喜按，进食打嗝稍减，食欲较早改善，偶有心前区不适，手足不温减轻，睡眠较早缓解，大便偶有不成形，小便尚可，舌暗，苔白，脉弦。处方：人参 10g，炒白术 15g，干姜 7.5g，炙甘草 10g，制附子 7.5g，丹参 20g，檀香 5g，砂仁 10g，酸枣仁 30g，苏梗 15g。7 剂。加水 600mL 水煎两次，合成 200mL，分成两次，早晚各 1 次口服。

四诊（2020 年 2 月 3 日）：诸症皆好转，效不更方。人参 10g，炒白术 15g，干姜 7.5g，炙甘草 10g，附子 7.5g，丹参 20g，檀香 5g，砂仁 10g，酸枣仁 30g，苏梗 15g。患者继服后诸症皆除，疗效满意。

按：理中丸出自《伤寒论》，复见于《金匮要略》。《伤寒论》386 条曰："霍乱，头痛，发热，身疼痛。热多欲饮水者，五苓散主之；寒多不用水者，理中丸主之。"《伤寒论》396 条曰："大病瘥后，喜唾，久不了了，胸上有寒也，当以丸药温之，宜理中丸。"这两条原文都揭示了中脏虚寒是理中丸证的基本病机，无论是"寒多不用水"，还是"胸上有寒"，都具有相同的病理机制，所以用理中丸治疗。本方在《金匮要略》中改作汤剂，称"人参汤"，《金匮要略·胸痹心痛短气病脉证并治第九》曰："胸痹心中痞，留气结在胸，胸满，胁下逆抢心，枳实薤白桂枝汤主之；人参汤亦主之。"本方证治广泛，但总属脾胃虚寒。一则失于温煦，症见脘腹疼痛，喜温喜按，畏寒肢冷或胸痹证，胁下逆抢心；二则运化失常，症见腹满食少；三则升降失常，症见呕吐下利；四则摄纳无权，症见阳虚失血，或病后喜唾涎沫等。舌淡苔白润，口不渴，脉沉细或沉迟无力皆为虚寒之象。治宜温中祛寒，补气健脾。方中以干姜为君，大辛大热，温中祛寒，扶阳抑阴，为振奋脾阳之要药；以人参益气健脾，以复运化，为臣药，温养中焦脾胃阳气，以复运化、统摄、升降之能；以白术健脾燥湿，防脾虚生湿为佐药；以炙甘草益气和中，为使药。四药相配，一温一补一燥一和，使脾胃阳气振奋，寒邪祛除，则运化升降功能恢复，诸症自愈。考虑因为胃脘痛和胸痹同时存在，故以附子理中汤合丹参饮。二诊、三诊、四诊因考虑同时伴有情绪不佳，睡眠较差，故加酸枣仁和苏梗以养心安神，疏肝理气。

本患者是中老年女性，病史较长，体型偏瘦，并伴有胃痛隐隐，绵绵不休，喜温喜按，空腹痛甚，得食则缓，劳累或受凉后发作或加重，泛吐清水，神疲纳呆，四肢倦怠，手足不温，大便溏薄，这些都符合脾胃虚寒的表现，在治疗上应以温中健脾、和胃止痛为主要方法，故以理中汤为主，因为同时还有胸痹，故加上了具有活血化瘀、行气止痛作用之丹参饮。

（蔡丽威、张彦秋整理）

（三）燥湿运脾行气和胃法治疗慢性非萎缩性胃炎案

刘某，女，48岁，汉族。2020年8月12日初诊，主因胃脘部胀痛不适7年余，间断性发作1个月余来诊。现病史：该患者既往有慢性胃脘部胀痛不适7年余，平时喜食油腻食物，大便一直不成形，本次胃脘部胀痛不适1个月余，曾间断性口服奥美拉唑等药物治疗，病情时好时坏，疗效欠佳，为求系统中医中药治疗而来门诊。刻下症：胃脘部胀满不适，自觉堵塞感，进食后加重，饮食不佳，口腔有异味，情绪、睡眠尚可，胃部烧灼感，大便偏稀，小便正常。舌质暗，舌苔白，脉沉滑。西医诊断：慢性非萎缩性胃炎。中医诊断：胃脘痛。中医辨证：湿滞脾胃证。治法：燥湿运脾，行气和胃。处方：苍术10g，厚朴15g，半夏10g，陈皮15g，茯苓15g，枳实15g，竹茹15g，炙甘草10g，浙贝母15g。7剂。加水600mL水煎两次，合成200mL，分成两次，早晚各1次口服。嘱清淡饮食，慎起居，调情志。

二诊（2020年8月19日）：胃脘部胀满不适稍减，进食后加重，饮食稍差，口腔仍有异味，情绪、睡眠尚可，胃部烧灼感，大便偏稀，小便正常。舌质暗，舌苔白，脉沉滑。于上方基础上加黄连10g。7剂。加水600mL水煎两次，合成200mL，分成两次，早晚各1次口服。

三诊（2020年8月26日）：胃脘部胀满不适减轻，胃部烧灼感减轻，口腔异味减轻，情绪、睡眠尚可，饮食稍差，大便好转，小便尚可。舌质暗，舌苔白，脉沉稍滑。于上方基础上加炒白术15g。7剂。加水600mL水煎两次，合成200mL，分成两次，早晚各1次口服。

四诊（2020年9月26日）：胃脘部胀满不适明显减轻，进食后偶有不适，饮食尚可，口腔异味减轻，情绪、睡眠尚可，胃部无烧灼感，二便尚可。舌质暗，舌苔白，脉稍沉。继用上方7剂。加水600mL水煎两次，合成200mL，分成两次，早晚各1次口服。嘱清淡饮食，慎起居，调情志。患者病情明显好转，疗效满意。

按：《灵枢·平人绝谷》曰："胃满则肠虚，肠满则胃虚，更虚更满。"只有胃肠气机和降顺畅，才能使"气得上下，五脏安定，血脉和利，精神乃居"。胃属六腑，其主受纳，传化物而不藏，在生理上，以通为用，以降为顺。如情志郁结，肝失条达，或脾胃虚弱，气运壅塞，或外邪侵入，升降失司，皆可形成热郁、寒凝、食滞等病变。若饮食不节，暴饮暴食，损伤脾胃，饮食停滞，致使胃气失和，胃中气机阻滞，胃脘部胀满疼痛；或五味过极，辛辣无度，或恣食肥甘厚味，或饮酒如浆，则伤脾碍胃，蕴湿生热，阻滞气机，以致胃气阻滞，不通则痛，皆可导致胃脘部胀满疼痛。《脾胃论》提出："肠胃为市，无物不包，无物不入。"当代人过食厚腻，肆饮酒浆，超过脾胃运化之能，就会带来一系列脾胃功能失调的症状。本例患者由于长期喜食油腻之物，日久伤及脾胃，造成脾胃湿滞中焦，运化失司，而出现湿滞脾胃之证。故在治疗方面，应顺承胃肠和降之性，兼用清法，以祛除胃中湿热郁滞，恢复中焦气机和畅。故从脾胃湿热立论，方用平胃散合温胆汤，平胃散燥湿健脾，温胆汤清胆和胃。患者二诊时仍有胃部灼烧感，大便偏稀，说明大肠仍有郁热，在原方的基础上加黄连，增强清热燥湿之功效。三诊时患者食纳仍差，故在二诊处方基础上加入炒白术，增强益气健脾除湿之功效。

慢性胃炎的患者，从临床表现看也是错综复杂，既有喜食冷饮、口臭，又有胃脘部怕凉、不敢吃凉东西、食欲不振、大便不成形等胃热脾寒证；既有胃脘部胀满、打嗝、反酸，又有胃脘部不适、嘈杂、大便溏等肝胃不和证。本案患者由于平时过食油腻之物，伤及脾胃，运化失司，湿滞脾胃。因此这个时候只有燥湿健脾、和胃利胆才能达到脾胃和顺之目的。平胃散有燥湿运脾、行气和胃之功效，主治湿困脾胃，脘腹胀满，不思饮食，口淡无味，呕吐恶心，嗳气吞酸，泄泻，肢体沉重，怠惰嗜卧，舌苔白腻而厚，脉缓。方中重用苍术燥湿运脾，为君；厚朴行气化湿，消胀除满，为臣；陈皮行气化滞，为佐；炙甘草健脾和中，调和诸药，为使。诸药合用，共成燥湿运脾、行气和胃之功。痰湿本为同源，多因脾胃功能失常引起，二陈汤是治湿证基础方，加上竹茹、枳实则祛痰湿之力更强。方中半夏为君，降逆和胃，燥湿化痰；以竹茹为臣，清热化痰，止呕除烦；枳实行气消痰，使痰随气下；佐以陈皮理气燥湿，茯苓健脾渗湿，湿去痰消；生姜、大枣、甘草益脾和胃而协调诸药。

（蔡丽威、张欣桐整理）

（四）燥湿运脾清热和胃法治疗慢性非萎缩性胃炎案

高某，男，57 岁，汉族。2020 年 8 月 14 日初诊。主因胃脘部胀痛不适 1 年余，间断性发作 1 个月余就诊。现病史：该患者既往喜食白酒和肥肉，1 年前酒后自觉胃脘腹部胀满不舒，未予重视及治疗，后症状反复。1 个月前患者上述症状加重，间断性口服奥美拉唑等药物治疗，病情时好时坏，疗效欠佳，经胃镜检查诊断为慢性非萎缩性胃炎。为求系统中医中药治疗而来就诊。刻下症：胃脘部胀满不适，进食后加重，饮食差，乏力，头晕，时有心烦，睡眠尚可，胃部烧灼感，大便不成形，小便正常。舌质暗，舌苔白，脉沉滑。西医诊断：慢性非萎缩性慢性胃炎。中医诊断：胃脘痛。中医辨证：湿滞脾胃。治法：燥湿运脾，清热和胃。处方：苍术 10g，厚朴 15g，陈皮 15g，炙甘草 10g，黄连 10g，连翘 15g。7 剂。加水 600mL 水煎两次，合成 200mL，分成两次，早晚各 1 次口服。

二诊（2020 年 8 月 21 日）：患者胃脘部烧灼感较前减轻，仍胃脘部胀满，食欲差，恶心，乏力，头晕，心烦，大便不成形，舌质暗，舌苔白。

脉沉滑。于上方基础上加薏苡仁 15g，7 剂。加水 600mL 水煎两次，合成 200mL，分成两次，早晚各 1 次口服。

三诊（2020 年 8 月 28 日）：患者胃脘部胀满及烧灼感减轻，食欲尚可，乏力减轻，时有头晕，心烦减轻，睡眠尚可，二便尚可。舌质暗，舌苔白。脉沉稍滑。于上方基础上加败酱草 15g，7 剂。加水 600mL 水煎两次，合成 200mL，分成两次，早晚各 1 次口服。患者继服 1 个月后，诸症皆除，疗效满意。

按：脾主运化，喜燥而恶湿，胃主受纳，喜燥而恶湿，脾为气机升降之枢纽，共同维持着饮食物的腐熟、消化和吸收，脾胃康健，则纳食正常，运化有力，自能"脾气散精，上归于肺，通调水道，下输膀胱""浊气归心，淫精于脉。脉气流经，经气归于肺，肺朝百脉，输精于皮毛。毛脉合精，行气于府。府精神明，留于四脏"。脾胃共同维持着人体的新陈代谢和脏腑活动。若过食酒肉油腻之物，湿热内生，湿浊困脾，运化失司，则出现食少乏力、大便不调、脘腹胀满、呕恶、吞酸、嗳气等症状。

由于患者平素喜饮白酒，并多肉食，脾胃湿热内蕴。此次发病为饮酒后发病，其病因病机归于脾为湿困，运化失常，湿浊中阻，胃失和降。主症以胃脘部胀满不适，进食后加重，饮食差，乏力，头晕，时有心烦，睡眠尚可，胃部烧灼感，大便不成形，小便正常。舌质暗，舌苔白，脉沉滑。证属湿滞脾胃，兼郁久生热，治疗当以燥湿运脾、清热和胃为法。故方以平胃散为主方，加黄连和连翘。平胃散燥湿运脾，黄连和连翘清胃去火。二诊时患者诸症缓解，但仍有胃脘部胀痛、食欲不振、大便不成形等症状，考虑脾湿症状仍重，故酌加健脾利湿之薏苡仁。三诊时，患者仍有胃部灼热感，故加败酱草以增强清热之效。

一些西医诊断为慢性浅表性胃炎、胃窦炎、胃下垂等病，在用促胃动力药如吗丁啉、莫沙必利等无效的情况下，每遇符合湿困脾胃证者，李主任施以平胃散加味均能收事半功倍之效。西医认为，慢性胃炎的病因与中枢神经功能失调、胆汁反流、细菌因素、理化因素、免疫因素等有关。平胃散有燥湿运脾、行气和胃之功效，主治湿困脾胃，脘腹胀满，不思饮食，口淡无味，呕吐恶心，嗳气吞酸，泄泻，肢体沉重，怠惰嗜卧，舌苔白腻而厚，脉缓。方中重用苍术燥湿运脾为君；厚朴行气化湿，消胀除满为臣；陈皮行气化滞为佐；炙甘草健脾和中，调和诸药为使。诸药合用，共成燥湿运脾，行气和胃之功。李景华主任加上清热的黄连、连翘以增加清热燥湿之力。

（蔡丽威、汪海燕整理）

（五）辛苦并用寒热同调法治疗慢性非萎缩性胃炎案

刘某，女，22 岁，汉族，大学生。2020 年 6 月 29 日初诊。主因胃部胀满不适 1 年余，间断性发作 1 个月余来诊。现病史：该患者平时吃饭时较快，狼吞虎咽，并喜欢吃寒凉的食物，1 个月前因饮食不周而出现现胃部胀满不适，曾间断性口服治疗胃炎的西药，病情时好时坏，疗效欠佳，胃镜检查结果回报为慢性非萎缩性胃炎。为求系统中医中药治疗而来就诊。刻下症：胃部胀满疼痛，时有嗳气、打嗝，饮食差，情绪稍差，偶有胃部烧灼感，睡眠尚可，大便不成形，小便正常。舌暗红苔白，脉沉。西医诊断：慢性非萎缩性胃炎。中医诊断：胃脘痛。中医辨证：胃热脾寒证。治法：辛苦并用，寒热同调。处方：半夏 10g，黄连 10g，黄芩 7.5g，人参 7.5g，干姜 7.5g，大枣 5 枚，炙甘草 10g，薏苡仁 15g，白术 20g。7 剂，水煎服，每日 1 剂，早晚餐后 2 小时服。嘱清淡饮食，慎起居，调情志。

二诊（2020 年 7 月 6 日）：胃部疼痛减轻，仍有胀满，时有嗳气、打嗝，口苦，饮食一般，情绪稍差，偶有胃部烧灼感，睡眠尚可，大便不成形，小便正常，舌暗，舌苔白，脉沉。处方：半夏 10g，黄连 10g，黄芩 7.5g，人参 7.5g，干姜 7.5g，大枣 5 枚，炙甘草 10g，薏苡仁 15g，白术 20g，苍术 10g。7 剂，水煎服，每日 1 剂，早晚餐后 2 小时服。

三诊（2020 年 7 月 13 日）：胃部疼痛减轻，胀满明显减轻，偶有嗳气、打嗝，饮食转佳，口苦减轻，偶有胃部烧灼感，睡眠尚可，二便尚可，舌暗红苔白，脉沉。处方：半夏 10g，黄连 10g，黄芩 7.5g，人参 7.5g，干姜 7.5g，大枣 5 枚，炙甘草 10g，薏苡仁 15g，白术 20g，苍术 10g，白豆蔻 5g。7 剂，水煎服，每日 1 剂，早晚餐后 2 小时服。

2020 年 8 月 13 日随访患者，继服 7 天后诸症皆除，疗效满意。

按： 本病例是一个慢性胃炎患者，年纪较轻，平时吃饭较快，且喜吃寒凉的食物，日久伤及脾胃，而表现为胃部胀满疼痛，时有嗳气、打嗝，饮食差，情绪稍差，偶有胃部烧灼感，睡眠尚可，大便不成形，小便正常，舌暗红苔白，脉沉。既有胃脘部的烧灼感，又有大便之不成形，属胃热脾寒的寒热错杂证，李老使用半夏泻心汤辛开苦降、寒热同调而收效。半夏泻心汤出自《伤寒论》，"伤寒五六日，呕而发热者，柴胡汤证具，而以他药下之，柴胡证仍在者，复与柴胡汤。此虽已下之，不为逆，必蒸蒸而振，却发热汗出而解。若心下满而硬痛者，此为结胸也，大陷胸汤主之；但满而不痛者，此为痞，柴胡不中与之，宜半夏泻心汤"。从经文看本条属于误下后而出现的变证，表现为"但满而不痛"的痞证，用半夏泻心汤开结消痞。本病例显然是由于经常过食寒凉之品，加之吃饭较快，更伤脾胃，出现寒热错杂之象。现主要表现以胀满为主，同时有胃脘部灼热感，大便不成形，正好符合其基本病机。实际上伤寒论给我们列举的是一个规范和启示，虽然不是用下法造成的，但是长期的过食寒凉和吃饭较快一样可以伤及脾胃，造成脾胃内损，渐渐发病。考虑是脾虚因素，所以加上白术和薏苡仁以健脾祛湿。二诊时患者胃部疼痛减轻，仍有胀满，时有嗳气、打嗝，故加用苍术。苍术有燥湿运脾之功能，李杲云："苍术别有雄壮上行之气，能除湿，下安太阴，使邪气不传入脾也。"三诊考虑胀满感仍然存在，故加白豆蔻以化湿除满。

本案患者是女性，平时喜食寒凉食物，加之吃饭过快，伤及脾胃，而表现为胃脘部胀满不适且有烧灼感，大便偏稀，故李老考虑为胃热脾寒之寒热错杂证，用半夏泻心汤治疗，方中以辛温之半夏为君药，既能散结除痞，又能降逆止呕。同时用辛热之干姜以温中散寒，苦寒之黄芩、黄连以泄热开痞。又以甘温之人参、甘草、大枣益气，以补脾虚。全方寒热并用以和阴阳，苦辛并进以调升降，补泻兼施以顾虚实。同时嘱其调整心态，不急不忧，思虑过度则伤心脾，恼怒伤肝也伤脾，所以有一个良好的心态对于疾病的恢复十分重要。

（蔡丽威、付莉莉整理）

（六）辛苦并用寒热同调治疗慢性非萎缩性胃炎案

李某，男，38岁，汉族，干部。2020年8月18日初诊。主因胃部胀满不适数年余，间断性发作2个月来诊。现病史：该患者平时情绪不佳，喜好吃油腻之物，这次因情绪变化出现胃部胀满不适2个月，曾间断性口服雷贝拉唑、胃乐新等药物治疗，病情时好时坏，多处治疗，疗效欠佳，胃镜检测结果回报：慢性非萎缩性胃炎。为求系统中医中药治疗而来门诊。刻下症：胃部胀满疼痛，间断性发作，时有嗳气、打嗝，饮食差，情绪稍差，偶有胃部烧灼感，睡眠尚可，大便不成形，小便正常。舌暗红苔白，脉沉。西医诊断：慢性非萎缩性胃炎。中医诊断：胃脘痛。中医辨证：寒热错杂。治法：辛苦并用，寒热同调。处方：半夏10g，黄连10g，黄芩7.5g，人参7.5g，干姜7.5g，大枣5枚，炙甘草10g。7剂，水煎服，每日1剂，早晚餐后2小时服。

二诊（2020年8月25日）：胃部疼痛减轻，时有嗳气、打嗝，口苦，饮食不佳，情绪稍差，偶有胃部烧灼感，睡眠尚可，大便不成形，小便正常，舌暗红，舌苔白，脉沉。在原方基础上加白术。处方：半夏10g，黄连10g，黄芩7.5g，人参7.5g，干姜7.5g，大枣5枚，炙甘草10g，白术20g。7剂，水煎服，每日1剂，早晚餐后2小时服。

三诊（2020年9月3日）：胃部疼痛减轻，偶有嗳气、打嗝，饮食转佳，口苦减轻，情绪稍差，偶有胃部烧灼感，睡眠尚可，二便尚可。舌质暗，舌苔白，脉沉。在上方基础上加薏苡仁。处方：半夏10g，黄连10g，黄芩7.5g，人参7.5g，干姜7.5g，大枣5枚，炙甘草10g，薏苡仁15g，白术20g。7剂，水煎服，每日1剂，早晚餐后2小时服。

2020年10月13日随访，患者继服7天后诸证皆除，症状痊愈，疗效满意。

按：本病例是李老使用半夏泻心汤治疗获得成功的病案之一。患者既有胃脘部的烧灼感，又有大便不成形，其病机是胃热脾寒，所以应用半夏泻心汤加减治疗。胃脘痛常见的病机有寒邪客胃、饮食停滞、肝气犯胃、肝胃郁热、脾胃湿热等证候，表现为实证；久则常见由实转虚，如寒邪日久损伤脾阳，热邪日久耗伤胃阴，多见脾胃虚寒、胃阴不足等证候，属虚证。而本例患者表现为胃热脾寒的病机，与上面的病机略有区别。因为病机寒热混杂，单纯清热易伤胃气，单纯扶正易留病邪，辛苦并用、寒热平调才能收到满意的疗效。实际在临床上很难见到纯寒或纯热证的患者，大多是寒热错杂证，这也提示我们不能一味地按照常规的辨证思路走。李老认为半夏泻心汤以辛温之半夏为君药，既能散结除痞，又能降逆止呕。同时用辛热之干姜以温中散寒，苦寒之黄芩、黄连以泄热开痞。以上四药相伍，具有寒热平调、辛开苦降之效。同时又以甘温之人参、炙甘草、大枣益气补脾虚。其方妙就妙在黄连、黄芩的苦寒与干姜暖胃散寒相辅相成而收效。二诊考虑有大便不成形，与脾虚有关，故加炒白术以健脾化湿，增加运化之能。三诊加入薏苡仁，是给湿邪以出路，健脾渗湿以止泻。

本患者是男性，体型偏瘦，面色萎黄，在陈述病情时多次强调不适，反复询问疾病预后，自诉曾因患病后多次治疗但疗效欠佳已失去信心，导致情绪有时不好。李老常常教导学生，有些慢性胃炎的患者，从临床表现看也是错综复杂，单用寒凉药将更伤胃气，单用温药会助长邪气。此时宜寒热同调，辛苦并用，用温热药以辅助脾胃之气，使脾气得升，胃气得降；用苦寒泻火的药物以祛除病邪，恢复正气，最终达到阴阳调和、寒热和解，胃病必除。它一般属于慢性过程，病机复杂。半夏泻心汤属于八法之中的"和法"，具有和解肠胃之功能。半夏泻心汤由小柴胡汤去柴胡、生姜，加黄连、干姜而成，把和解少阳之剂变成调和寒热之方。因为半夏泻心汤治疗以胃肠为主但无往来寒热半表证的疾病，所以去除柴胡和生姜这两味具有解表通外的药物，加上黄连和干姜这一对相反相成的药物。黄连苦寒，具有清泻胃火的作用；干姜暖胃散寒，辅助脾胃之气。

（蔡丽威、付莉莉整理）

【参考文献】

［1］王洪图主编.内经讲义［M］.北京：人民卫生出版社，2002.

［2］蔡丽威.李景华主任医师应用半夏泻心汤治疗慢性胃炎临床经验总结［J］.中国社区医师，2018，34（35）：76-77.

［3］吕艳.中医药辨证治疗胃脘痛疗效观察［J］.临床合理用药杂志，2014，7（22）：50-51.

［4］蔡丽威.李景华治疗慢性胃炎的经验总结［J］.中国社区医师，2021，37（20）：83-84，87.

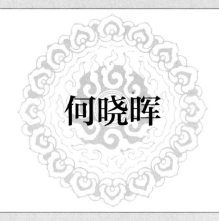

何晓晖

一、医家简介

何晓晖（1952.5— ），男，江西东乡人。江西中医药大学教授，主任中医师，博士研究生导师。首批全国中医药传承博士后合作导师，第二届全国名中医，首批江西省名中医，首批江西省国医名师，第三、四、五批全国老中医药专家学术经验继承工作指导老师。历任江西中医药高等专科学校校长，江西中医学院副院长。曾任中华中医药学会脾胃病分会副主任委员，中国中西医结合学会消化病专业委员会常务理事，江西省中西医结合学会常务理事，江西省中西医结合学会消化系统疾病专业委员会名誉主任委员。先后获得全国五一劳动奖章、江西省先进工作者、江西省政府特殊津贴获得者、江西省先进中医个人、江西省卫生科技先进工作者、抚州市科技标兵、抚州市拔尖人才等荣誉称号。

何晓晖教授博采众长，坚持以中医哲学思维为指引，以中医基本理论为主导，以辨证论治为诊疗原则，擅长中西医优势互补，形成了具有鲜明个人特色的学术思想。他创立了"胃质学说""肠质学说"，发挥《内经》"脾营学说""胃主五窍"理论，指导临床治疗脾胃病行之有效；集古今医家之精华，创立"辨病－辨证－辨体－辨时"四位一体的脾胃病治疗新模式和脾胃病治疗一字经——"衡"等，临床应用效果确切。效法经方，汲取时方，融入新识，创制了调胃十方、理脾五方、治肠四方、治胆三方、抗肿瘤方等系列脾胃病治疗新方，疗效明显，易于掌握运用。

何晓晖教授从医50余年，学验俱丰，精于内、妇、儿科，擅长脾胃病诊治，尤其对慢性萎缩性胃炎、疣状胃炎、胃食管反流病、溃疡性结肠炎及胃肠道肿瘤等疾病有独到经验，享誉省内外。曾参加国家973课题研究2项，主持省部级科研课题6项，获奖3项。主编著作和全国性教材14部，发表学术论文140篇。获发明专利3项。

二、学术思想

（一）治胃先治神

七情致病最易伤及心、肝、脾三脏，而导致气机失调。脾胃为气机升降之枢纽，气机升降逆乱主要表现为胃肠功能的改变，如痛、痞、吐、泻、噫等病症，故把胃肠称为情绪之"镜"。《医学正传·胃脘痛》曰："胃脘当心而痛……七情九气触于内之所致。"何晓晖教授常告诫学生，胃病的发生与情志关系极为密切，分析其病因病机时不可忽视七情内伤的致病作用。如慢性萎缩性胃炎属于癌前状态，但电视、广播、报纸、杂志等媒体或个别医生夸大渲染，使患者心情尤为紧张恐惧，思想压力沉重，极不利于治疗。因此，消除患者的恐惧心理，心身并治尤为重要。何晓晖教授推崇《内经》"一曰治神"的治疗思想，对于思想负担重的患者，常通过劝说开导、释疑解惑、心理暗示、鼓励安慰、移情易性、娱乐怡情等方法来解除患者的心理恐惧，帮助患者正确认识疾病的规律，增强患者同疾病做斗争的必胜信心，调动患者抗病的主观能动性。他还常指导患者以户外运动、自我按摩、艾灸、音乐、气功、太极拳等手段辅助治疗。处方中也常选用一些疏肝解郁、宁心安神的中药，如柴胡、佛手、八月札、玫瑰花、合欢皮、茯神、酸枣仁等来调理精神情志。通过医患的密切配合，综合治疗，常达到事半功倍的治疗效果。

（二）创立胃质说

体质是生命、健康、疾病的载体，可综合反映整体的状态特征，是证候形成的内在基础，并决定证候的类型。何晓晖教授临床上十分重视体质在发病中的作用，深刻认识到人群中胃的特质具有很大的差异性，影响着胃病的发生、发展、转归和预后。他通过对《内经》等经典著作的研究和数十年的临床观察，发现胃的形态和功能具有相对稳定的特质，创立"胃质学说"，提出"胃质可分""胃质可辨""胃质可调"的观点。如根据口味、饮食偏嗜、胃部感觉、大便情况、舌象、脉象、全身状态等，将胃质分为胃正常质、胃气虚质、胃阳虚质、胃阴虚质、胃气郁质、胃蕴热质、胃湿热质及胃瘀血质8种。调节和纠正胃质的方法有饮食调节法、运动调节法、药物调节法和心理调节法。饮食调节法中，胃气虚质者选用山药、扁豆、薏苡仁、香菇、胡萝卜、红薯、牛肉、兔肉、猪肚等补脾健胃益气之品，胃阳虚质者选用羊肉、猪肚、鸡肉、鹿肉、虾、韭菜、核桃等温中补阳的食物，胃阴虚质者选用芝麻、绿豆、乌贼、龟、鳖、海参、鸭肉、银耳、梨、甘蔗等清补胃阴之物，胃气郁质者选用大麦、荞麦、刀豆、蘑菇、萝卜、丝瓜、苦瓜等理气解郁、调畅气机之物，胃湿热质可选薏苡仁、小米、赤小豆、莲子、鲫鱼、鸭肉、西瓜、苦瓜、芹菜等清利化湿的食品，胃蕴热质可选用豆腐、青菜、莴笋、冬瓜、鸭肉、鸭蛋等清淡性寒食物，胃血瘀质则选用黑豆、黄豆、山楂、茄子、油菜、黄酒、葡萄酒等活血化瘀之效食物。由于胃质的差异性，何教授强调在诊治胃病时，不仅要考虑致病因素，更要注意患者的胃质类型和状态，在治疗疾病的过程中不忘纠正病理胃质，用药时应避免对胃质的不良影响。顾护脾胃时应用佐使药，须因胃质而异，辨证用药，如胃蕴热质少用或慎用性温的生姜、干姜，胃湿热质少用或慎用滋腻的甘草。饮食的忌宜，同样要根据患者不同的胃质，指导其不同的食疗方法。

（三）胃以喜为补

人的体质有阴阳强弱之别，病有寒热虚实之殊，食有四气五味之异。何晓晖教授推崇《临证指南医案》所言"食物自适者，即胃喜为补"，反对千篇一律的食养方法，主张因人制宜，辨体施食。"胃喜"即"饮食自适"，适合自身口味，进食后觉胃中舒适、人身舒坦，反之为"胃厌"。"胃喜为补"指机体在生理或病理状态下，为适合自身口味、顺应脾胃喜好，而选择适宜的食物，从而对人体产生补益的作用。何教授指出"胃喜为补"包括三个要点：一是口味适宜；二是食入后胃部乃至全身舒适；三是有节有度，有利于健康。

何教授常说："胃肠为囊，无物不受。"饮食不节最易损伤脾胃引发疾病，也是导致胃肠病反复发作、迁延难愈最重要的原因，故何教授临证之时除要求患者纠正不良饮食习惯，节制饮食偏嗜，指导患者根据病证的寒热虚实，施以寒热温凉食物辅助治疗外，还强调饮食禁忌要遵循"胃喜胃厌"规律，如牛奶、豆浆、米粉、辣椒及水果等，"胃喜"的则宜吃，"胃厌"的则不宜吃，且应有节制。患者病重纳差时，推荐喝养胃粥，如脾胃虚弱证者喝茯苓山药粥（山药、茯苓、薏苡仁、小米、大米），胃热阴虚证者用百合玉竹羹（百合、银耳、玉竹、葛粉、冰糖）；在疾病恢复阶段，患者停止服药后喝养胃茶，以巩固疗效，改善胃质，防止复发，因其价格便宜，使用方便，广受患者欢迎。常用的养胃茶：益气调胃茶（黄芪、甘草、红枣），适用于胃气虚质；温中调胃茶（红参、红枣、干姜），适用于胃阳虚质；养阴调胃茶（太子参或西洋参、麦冬、山楂），适用于胃阴虚质；理气调胃茶（玫瑰花、厚朴花、三七花），适用于胃气郁质；清化调胃茶（荷叶、葛花、苦丁茶），适用于胃湿热质；清热调胃茶（蒲公英、莲子心、苦丁茶），适用于胃蕴热质；活血调胃茶（红花、三七花、玫瑰花），适用于胃瘀血质。

三、临床特色

（一）治胃一字经

《温病条辨》曰："治中焦如衡，非平不安。"何晓晖教授深谙此说，在50多年的中医临床工作中，探索、领悟和总结了脾胃病治疗一字经——衡，疗效确切，重复性好。衡法是"和"思想在治疗学中的具体应用，通过平调、平治达到脾胃升降润燥、阴阳气血的动态平衡，主要包括燮理纳运、斡旋升降、权衡润燥、平衡阴阳、平调寒热、调畅气血、兼顾虚实、调和脏腑、心身同治、协调内外等10个方面。

1. 衡法代表药

半夏与柴胡是衡法的代表药物。半夏和胃，柴胡和肝，大部分以

"和""衡"为主的方剂都以半夏或柴胡为君药。半夏入脾、胃、肺经,具有和胃止呕、消痞除胀、化痰止咳、软坚散结等功效,应用范围很广。《伤寒杂病论》中有40多个方剂使用了半夏,其中半夏泻心汤为调升降、平寒热、和阴阳、消痞满的调和胃肠代表方。《本经疏证》说:"半夏主和。"《本草纲目》有半夏"能散亦能润"的记载。古人认为半夏能降、能散、能燥、能润,更能和,为调和阴阳之要药。以半夏为主药治疗脾胃病的常用方剂有半夏泻心汤、生姜泻心汤、甘草泻心汤、黄连汤、小半夏汤、二陈汤、半夏厚朴汤、旋覆代赭汤、麦门冬汤、小陷胸汤、温胆汤、连朴饮、藿香正气丸、三仁汤、藿朴夏苓汤、保和丸等。何晓晖教授常用的八个调胃汤,大都以半夏为主药。柴胡,味苦,性微寒,入肝、胆经,主要功能是和解表里、疏肝解郁、升提阳气等。《神农本草经》曰:"主心腹肠胃结气,饮食积聚,寒热邪气,推陈致新。"《本草经解》说:"其主心腹肠胃中结气者,心腹肠胃,五脏六腑也,脏腑共十二经,凡十一脏皆取决于胆,柴胡轻清,升达胆气,胆气条达,则十一脏从之宣化,故心腹肠胃中,凡有结气者,皆能散之也。其主饮食积聚者,盖饮食入胃,散精于肝,肝之疏散,又借少阳胆为生发之主也,柴胡升达胆气,则肝能散精,而饮食积聚自下矣。"自古以来,柴胡是和解少阳、疏泄肝胆、调理脾胃的重要药物之一。如四逆散、柴胡疏肝散、逍遥散、丹栀逍遥散、小柴胡汤、大柴胡汤、血府逐瘀汤等方广泛应用于消化系统各种疾病治疗,故《神农本草经百种录》称柴胡为"肠胃之药"。

2. 衡法常用药对

《神农本草经》曰:"药有阴阳配合。"药对又叫对药,是医生临床处方时,在中药"四气五味""七情"理论的指导下使用的两味药物的合理配伍,以发挥更好的治疗效应。何晓晖教授应用衡法治疗脾胃病时,广泛而巧妙地应用反佐药对,最常用的反佐药对有20组。半夏—黄芩为寒热药对,辛开苦降,平调寒热,广泛应用于寒热错杂、升降失调的胃肠疾患。黄芩—生姜为寒热药对,清散相兼,寒热并调,治胆胃不和之胃痛烧心、恶心呕吐。黄连—干姜为寒热药对,辛苦相伍,寒热同理,能调中焦寒热,理脾胃升降,达和胃降逆、散结消痞之功。黄连—吴茱萸为寒热药对，辛开苦降，平调寒热，调治肝胃。知母—桂枝为寒热药对，润燥相济，寒热并治，相反相成，同理中焦阴阳失调。大黄—附子为寒热药对，温通并用，温下以攻逐寒积。木香—黄连为寒热药对，两药相伍，共奏行气化滞、清热燥湿、和胃止呕、理脾厚肠、止痢止泻之效。枳壳—升麻为升降药对，能燮理脾胃之升降，使升中有降，降中有升。柴胡—枳实为升降药对，能散通结合，是燮理脾胃、肝胆气机升降的最佳搭配。柴胡—黄芩为升降药对，散泄相伍，协调升降，为治疗肝胃不和、胆胃不和之慢性胃炎、慢性胆囊炎、胆汁反流性胃炎、胃食管反流病的必用之品。桔梗—牛膝为升降药对，可行上走下，运行气血，从而增强药力，充分发挥活血化瘀之效。柴胡—白芍为散收药对，阴阳互用，以条达肝气，敛阴和阳。附子—白芍为散收药对，一散一收，润燥相伍，刚柔相济；何教授常用此药对治疗寒热虚实错杂的难治性脾胃病，屡屡显效。桂枝—白芍为散收药对，辛酸相配，散敛结合，刚柔相济，治外感风寒表虚证，兼能补虚和里，治脾胃中焦虚寒证。大黄—茯苓为通补药对，寓通于补，通补互用，可缓大黄泻下之急，可制大黄伤正之弊，使通便而不猛烈，祛邪而不伤正。人参—莱菔子为通补药对，补消兼用，相反相成，使补而不壅。白术—枳实为通补药对，消补兼施，健脾消痞；白术量重于枳实，补重于消，为《脾胃论》之枳术丸；枳实量重于白术，消重于补，为《金匮要略》之枳实汤；何晓晖教授在枳术丸的基础上加枳壳和苍术，名双枳术丸，运脾消痞之力更强。半夏—麦冬为润燥药对，辛甘相伍，温凉相配，润燥结合，理脾和胃。苍术—芦根为燥润药对，温凉相伍，燥润互制，以清化湿热，协调脾胃，常用于脾胃湿热之证。黄芩—葛根为润燥药对，燥润相济，解表清里，是治疗湿热痢、湿热泻的要药。

3. 衡法代表方剂

先贤们创立了许多以"衡"为主治疗脾胃病的著名方剂，如半夏泻心汤、黄连汤、乌梅丸、左金丸、柴胡疏肝汤、丹栀逍遥散、大柴胡汤、小柴胡汤等，临床广泛应用于脾胃、肝胆疾病的治疗。何晓晖教授推崇《内经》"执和致平"治疗思想，在学习前人治疗经验的基础上，以"衡"为主法创立了一系列的脾胃病治疗经验新方，临床运用效果明显，重复性好。如温中调胃汤、清中调胃汤、润中调胃汤、清化调胃汤、疏肝调胃汤、降逆调胃汤、逐瘀调胃汤、健脾益营汤、健脾清化汤、健脾息风汤、健脾止泻汤等，广泛应用于常见脾胃病的治疗中，若辨证精准，则疗效确切。其中"和中调胃汤"是何晓晖教授治疗慢性胃肠疾病频繁应用的衡法代表方，由半夏、黄连、干姜、党参、黄芩、白术、茯苓、白芍、丹参、枳壳、吴茱萸、蒲公英、海螵蛸、莱菔子等 14 味药物组成，有和胃健脾、平调中焦之功效。主治慢性胃炎，胃、十二指肠溃疡，属寒热虚实夹杂者；症见胃脘疼痛，饥时嘈杂，食后脘胀，烧心不适，嗳气吐酸，纳少或易饥，大便不调，舌苔白或黄，脉细弦或缓。本方由经方半夏泻心汤和四君子汤、戊己丸等方化裁组成。其中半夏泻心汤（半夏、干姜、黄连、黄芩）辛开苦降，平调寒热；戊己丸（黄连、吴茱萸、白芍）疏肝和脾，清热降逆；四君子汤（党参、白术、茯苓）健脾益胃运湿；再加枳壳、莱菔子理气化滞，丹参理血活血，蒲公英清热健胃，海螵蛸制酸护胃。本方以"衡"为法，寒热并用，通补兼施，气血同调，湿食同理，平调中焦脾胃阴阳、气血、寒热、虚实、升降、润燥。

（二）慢性萎缩性胃炎三步分治法

1. 第一步：舍病从证

何晓晖教授常说，要想疗效好，辨证论治是个宝。慢性萎缩性胃炎（CAG）系慢性病变，是多种因素综合作用的结果，病情复杂，短时间内不能治愈，必须分阶段、长时间治疗。第一阶段要在较短时间内迅速缓解临床症状，减轻患者的痛苦，以增强患者治愈疾病的信心。何晓晖教授以"舍病从证，辨证除症"为原则，采用健脾益气、和中安胃、滋阴养胃、消痞除胀、行气止痛、导滞通降、运脾祛湿、理气活血、制酸反佐等方法，依据证候类型选用自创和中调胃汤、温中调胃汤、清中调胃汤、润中调胃汤、疏肝调胃汤、降逆调胃汤、清化调胃汤、逐瘀调胃汤等调胃汤加减治疗。这一阶段需 1～1.5 个月。

2. 第二步：病证兼治

通过第一步辨证除症的治疗，大部分症状得以缓解，全身状态得到改善，患者基本消除了对"癌变"的恐惧心理，治疗信心增强。此时进入第二步治疗，即"标本同治，病证兼顾"，巩固第一阶段的治疗效果，使临床症状彻底消除。一方面继续辨证施药，标本同治；另一方面针对 CAG 的本质进行辨病治疗，消除其致病因子。此时何晓晖教授常参考胃镜用药，如胃黏膜暗红，或黏膜粗糙不平，有结节隆起呈颗粒状，多为瘀血阻滞，加蒲黄、五灵脂、丹参、三七等活血化瘀；胃黏膜充血、水肿、糜烂，多为热邪蕴胃，或湿热中阻，加蒲公英、黄连、黄芩等清热燥湿；胃黏膜有出血点，加仙鹤草、白及、三七粉或云南白药等宁络止血；黏膜有溃疡，加乌贼骨、浙贝母、白及或锡类散等生肌愈疡。也常参照病理结果用药，如有肠上皮化生或异型增生，加用生薏苡仁、莪术、石见穿、土茯苓、菝葜、刺猬皮、炮山甲等消癥抗化。此为治疗的过渡性阶段，一般 1 个月左右。

3. 第三步：无证从病

经过前两步的治疗，患者的临床症状基本消除，处于无证可辨状态，故以"无证从病，逆转病理"为原则。一是针对 CAG 气阴亏虚、湿热内蕴、血瘀络阻三大基本病机辨病用药，逆转其病理变化，使胃黏膜萎缩、肠上皮化生和不典型增生得到逆转；二是针对患者体质类型，因人而异辨体用药。CAG 患者体质常以阴虚质、气虚质、温热质及瘀血质为多，应根据患者体质进行整体调治，改善其偏颇的体质状态，防止疾病反复。这一阶段的治疗关键是紧抓 CAG "正虚邪实"的基本病机，治疗当扶正祛邪相兼。扶正多以健脾益气、滋阴养胃、调补肝肾为主，常用药物有太子参、党参、北沙参、白术、山药、黄芪、薏苡仁、黄精、生地黄、麦冬、茯苓、女贞子、枸杞子、凤凰衣、淫羊藿、肉苁蓉等；祛邪以清热化湿、行气活血、化瘀消癥为主，常用药物有蒲公英、白花蛇舌草、黄连、石见穿、土茯苓、枳壳、郁金、赤芍、丹参、鸡内金、菝葜、蒲黄、五灵脂、莪术、刺猬皮、穿山甲等。何晓晖教授根据多年的临床经验，针对 CAG 基本病机，创制了用于此阶段的经验方双蒲散（由蒲公英、蒲黄、黄芪、太子参、黄连、白花蛇舌草、土茯苓、五灵脂、莪术、刺猬皮、鸡内金、凤凰衣等组成），具有清热解毒、逐瘀散结、养胃护膜之功效，适用于萎缩性胃炎、胃黏膜肠上皮化生和异型增生等癌前病变，具有逆转胃黏膜病理变化的作用。大鼠萎缩性胃炎的实验研究结果表明，双蒲散可通过调节 TGF-β1/Smad3 信号通路调节慢性萎缩性胃炎大鼠胃黏膜细胞的增殖和凋亡，抑制胃黏膜细胞的异型增生，阻断慢性萎缩性胃炎向胃癌前病变发展。这一阶段的治疗时间一般在 1～3 个月。

（三）坚持胃气为本

《素问·玉机真脏论》说："五脏者，皆禀气于胃。胃者，五脏之本也。"《脾胃论》说："人以胃气为本。"有胃气才有正气，有正气疾病才能转愈。何晓晖教授认为脾胃虚弱是慢性胃炎发病的根本原因，脾胃纳运障碍，气血生化乏源，临床表现多见胃脘痞满、不思饮食、厌食纳呆、面黄肌瘦、神疲乏力等，因此临床治疗首先要助长胃气，增进食欲，促进饮食，方能鼓舞气血生成，提高抗病力量。何教授在治疗全过程中都强调保护胃气，很少在治疗中应用大寒大热、重寒重热，就是为了避免损伤胃气。如在慢性萎缩性胃炎第一阶段，以健脾开胃作为治疗第一要务，采用消导开胃、酸甘开胃、苦寒开胃和芳香开胃的方法，酌加神曲、山楂、炒谷芽、麦芽、莱菔子、鸡内金、砂仁等来增进患者食欲。

（四）重视气血调理

气血是脾胃生理活动的物质基础，也是脾胃病发生发展的病理基础。多种致病因素导致慢性胃炎患者气血失调，包括气机逆乱、气血不畅、胃脉瘀滞、气血亏虚等。何晓晖教授在治疗时特别重视气血调理，把调畅脾胃气血概括为"和"与"畅"两个字。和：一是要调和气机，使升降有序；二是要调和气血，使互生互用。畅：一是要理气导滞，使气行畅通；二是要活血通络，使血脉畅行。脾胃为气机升降之枢，他在组方用药时注意升降药物相配应用，如葛根配莱菔子、柴胡配枳壳、木蝴蝶配瓜蒌、苍术配厚朴等。胃络瘀滞是慢性萎缩性胃炎的主要病机之一，故何晓晖教授把活血化瘀法贯穿于治疗之始终，其具体治法有清胃活血法、温胃活血法、润胃活血法、行气活血法、止痛活血法、止血活血法、抗化活血法等。如大黄具活血、止血、生新、清热、解毒、导滞等多种作用，何教授将其广泛应用于慢性萎缩性胃炎的治疗。

（五）主张诸法兼治

求治于何晓晖教授的患者大多为久治不愈者，疾病顽固，病情复杂，如痞满、早饱、烧心、嗳气等症状难以消除，有时会束手无策。他常感叹古人所言："人之所病病疾多，医之所病病道少。"自《内经》以来，中医治法手段丰富，特别是对于顽固性慢性萎缩性胃炎的治疗不能只局限于汤药，要有新思路、新手段，综合应用多种方法。何晓晖教授在采用汤药治疗 CAG 的同时，常加用穴位针刺、腕踝针、耳针、艾灸、耳穴贴压、脐疗等方法辅助治疗，时常能获取意想不到的疗效。对于合并有胃黏膜糜烂、出血和食管炎的患者，何晓晖教授常选用锡类散、云南白药、三七粉、白及粉等调成糊状空腹吞服，让药末黏附在病变黏膜上，发挥祛腐生新、生肌护膜、止血化瘀等局部外治作用。

（六）强调药食同调

"有病三分治，七分养"，胃病更是如此。何晓晖教授认为，胃是一个特殊脏腑，药物通过口服直接入胃，作用于胃黏膜而直达病所，有利于发挥药物的局部治疗作用，这是其治疗优势；但若患者进食生冷、辛热、硬糙、酸辣、烈酒等刺激性食物，又将给胃黏膜造成新的损害，这是不利于治疗的一面，所以饮食调节与药物治疗同样重要。何晓晖教授将慢性胃炎的饮食调理归纳为两大要点：一是温和饮食，适可而止；二是辨体施食，以喜为补。疾病基本痊愈后，为了改善患者胃质，防止疾病复发，他根据多年的临床经验，创制了系列适合不同证型和胃质患者的养胃粥和养胃茶，简便经济，深受患者喜爱。如适于脾胃虚弱证的健脾益胃粥，适于胃阴亏虚证的滋阴养胃粥，适于脾胃湿热证的清化和胃粥等；还有适于胃气虚质的益气调胃茶，适于胃阳虚质的温中调胃茶，适于胃阴虚质的养阴调胃茶，适于胃气郁质的理气调胃茶，适于胃湿热质的清化调胃茶，适于胃蕴热质的清热调胃茶及适于胃瘀血质的活血调胃茶等。

四、验案精选

（一）扶正抗化法治疗慢性萎缩胃炎案

贺某，男，59 岁，江西抚州市人。2013 年 11 月 6 日初诊。主诉：胃脘刺痛、灼热、嘈杂半年余。现病史：嗜好烟酒 30 多年，时有胃脘胀痛。半年来胃脘刺痛、灼热、嘈杂，在当地多个医院治疗不效，前往北京首都医科大学某附属医院诊治。胃镜诊断为"Barrett 食管、慢性萎缩性胃炎"，病理诊断为"食管炎、食管上皮柱状化生；胃窦及胃角中–重度慢性萎缩性炎，结肠型肠上皮化生及部分腺管上皮轻度异型增生"。Hp（–）。因西医无特殊治疗方法，西医专家建议中医药治疗，遂回江西求治。刻下症：胃脘灼痛，日夜不休，时疼痛如锥，嘈杂易饥，稍食则胀。纳食不馨，口干，二便调，寐欠安，疲乏无力，不能参加田间劳动。面青灰暗，舌质暗紫，两侧可见 3 块黄豆大小的瘀斑，舌下络脉青紫粗张，苔薄黄少津，脉弦带滑。西医诊断：慢性萎缩性胃炎。中医诊断：胃痛。辨证：脾胃阴虚，瘀血阻滞。治法：健脾养胃，清化湿热，逐瘀抗化。方药：经验方扶正抗化汤加减。具体药物：太子参 20g，北沙参 15g，茯苓 20g，薏苡仁 30g，丹参 15g，赤芍 15g，莪术 10g，刺猬皮 10g，穿山甲 3g（冲），鸡内金 10g，姜半夏 8g，瓦楞子 15g，蒲公英 20g，白花蛇舌草 15g，大黄 2g，枳壳 12g。14 剂，水煎服，每日 1 剂。并对患者进行心理开导和饮食指导。

二诊（2013 年 11 月 20 日）：服药 2 周，诸症见缓解，胃脘灼热及嘈杂明显好转，纳增，时有嗳气，大便溏，舌脉如前。初见成效，守方去大黄，加三七 3g（冲），土茯苓 30g，21 剂。

三诊（2013 年 12 月 11 日）：病情进一步好转，灼热已减，体力有增，面黄转好，近日因饮食不节，胃脘时疼痛胀闷，大便已实，夜寐好转。舌暗紫见轻，脉细弦。守方去穿山甲，加干姜 4g，太子参改 30g，28 剂。

四诊（2014 年 1 月 10 日）：时有胃脘灼热，纳食佳，睡眠安，精神已充，能下地劳动，舌紫变淡，两侧紫斑缩小。守方莪术改 15g，28 剂。

复诊：服药近百剂，除偶有胃部灼热外，其他症状均消失，完全恢复劳动能力。面色已红润，舌色已基本正常，左侧紫斑已消失，右侧紫斑缩小且色浅，脉细弦稍滑。复查胃镜，诊断为"Barrett 食管、萎缩性胃炎伴胃窦轻度糜烂"，病理诊断为"轻 - 中度萎缩性胃炎，轻度肠上皮化生，未见异型增生"。患者临床症状已基本消除，胃镜及病理切片结果也明显好转，仍以健脾益气养阴、清热逐瘀散结之法治疗。处方：太子参 20g，黄芪 15g，石斛 15g，丹参 15g，姜半夏 10g，赤芍 15g，莪术 15g，木香 6g，枳壳 15g，土茯苓 20g，石见穿 15g，黄连 4g，白花蛇舌草 20g，蒲公英 15g，刺猬皮 8g，三七粉 3g（冲），鸡内金 10g。28 剂。

以上方为基本方加减变化又治疗 5 个月，前 2 个月每日 1 剂，后 3 个月每两日 1 剂。病情日益转佳，胃部无不适，体重增加 11kg。2014 年 8 月 6 日于南昌大学第一附属医院复查胃镜，诊断为"非萎缩性胃炎，Barrett 食管"，病理切片提示"中度慢性浅表性胃炎，轻度肠上皮化生，未见结肠型肠上皮化生和异型增生现象"。再以前方加减治疗 3 个月，2 日 1 剂。之后服猴菇菌片、六味地黄丸巩固疗效，防止 Barrett 食管恶化。两年后回访，患者一切如常，食管无变化。

按： 本案为中 - 重度萎缩性胃炎、结肠型肠上皮化生、异型增生，属典型的胃癌前病变，也是难治性疾病，何教授通过"辨病 - 辨证 - 辨体 - 辨时"四辨一体诊疗模式治疗近一年，终于化险为夷，得以基本痊愈。

西医的胃镜和病理学诊断，为治疗明确了方向和目标，也为治疗效果的评判提供了微观、客观的依据。病理学的疾病诊断，是本病论治的先导，其有三个方面的意义：一是全面把握了疾病的整体演变过程，以逆转癌变为治疗主线，目标明确，重点突出。二是针对癌前病变有的放矢治疗，自始至终选用了对肠上皮化生具有良好作用的药物如土茯苓、白花蛇舌草、刺猬皮、石见穿、鸡内金等。三是以病理切片为疗效评判依据，以细胞病理学改善为最终目的，临床症状消失后仍坚持治疗半年，故治疗较彻底，疗效较巩固。

辨证论治是获取疗效的保证，本案始终以中医辨证论治为核心。患者胃脘疼痛如锥，舌质紫暗、瘀斑、舌下青筋曲张，面色灰暗，此为胃络瘀阻之有力证据，此瘀为热毒痰瘀之交结，所以活血逐瘀贯穿于本案治疗的全过程。处方以丹参、三七活血化瘀，以赤芍、石见穿清热祛瘀，以莪术、刺猬皮、穿山甲破结散瘀，以半夏、瓦楞子、鸡内金软坚解瘀。枳壳、木香行气活血，血活则瘀散，瘀散则病愈。导致瘀血的原因是湿热蕴阻，湿性黏滞，阻滞血行；热灼阴液，津伤血滞，故佐以清热化湿之蒲公英、薏苡仁、黄连、茯苓等。胃病日久，必伤脾气胃阴，以太子参、北沙参、黄芪、石斛健脾益气养阴。全方以整体观念为指导，祛邪为主佐以扶正，逐瘀为重兼以行气，虚实兼顾，标本同治，脾胃共理，阴阳并调。

舌诊是中医诊察疾病独特的手段，"舌为胃之镜"，最能反映脾胃的生理和病理状况，通过舌象的观察可以较确切地推测胃病的病性和病势。本例患者全舌紫暗，舌边紫斑，舌下络脉青紫粗张，准确地反映了胃络瘀阻的病理状态。治疗过程中，何教授始终把舌象变化作为疾病进退的客观指标，舌象改善与病理好转几乎同步出现，最终舌象恢复正常，胃黏膜萎缩、结肠型上皮化生、异型增生也基本消失。中医宏观舌象观察与西医微观病理检查取长补短，大大丰富了脾胃病的诊断手段。

患者嗜好烟酒数十年，酿湿生热，湿热阻滞气血，日久而形成了湿热兼瘀血体质。因此在治疗的全过程中，不仅重在活血逐瘀，且兼以清化湿热，以除起病之根，湿热化则瘀血散。

人与天地相应，脾胃病治疗须"本于四时"，初诊时正值冬季，气候寒凉，故方中少佐干姜以温中散寒；春夏之季，天气温热，少佐黄连以清中泄热，从而协调人与天地气候的关系。总之，辨病、辨证、辨体、辨时四者结合论治，是此疑难病例治疗成功的要诀。

何晓晖教授总结的脾胃病"辨病－辨证－辨体－辨时"四辨一体诊疗模式，是本案能获取佳效的诊治路径。西医的"辨病论治"，是运用西医的知识和现代技术对疾病诊断和相应治疗的方法；中医的"辨证论治"，是运用中医学理论辨析疾病的表现以确立证候、确定治则及组方用药的方法。中医辨证论治与西医对症治疗相比，整体观念较强，更重视人体的内在抗病能力，具有更大的治疗多样性和灵活性，有明显的优越性，尤其是对某些西医不能明确诊断且无法治疗的疾病，亦有丰富的治疗对策和手段。但由于历史条件的限制，辨证论治只是直观地对疾病进行观察、分析和判断，对疾病的病因、病位、病机认识不够深入细致，难以十分精确地把握疾病的转归和预后，而西医辨病正好能弥补中医辨证的不足。辨病与辨证的结合，既能反映对疾病认识的宏观整体性，又能体现对疾病认识的微观针对性，取长补短，相得益彰。体质在疾病发生、发展、演变、转归中起着重要作用，体质因素深刻影响着不同证候病机的形成，所以疾病、证候的产生无不系于体质，病证是标，体质为本。"治病必求于本"，辨证论治主要针对证的治疗，而辨体论治则是以人的体质作为认知对象，把握其健康、疾病的整体要素与个体差异，在此基础上制定防治原则，"因人制宜"选择相应的治疗、康复、预防、养生方法。所以从某种意义上说，辨证论治是治标，辨体论治是治本。辨证论治与辨体论治相结合，既能针对性地解决疾病现阶段的主要病理矛盾，又能充分考虑人的整体体质因素，从而实施个体化治疗，达到标本兼顾。人生活在大自然中，必须适应自然界的变化，所以在治疗过程时也要根据春夏秋冬的气候变化，择时用药，从而遵循"因时制宜"的治疗原则，体现"天人合一"的生命理念。

（汪朝整理）

（二）降逆和胃法治疗重度胆汁反流性胃炎案

金某，女，44 岁，江西赣州人，2018 年 8 月 19 日初诊。主诉：胃胀痛不适反复 10 余年，加重半年。现病史：患者素有胃炎病史 10 余年，时有胃胀，偶有胃痛、口苦，因症状较轻微，故一直未予系统治疗。近半年来感胃脘灼热、胃痛明显，饥饿时、情绪激动、进食辛辣食物后症状明显加重。夜间烧心，严重影响睡眠。曾至当地医院诊治，行胃镜检查：非萎缩性胃炎伴胃窦糜烂，重度胆汁反流。连续换用数种西药（拉唑类、达喜、莫沙必利等）治疗，未见明显改善，遂来求治于中医。刻下症：胃脘灼热疼痛，脘腹胀满，口苦口干，嗳气反酸，食纳较差，大便干结不畅，每日1次。睡眠差，神疲，消瘦。平时月经不规则，痛经，乳胀。舌尖红，苔薄黄。脉细弦数。西医诊断：重度胆汁反流性胃炎。中医诊断：胃痛。辨证：胆胃不和，热蕴气逆。治法：疏肝利胆，降逆和胃。方药：经验方降逆调胃汤化裁。具体药物：柴胡10g，白芍15g，枳实12g，姜半夏10g，黄芩10g，黄连4g，吴茱萸3g，木香10g，厚朴12g，白术15g，蒲公英20g，大黄3g，海螵蛸20g，莱菔子15g，鸡内金15g。14剂，水煎服，每日1剂。嘱调畅情志，忌食辛辣炙烤温燥刺激之品。

二诊（2018年9月2日）：服药后，诸症明显缓解，近日因饮食不慎，胃灼热疼痛，时有口苦，纳增，稍胃胀，大便仍干结不畅，前额头痛，颈项不利。舌边红，苔黄稍腻。脉细稍弦。守方加葛根20g，大腹皮12g，川芎10g。14剂。

三诊（2018年9月16日）：诸症基本消除，偶有轻微嘈杂感，已无胃脘灼热疼痛，无口苦，大便转畅，每日1～2次；烧心除后，睡眠已恢复正常。头痛、颈项不利改善。舌质边红，苔黄白相间。脉细弦。以上方加减治疗1个月后，诸症几除，复查胃镜：慢性非萎缩性胃炎。随访半年，患者病情稳定，未再复发。

按：脾胃为气机升降之枢。脾主升清，胃主降浊，脾胃共同完成升清降浊功能。在病理状态下，清浊相干，气机升降紊乱，百病丛生。《素问·阴阳应象大论》曰："清气在下，则生飧泄；浊气在上，则生䐜胀。"一旦清浊失常，胃气受纳腐熟功能受到影响，胃失和降，就会产生胃脘疼痛、胀气、反酸、烧心等症。本例患者素有胃炎病史十余年，时有胃胀，偶有胃痛，口苦，近半年症状加重，胃脘灼热、烧心，影响睡眠。胃镜检查示非萎缩性胃炎伴胃窦糜烂，重度胆汁反流。此为典型胃腑清浊相干之胃气上逆证。

何晓晖教授经辨舌脉辨证，诊为胆胃不和，热蕴气逆。胆为六腑之一。甲木胆与乙木肝在经络上互为表里络属。《备急千金要方》论曰："胆腑者主肝也，肝合气于胆。胆者中清之腑也。"《东医宝鉴》谓："肝之余气，溢入于胆，聚而成精。"故胆又称"中精之府""中清之腑"。何教授认为"胆"具有"阳升阴降"的特性。"阳升"是指胆气主升发，助肝之疏泄，调畅诸脏腑之气机，则使气血调和，经络通利，精神安定，机体安康，如《素问·六节脏象论》曰"十一脏取决于胆"。"阴降"指胆汁宜降，向下排泄于小肠以促进饮食物的消化。如此一升一降才能维持胆的正常生理功能，促进胆和其他脏腑气机的协调，达到中焦升降，纳运平衡。如唐容川《医学见能》所言："胆者，肝之腑，属木。主升清降浊，疏利中土。"一旦气机紊乱，如阳升太过而阴降不及，则胆汁不循常道而上溢。此为胆胃不和之胆汁反流的基本病机。何教授在此辨证基础上，采用疏肝利胆、降逆和胃之法治疗本病。

方中以经方四逆散、泻心汤，配合古代名方左金丸化裁而成。四逆散由柴胡、白芍、枳实、甘草四味组成，有疏肝理肺、调畅气机之功效。泻心汤由大黄、黄芩、黄连三味组成，有泻火燥湿之功效。左金丸出自《丹溪心法》，由黄连、吴茱萸两味组成，有疏肝泻火、和胃止痛之功效。方中半夏、黄芩，辛开苦降，平调寒热；大剂量蒲公英有消"内痈"治胃糜烂之作用；海螵蛸制酸止痛，敛疮生肌。再配以白术、厚朴、木香健脾理气，鸡内金、莱菔子消积健胃。佐用小剂量大黄，活血通络，推陈出新。全方构思缜密，配合得体，运用之妙，在于一心。故患者服药后，诸症明显缓解，调治经月，已无胆汁反流，随访半年病情稳定未再复发。

从本案证治看，我们对何晓晖教授学验俱丰、疗效确切深有体会。其一，何教授学业专精，理论基础扎实，用以指导实践，效如桴鼓。何教授对传统"清阳不升，浊阴不降"理论理解深刻，提出胆"阳升阴降"的生理特性，遵循"顺而已"思想指导，顺循胆的生理特性来整体辨治，选用自创经验方降逆调胃汤，升发疏散胆阳胆气，清利通降胆阴胆汁，肝胆胃同治，升阳降阴，升降相宜，故疗效可喜。何教授反复强调，要"学经典，做临床"，从中获得了悟性，不断提高自己。其二，何教授对中医脏腑相关理论理解透彻。对于本案，他本着"治病必求于本"的精神，分析病机关键为胆胃不和，将脾胃、肝胆理论巧妙结合运用。辨证准确，则有的放矢，力除顽疾。

其三，何教授在本案选方用药上有其独到之处。本案主抓住清浊相干，胆胃不和之主要矛盾。以经方四逆汤、泻心汤与名方左金丸化裁而成，配合健脾理气、消痞敛酸降逆之剂，治疗脉络清楚，驾轻就熟，针对性强。方中并未选用传统代赭石、旋覆花、枇杷叶等重镇降逆之药味，而以疏肝利胆、调理脾胃、舒畅气机取胜，可谓既循常法又另辟蹊径。既以中医理论指导临床，又以多年经验精当选药，药简效佳。

（胡俏盈、徐春娟整理）

（三）寒热平调法治疗慢性胃炎案

章某，女，55 岁，江西南昌市人，2019 年 8 月 21 日初诊。主诉：胃脘堵塞感伴咽中灼热 3 年余。现病史：有胃病史多年，时有胃中不适。自 2016 年 8 月以来，无明显诱因而自我感觉胃脘堵塞，并逐渐加重，伴有咽中灼热感。曾间断性服用中西药治疗，症状未见明显改善。2019 年 4 月 30 于外院行胃镜：胃窦多发隆起性糜烂；非萎缩性胃炎伴糜烂。病理：（胃窦）轻度萎缩，轻度肠化；（胃角）中度慢性非萎缩性炎，轻度肠化。刻下症：胃脘堵塞感，进食生冷硬食后加重，无明显胃痛，脘腹不喜按，怕冷，伴咽喉灼热感，无反酸口苦，口水较多，食欲尚可，以软食稀饭为主，但不敢多食，大便成形，每天 1 次，小便正常。寐安，精神可，但劳累后易出现心慌出汗，伴头晕。近 3 年来体重下降 15kg。舌淡胖，苔薄黄。脉沉细弦。西医诊断：慢性胃炎。中医诊断：痞满。辨证：寒热错杂证。治法：寒热平调，健脾和胃。方药：经验方和中调胃汤加减。具体药物：黄芪 20g，桂枝 5g，白芍 15g，姜半夏 10g，黄连 4g，太子参 15g，茯苓 20g，蒲公英 20g，白术 15g，枳壳 15g，厚朴 12g，海螵蛸 20g，莱菔子 10g，鸡内金 10g。14 剂，每日 1 剂，水煎温服。

二诊（2019 年 9 月 6 日）：胃部症状改善，纳可，咽喉灼热感减少，二便调。舌淡红，苔薄黄。脉细弦。效不更方，在原方的基础上，桂枝改 6g，太子参改党参 15g，厚朴改 15g，加干姜 5g，14 剂。

三诊（2019 年 9 月 20 日）：服药 28 天后，胃脘部症状基本解除，喉咙无灼热感，寐安，纳可，二便平。舌淡红，苔薄白。脉细弦。上方加减，如当归、菝葜、枸杞子等，治疗3个月，诸症已除。复查胃镜：非萎缩性胃炎。病理：非萎缩性胃炎，无肠化。随访半年，患者病情稳定。

按： 痞证是以患者心下（胃脘部）满闷不舒，堵塞胀满，按之濡软而无压痛为主要临床表现的一类病症。《伤寒论》多将其描述为"心下痞""心下痞硬""心下痞而满"。"痞"古汉语中通"否"。"否"源自《周易》否卦，与泰卦相配对。阴阳平秘则泰；阴阳相背而不相交，呈闭塞之状谓之否。"否"作为病名，最早见于《素问·五常政大论》："备化之纪……其病否。"《内经》对本病症有"否""否满""痞""心下否"等称谓。《丹溪心法》云："痞者，与否同，不通泰也。"高士宗《素问直解》谓："其病否塞，土气不升也。"痞证是指气机壅塞，中焦满闷的疾病。

本案患者有胃病史多年，时有胃中不适，自感胃脘堵塞，并逐渐加重，伴有咽中灼热感。胃镜：非萎缩性胃炎伴糜烂。病理：胃窦轻度萎缩，轻度肠化；胃角中度慢性非萎缩性胃炎，轻度肠化。何教授诊为痞满，辨证为寒热错杂证。

气机升降出入是人体生命活动的基本特征，如人体内阴阳和调，则升降有常，气机通畅。一旦脾胃失调，或肝胃不和，或外邪侵袭，或气血郁滞，则引起气机紊乱，体内清浊相干。诚如《素问·阴阳应象大论》所云："浊气在上，则生𦜜胀。"因而胃失和降，出现胃脘堵塞等系列症状。患者怕冷，脘腹不喜按，伴咽喉灼热感，显见寒热错杂，虚实并见。其脉沉细弦。舌淡胖，苔薄黄，进一步印证其证候为虚实寒热并见。

脾胃为中焦气机升降之枢纽。在治疗上，何教授始终以调理脾胃为主。方中黄芪、太子参、茯苓、白术，补气健脾以固本；胃以通为顺，以降为和，厚朴、枳壳理气和胃；鸡内金、莱菔子消食除积，和中顺气；蒲公英、黄连清毒泻火，解毒消痈；桂枝通阳散寒，振奋胃阳，寒热并治；姜半夏燥湿除满，降逆止呕，与黄连等寒热平调，辛开苦降；另有白芍缓急和中，柔肝止痛；海螵蛸制酸止痛，收敛生肌。全方通畅气机，和胃降逆，寒热同调，虚实并治。患者服药近月，胃脘症状基本解除，喉咙无灼热感，寐安，纳可，二便平。此后加当归、菝葜、枸杞子补益气血、祛热化瘀之品善后。随访半年，患者病情稳定，遂停药。

何晓晖教授系全国脾胃名家，所著《何晓晖论治脾胃病》在国内有一定的影响。他提出"胃质学说""脾营学说""胃主五窍"等具有创新性，对脾胃学说的现代研究增添活力。他临证治疗脾胃病颇负盛名，全国各地慕名求医者甚众。在本例治疗中，何教授始终以调理脾胃为主导，以调畅气机为宗旨，治疗痞证取得了较好的疗效。本例证治中，不是一味克伐、消积化气，而是选用自创的经验方和中调胃汤，健脾和胃、平调中焦。和中调胃汤由半夏泻心汤、四君子汤、戊己丸化裁而成，为平调之剂，是何教授"衡法"的代表方。其中半夏泻心汤（半夏、干姜、黄连、黄芩）辛开苦降，平调寒热；四君子汤（党参、白术、茯苓）健脾益气，和中运湿；戊己丸（黄连、吴茱萸、白芍）疏肝和脾，清热降逆。在此基础上，酌加清热消痈、化积散滞之品，标本兼顾，寒热并调，从而使脾胃各司其职，清浊归位，气机调畅，恢复胃气通降，达到较好的消痞散滞功能。

（胡俏盈、徐春娟整理）

【参考资料】

［1］葛来安，付勇，吕国雄，等.何晓晖教授论治慢性萎缩性胃炎经验探析［J］.南京中医药大学学报，2015，31（3）：283-287.

［2］何晓晖，葛来安.何晓晖论治脾胃病［M］.北京：中国中医药出版社，2018.

［3］刘良福，何晓晖.何晓晖应用大黄治疗萎缩性胃炎的经验［J］.上海中医药杂志，2006，40（3）：22-23.

［4］花梁，何晓晖.何晓晖对"胃喜为补"理论的临床发挥［J］.中国中医基础医学杂志，2019，25（3）：308-310.

［5］徐文强.何晓晖教授用经方、创新方治疗胃脘痛的经验研究［D］.南昌：江西中医药大学，2021.

［6］付勇，葛来安，吕国雄，等.何晓晖诊治难治性脾胃病的临证思路和经验［J］.

江西中医药 .2016，47（2）：32-36.

[7]杨宗保，葛来安，何晓晖，等 . 双蒲散对慢性萎缩性胃炎大鼠胃黏膜细胞 TGF-β 1/Smad3 信号通路的影响 [J] . 江西中医药 .2016，47（1）：34-37.

[8]李明凤，孙乙铭，熊燕 . 何晓晖教授运用衡法治疗胃食管反流病经验 [J] . 时珍国医国药 .2014，25（2）：468-469.

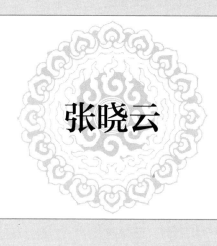

张晓云

一、医家简介

张晓云（1953.10—　），女，教授、主任医师、博士研究生导师、博士后指导老师，四川省十大名中医，全国老中医药专家师承导师，享受国务院政府特殊津贴专家；全国医德标兵，全国卫生计生系统先进工作者；参与编写中医急症教材7部。张教授毕业于成都中医学院（现成都中医药大学），先后跟随刘敏如、廖品正、艾儒棣等多位名家学习，深得其大医道术之精髓，毕业后留院投身医、教、研工作之中。张教授在四川省中医院急诊科一线辛苦耕耘40余载，兢兢业业，承岐黄之术，怀精诚之心，采众家之所长，融会贯通，尤其强调"脾胃为后天之本"的重要作用，认为中焦脾胃为"人身立命之根本，外邪传变之门户"，提出"内生百病，先责脾胃，危急重症，先顾脾胃"的学术观点，对中医药治疗各种急、慢性病症均有深远的指导意义。

二、学术思想

慢性胃炎属于中医"胃痛""胃痞""痞满"等范畴，张晓云教授认为该病多由饮食不节，起居无常，情志失调，或外感毒邪疫戾而引起胃失和降，脾失健运，升降失职，郁结中焦而治病，病位在胃，涉及肝、脾，故提出"脾胃同调，欲降先升；用药平和，三治七养；见脾知肝，顾护情志；病分缓急，中西合用"等学术观点。

（一）脾胃同调，欲降先升

《侣山堂类辩》中指出："五脏之气，皆相贯通。"五脏之间是相互资生、相互制约的。在生理方面，脾主运化，脾主升清；胃主受纳，胃主通降。正如金元医家李东垣《脾胃论》言："盖胃为水谷之海，饮食入胃，而精气先输脾归肺，上行春夏之令，以滋养周身，乃清气为天者也。升已而下输膀胱，行秋冬之令，为传化糟粕转味而出，乃浊阴为地者也。""地气者，人之脾胃也，脾主五脏之气，肾主五脏之精，皆上奉于天，二者俱主生化，以奉升浮，是知春生夏长，皆从胃中出也。"两脏在消化、吸收食物方面相互配合，共同运化人体所需的精微物质，促进人体的生长发育，同时调节全身气机，维持其他脏腑的正常生理功能。正如《素问·经脉别论》所说："饮入于胃，游溢精气，上输于脾，脾气散精，上归于肺，通调水道。"在病理方面，《素问·阴阳应象大论》中提道："清气在下，则生飧泄；浊气在上，则生䐜胀。"将气机升降失常与脾胃病理相联系，为脾胃升降理论的形成奠定了基础。脾胃居于人体中焦，在整个升降体系中扮演着重要角色，阴阳气血津液的正常运行有赖于升降协和，脾胃升降不利可直接导致胃肠功能障碍。通常是脾胃两脏相互影响的，临床上常见的有2种情况：一个是以脾胃受纳、运化功能异常为主的疾病，另一个是以脾胃气机异常为主的疾病。

脾胃运化、受纳异常：该类疾病的主要病因可分为饮食不节、情志、药物以及他脏病变，可分为多个证型，如胃强脾弱证、脾胃亏虚证、脾强胃弱证。①胃强脾弱证：主要表现为消谷善饥，食欲下降甚至无食欲，食后腹胀，打嗝，大便溏等症状；张教授在临床中从整体出发，兼顾全身情况，治法多采用健脾兼顾护胃之法。②脾胃亏虚证：主要表现为食欲下降，食后即满，食后饱胀，大便不成形等症状；针对这种证型要在健脾的同时和胃，双管齐下，才可收效佳。③脾强胃弱证：这种情况临床上较少见。主要以食欲大增，但食后即满为主要表现。张教授认为，脾胃之间是相互影响的。疾病的发生是由于彼此的平衡被打破，治疗时不能只补一方或只泻一方，而要两者兼顾，依情况而定。

脾胃气机升降异常：脾胃升降理论最早见于《内经》，发展于隋唐及金元时期。《素问·六微旨大论》云："出入废则神机化灭，升降息则气立孤危。"足以可见气机的升降对于人体正常生命活动的维持的重要性。在中医整体观的体系中，五脏、气血、精液等物质是相通而且互用的。脾胃本身的升降有序是五脏运转平衡的基础。如黄元御云："脾升则肝肾亦升，故水木不郁，胃降则心肺亦降，金火不滞。火降则水不下寒，水升则火不上热。"在论治方面，历代医家对此都有不同的见解。东汉张仲景创五大泻心汤，以辛开苦降为法专调脾胃升降；金元李东垣重视甘温升阳法通运脾胃；叶天士曾云"脾宜升则健，胃宜降宜和"，其主张脾胃分别论治。张教授汲取众家所长并结合自身临床经验，认为脾胃病的治疗应脏腑同治。临床上常见2种情况：一种与脾升清异常有关；表现为头晕，腹泻，全身无力等；另一种与胃气不降有关，表现为呕吐、呃逆、打嗝等。实际上还常会出现兼有的症状，比如既有呕吐又有腹泻的情况。因此张教授治疗脾胃病常以健脾和胃降逆为主，兼以他法治之。清代名医唐笠山说："治脾胃之法，莫精于升降。"可见脾胃病的治疗大法逃不过升降两字。

以慢性胃炎为例，慢性胃炎患者主要表现为胃胀胃痛、反酸嗳气等，同时还会伴有消化不良、食少纳差、大便溏泄或干湿不调等症状。辨证当知病在中焦，属于气机阻滞、胃气不降的表现，治疗上应当降气和胃，正所谓"六腑以通为用，以降为和"。正如《素问·六元正纪大论》所述"土郁夺之"，用药当以降逆和胃为主。张晓云教授认为脾胃本是一家，中焦斡旋，有升有降，脾胃无论哪一方出现问题，必然会引起另一方的损伤，正如阴阳盛衰之道，两者本是一体，不可完全分别对待。所以在慢性胃炎胃气不降的同时，也暗藏脾不升清，正所谓"清气在下则生飧泄，浊气在上则生䐜胀"。胃不降浊，饮食水谷或污浊之气聚于上位，影响脾的升清功能；同时，脾能升清也是胃得顺降的前提，若精微物质被迫下注，无法为身体所用，也会加重胃功能失常，二者相互影响以致病情反复不愈。所以在治疗上要脾胃同调，升降得当，以顺应脾胃升降之理。

（二）用药平和，三治七养

《素问·灵兰秘典论》云："脾胃者，仓廪之官，五味出焉。"中医认为胃的主要生理功能是储存腐熟水谷饮食，脾的功能主要包括肠道消化吸收水谷中的精微物质和运输物质等作用。正如《脾胃论》所述"夫胃为水谷之海，饮食入胃，游溢精气，上输于脾；脾气散精，上归于肺……"同时，过食肥甘厚味，大量饮酒，贪食冷饮，进食无规律也会损伤脾胃功能，《素问·痹论》云："阴气者，静则神藏，躁则消亡，饮食自倍，脾胃乃伤。"罗天益

《卫生宝鉴》指出："食物无务于多，贵在能节，所以保冲和而遂颐养也。若贪多务饱，饫塞难消，徒积暗伤，以召疾患。"所以长期饮食不节制最能损害脾胃，早期可能只表现为消化功能紊乱，日久病损入络则转变为癥瘕积聚等病变。在慢性胃炎治疗上，张晓云教授主张将重心落在恢复脾胃生理功能上，以和胃健脾为主，以对症缓急为辅，用药上应多选用药性温和、药力平缓、寒热得当、药食同源之品，以期脾胃功能通过药力相助而自我修复。不可为求速效而过用性燥猛烈之味，以免破气耗血更伤脾胃，而犯虚虚实实之戒。正如《卫生宝鉴》所述："夫内伤用药之大法，所贵服之强人胃气，令胃气益厚，虽猛食多食重食而不伤。"实为治疗慢性脾胃疾病的要点。

另一方面，脾胃病"三分靠治，七分靠养"，好的治疗效果离不开患者日常摄生保健。从《伤寒论》中不难发现很多汤剂的服用方法都有"服药后，服粥"的注释，这表明张仲景非常在意对于脾胃的养护。如大家都熟悉的桂枝汤，其药方后注释指出："服已须臾，啜热稀粥一升余，以助药力。"所以张教授在治疗慢性胃炎患者时，除了遣方用药外，还会积极和患者沟通，普及正确健康的生活方式，并指导日常饮食习惯，以增强疗效。

（三）见脾知肝，顾护情志

《难经·七十七难》云："见肝之病，则知肝当传之与脾，故先实其脾气，无令得受肝之邪，故曰治未病焉。"张教授认为中医治病既要灵活运用经典理论，同时也要做到举一反三，既要"见肝之病，当先实脾"，也要"脾胃既病，防木乘土"。慢性胃炎一病病程长，病情反复，经久不愈，十分影响患者的生活质量，长此以往，大多数患者常因此疾产生抑郁焦虑情绪。加之当代人生活节奏快，生活压力增大，除疾病本身的影响，工作生活中也有负面的情绪产生。这些情志异常问题由脾胃病引起，反过来也会加重脾胃病症状，使病情缠绵难愈。金元四大家之一补土派医家李东垣在《脾胃论》云："皆先由喜怒悲忧恐，为五贼所伤，而后胃气不行。"指出情志因素可伤及中焦脾胃。《景岳全书》曰："脾胃之伤于劳倦情志者，较之饮食寒暑为更多也。"据此可见，情志因素在脾胃病的发病中起到重要的作用。中医藏象学说中，肝主疏泄，具有通达、调理全身气机的作用，能促进气血津液的运行输布和情志的条达。慢性胃炎患者，脾胃既伤，若不注意顾护情志，令肝得疏泄，情志条达，则无异于使情志之邪更犯胃气，使脾胃之气益损，所以在治疗过程中不得不加以防范。

张教授提出在治疗慢性胃炎患者的过程中要把病、患视为一体，不可见病治病，置患者本身于不顾。如《灵枢·本神》云："脾藏营，营舍意，脾气虚则四肢不用，五脏不安，实则腹胀，经溲不利。"说明了脾气虚弱，脾失运化，水谷精微化生不足，营气不足，不能藏意，则出现神志相关的症状。又《素问·逆调论》言："阳明者，胃脉也……阳明逆不得从其道，故不得卧也。"论述了脾胃疾病可影响患者睡眠，导致失眠。长期失眠，会影响患者的生活质量，病情迁延，焦虑抑郁便极有可能发生。在出诊过程中要观察患者的精神意识，设身处地体谅患者所忧，若发现患者情绪低迷，或焦虑紧张时要注意言语疏导患者情绪，并鼓励患者乐观向上，以此减轻患者的精神负担。同时在遣方用药过程中也应注意佐以理气疏肝之品，使气机通畅，肝气条达，不至乘虚而入，横犯脾土。但是用药仍要小心谨慎，点到即止，以免过用疏肝之品而耗气伤正。

（四）病分缓急，中西合用

引起慢性胃炎的原因有很多，除了饮食失调、起居失常、情志不畅等内因外，另有一部分患者起于外感湿邪戾气，如幽门螺杆菌感染是目前医学界已确定的重要外感因素。西医认为慢性胃炎是指由多种原因引起的胃黏膜的慢性炎症反应，张教授认为临床诊病当以患者利益为先，不应产生中西医门户芥蒂，他山之石可以攻玉，根据病情选择适合的治疗方案尤为重要。因此在治疗胃炎上，张教授提出"急则治标，缓则治本，治标辨病，治本辨证"，对于难治性胃胀、胃痛伴消化不良的患者，应当及时采取合适的检查方法，如胃镜、肠镜、^{14}C 呼气试验等，以探究其具体原因。若为幽门螺杆菌感染，建议患者积极采取标准的抗感染治疗，待感染得到控制后，或余邪未清，或脾胃不足，再据此辨证施治，建中安胃以防复发，方能使患者取得最大受益。

老年患者肝肾精亏、气血不足、久病正气耗伤，若长周期应用抗生素治疗，易出现肠道菌群失调、腹泻等不良反应，造成治疗周期延长，复发率升高的恶性循环。西医有效的抗感染治疗能快速缓解患者临床症状，待感染得到控制后，或余邪未清，或脾胃不足，中医再据此辨证施治，建中安胃以防复发。中西医结合治疗此病，使患者获益最大。既不否认西医的治疗，也不盲目夸大中医疗效，一切以患者利益为重，旨在缓解患者症状，减轻患者经济压力，缩短患者治疗周期，预防患者病情反复。

三、临床特色

慢性胃炎系指不同病因引起的各种慢性胃黏膜炎性病变，是一种常见病，其发病率在各种胃病中居首位，临床主要症状为上腹部隐痛、食欲减退、反酸等，归属于中医"胃脘痛""痞满""胃痞""嘈杂"等病症范畴。其发病主要和先天禀赋、饮食不节、劳倦太过、情志不畅等相关。《脾胃论》中提到"脾胃之气既伤，而元气亦不能充，诸病之所由生也"，慢性胃炎未及时处理，加之进食辛辣食物、饮酒等不良嗜好，易发展为萎缩性胃炎、幽门螺杆菌感染等，存在癌变的风险。

目前在临床上治疗慢性胃炎主要应用的是常规西药，其中常用的药物包括莫沙必利、多酶片等，但是临床研究发现，该治疗方案无法增强和治疗患者的消化功能，无法从根本上进行治疗，严重影响了患者的临床治疗效果。另一方面，西药治疗慢性胃炎经济效应差、副作用大，其副作用在一定的程度上再次损伤脾胃功能，远期预后差。

张晓云教授临床特点有四。其一，辨证重视脾胃表里关系。张晓云教授认为慢性胃炎的主要病位在胃，与肝、脾关系密切，核心病机为脾虚失运、胃失和降。因此慢性胃炎患者会出现头晕、头闷重、不思饮食、食入即满、疲倦乏力、大便不通或泄泻等症状。其二，重视脏腑传变。《金匮要略》云："见肝之病，知肝传脾。"张晓云教授治疗慢性胃炎在治疗脾胃的基础之上，重视肝的疏泄对脾脏升清及运化功能的影响，同时，脾失健运而生痰、生湿，脾湿下流久则克伐肾精而药难速效。其三，治疗强调从病机论治。张教授善用经方治疗疾病，治疗的总原则在调节脾胃的升降，兼顾肝脏和肾脏的功能，尤其慢性胃炎的治疗周期长，部分患者会出现焦虑情绪，因此在治疗脾胃的同时要结合疏肝理气。其四，治疗强调祛邪扶正兼顾。慢性胃炎多为虚实夹杂之证，单纯祛邪而不培养正气，则正气愈虚；单纯补正则邪气难除，有闭门留寇之嫌。结合以上四个特点，张教授提出益气健脾渗湿法、理气和胃降逆法和顺气导滞消痞法三法以扶正祛邪，同时治疗原则强调肝脾同治、治养结合。

（一）益气健脾渗湿法

益气健脾渗湿法治疗的主证是脾虚泄泻证，病机为长期食用寒凉食物导致脾虚湿盛，脾失健运，湿遏困脾。脾主运化，是指脾具有把饮食水谷转化为水谷精微和津液，并把水谷精微和津液吸收、转输到全身各脏腑的生理功能。《灵枢》曰"湿胜则濡泻"，《医宗必读》曰："脾土强者，自能胜湿，无湿不成泻。"胃主受纳，脾主运化，脾胃虚弱，升降失和，湿邪内生。脾虚湿盛型泄泻会持续削弱气血运行，使脾脏气血瘀滞、水谷不化、清浊不分等，长期如此，机体内部湿气过重会导致水肿、气虚等，降低机体活性。脾气亏虚则无力推动脾运化水谷精微和津液，临床常表现为消化不良、食欲不振、肌肉消瘦，皮肤发黄、水肿、腹泻、痢疾等。代表方剂是参苓白术散。参苓白术散治疗慢性胃炎有其独特优势，其中党参、茯苓、白术、炙甘草作为君药、主药，起到平补脾胃、补气健脾的功效。薏苡仁、山药味甘淡，合用健脾益气，同时能够化湿、利湿；莲子甘涩，助白术健脾，又能够渗湿止泻，作为臣药。砂仁功效芳香醒脾，能够促使中州运化，起到通调上下气机的功效，这样吐泻可止，作为佐助药。参苓白术散加减方中诸药合用，能够起到健脾疏肝和胃、行气止痛化瘀的功效，能使机体气滞畅、肝气疏、血瘀除、脾胃健，从而促进胃病痊愈。脾虚较甚者，大便稀溏，食后即泻，中焦虚寒，四肢不温，舌苔滑润者，选用参苓白术散和理中汤，综合全方，补中气、渗湿浊、行气滞，使脾土健运、湿浊得去，则诸症自除。

（二）理气和胃降逆法

理气和胃降逆法治疗胃气壅滞证，病机为饮食烟酒不节，导致胃失和降、胃气壅滞，胃气郁久可化热。胃气不降，甚则上逆，产生胃脘胀满、嗳气、呃逆、呕吐、反酸烧心等症状。若胃失和降，胃气壅滞，可选用半夏厚朴汤配合行气药物（枳实、佛手、隔山撬、陈皮等）。《金匮要略·妇人杂病脉证并治》言："妇人咽中如有炙脔，半夏厚朴汤主之。"原方用于治疗情志不畅、痰气互结所致的梅核气，随着医学研究的不断进展，"咽中"的范围可扩展至口腔、鼻腔、上消化道乃至全身，咽中如有炙脔可看作是全身感觉的异常表现之一，张晓云教授临床推荐胃肠病见咽喉、食管、胃肠等不适，经检查无异常者可考虑使用本方。此外，胆汁反流性胃炎的病因比较复杂，其中饮食不节、七情内伤、劳役失度是常见的病因，而脾胃虚弱则是内在的主要因素，张教授认为本病的病机为寒热互结，虚实相兼，致脾胃虚弱，升降失常。若胃气郁久化热，烧心、呕呃明显者选用黄连苏叶汤，该方由黄连、苏叶组成。方中苏叶辛温，宣利肺气以消郁热；黄连苦寒，泄热除痞而降浊；药虽简易，但意味深远，两药合用，一温一寒，一辛一苦，一宣一降，体现了辛开苦降、寒温共投、宣降并施的组方特点。且苏叶得黄连温通发散不助热，黄连得苏叶苦泄燥湿不凉遏，黄连燥湿之功有赖于苏叶之行散，以达气行水行，气化湿化，配伍后相反相成，相反相制，辅反成制，共奏行气化湿、和中泄浊之功。

（三）顺气导滞消痞法

顺气导滞消痞法用于治疗实痞证，"痞"是患者自觉胃脘部满闷痞塞、扪之濡软不痛的一类证候，具体表现为腹中雷鸣，心下痞硬而满，干呕，心烦不得安。张晓云教授治疗认为治疗应顺气消食，导滞消痞，善用经方半夏泻心汤合半夏厚朴汤加隔山撬、枳实，使患者腑气通畅则痞满自除。《伤寒论》原文中所记载的半夏泻心汤由半夏、干姜、炙甘草、人参、黄连、黄芩和大枣等七味药物组成。方中半夏散结消痞、降逆止呕，为君药；干姜温中散寒，黄芩、黄连苦寒泄热，为臣药；人参、大枣甘温补气，为佐药；甘草调和方中诸药，为使药。全方组方特点为寒热并用，辛开苦降，补泻兼施，是仲景所创辛开苦降的代表方剂。《金匮要略·呕吐哕下利病症脉治》中提道："呕而肠鸣，心下痞者，半夏泻心汤主之。"更加证明了半夏泻心汤是治疗心下痞证的重要方剂。大便秘结、矢气不通者加用枳术丸（枳实、生白术），破气化滞，消痞除满，生白术的本意不取其食速化，但令人胃气强，不复伤也。

（四）调和肝脾，肝脾同治

《素问·玉机真脏论》有言："五脏受气于其所生，传之于其所胜……肝受气于心，传之于脾。"《难经·七十七难》亦有云："见肝之病，则知肝当传之与脾，故先实其脾气。"张晓云教授擅用经典，认为肝主疏泄，脾主运化、统血，胆贮藏和排泄胆汁，脾运化水谷精微，胃受纳、腐蚀水谷；肝脾相互协作，共同维持血液运行。他认为治疗慢性胃炎注重肝脾同治，脾胃病多伤及情志。

中医中关于慢性胃炎的病因为外邪、饮食、情志、脾虚等，病位在胃，与心、肝、脾关系密切，寒邪客胃、饮食伤胃、肝气犯胃等可导致胃部隐痛、饱胀、嗳气等症状。关于焦虑症的论述分散在"不寐""惊悸""百合病"等病证中，发病部位在心、脾、肝，思虑过度、情志不舒、肝郁化火、心脾两虚等皆可导致。慢性胃炎与焦虑症共同的发病部位为心、肝、脾，李东垣在《脾胃论》中提出："先由喜怒悲忧恐为五贼所伤，而后胃气不行，劳役饮食不节继之，则元气乃伤。"叶天士在《临证指南医案》中指出："情志不遂，肝木之气，逆行犯胃，呕吐隔胀。"均阐明了情志因素与脾胃疾病的关系。

慢性胃炎与焦虑症是相互影响、相互作用的，慢性胃炎可诱发焦虑症，焦虑症也可加重慢性胃炎，肝气太旺，横克脾土，常导致脾胃虚弱；若肝失疏泄，也会影响脾胃的运化功能，出现溏泄或腹满头晕。肝气虚弱则肝用不足，引起升发不及，疏泄失常，从而导致脾失健运生化之功，胃失受纳腐熟之能。脾在五志中与"思"相对应，"忧思伤脾"，思虑过度或所思不遂会影响气机的畅通及运行，导致脾气不能升清，胃气不能降浊，中焦气机紊乱，因而出现胃痛、腹胀、嘈杂等症状。张晓云教授认为在治疗上应以健脾为主，疏肝理气为辅，例如肝气郁滞所致胃痛诸病为实邪犯胃，故临证应以疏肝为原则，可用辛香行气之剂以疏脾胃不通而止痛。又因肝气易于化火，肝火动越，扰乱中焦，可致患者呕吐吞酸、善饥烦渴，此时宜滋养清肝，补母阴液，泄子热邪，从而使脾胃平复，气机得运。张晓云教授临床常选用参苓白术散合逍遥散、小柴胡汤、半夏厚朴汤加减。气郁明显者，可加郁金、青皮；腹胀、嗳气明显者，可加隔山撬、浮小麦；多思少眠明显者，可加合欢花、首乌藤、百合。

（五）正确熬药，合理用药，注意饮食

张晓云教授上门诊看病每次都建议患者自行熬药，最传统的熬药方法才能将药效最大程度地发挥出来。他主张水煎服，方法：1剂中药先用冷水泡1小时，冷水刚好完全浸没药为度，用泡中药的冷水熬第一遍中药，熬药至水沸再用小火熬20分钟，第二次加温水刚好浸没中药至水沸，再用小火熬20分钟，然后把2次中药煎液混合备用。慢性胃炎患者脾胃虚弱，为了减轻脾胃的负担，每次中药剂量控制在100mL，1天3次，饭后半小时至1小时后服用，服药过程中忌辛辣刺激、油腻、生冷、腊肉等不易消化的食物，尽量戒烟、戒酒。并且当症状明显缓解时，为了长期疗效，应再次服用一段时间中药使其疗效更长久。

慢性胃炎是常见的消化系统疾病，由多种病因引起的各种慢性胃黏膜炎性病变，但多数慢性胃炎患者无特异性临床表现，可根据病情轻重程度不同而分为浅表性胃炎（非萎缩性胃炎）、萎缩性胃炎及特殊性胃炎，其发病率在各种胃病中占首位，病程较长，易复发，严重影响患者的生活、工作。张晓云教授认为运用中医药治疗慢性胃炎效果较佳，慢性胃炎治疗周期较长，需要医生和患者的相互配合，临床上多数患者长期服用中药，经过胃镜复查萎缩性胃炎转成非萎缩性胃炎。

四、验案精选

（一）呃逆案

患者谭某，女，23岁，初诊日期：2021年8月19日。就诊节气：立秋。职业：学生。

主诉：呃逆、纳差1个月余。现病史：因学业压力过大导致情绪紧张，而后出现呃逆、嗳气，不欲饮食，面部不自主抽搐，自觉短气喜深吸气，具有广场和人群恐惧症，甚则安静状态下也坐卧不宁，手脚易麻木且易出冷汗，精神恍惚、注意力不集中。入睡较慢，睡眠浅易醒。小便时间长，色质无特殊，大便正常。舌淡红瘦薄边尖红苔薄白微腻，脉细微弦无力。

既往史：患者既往有中度焦虑、轻度抑郁，口服草酸艾司西酞普兰片（5mg）2片，每日1次，枸橼酸坦度螺酮胶囊（5mg）2片，每日3次；慢性非萎缩性胃炎病史，未予特殊处理。西医诊断：慢性非萎缩性胃炎。中医诊断：胃痞病。中医辨证：肝气犯脾。治法：调和肝脾。方用参苓白术散合逍遥散、半夏厚朴汤加减。处方：党参30g，茯苓15g，麸炒白术20g，陈皮15g，莲子10g，砂仁10g，薏苡仁20g，大枣10g，生甘草5g，当归10g，竹叶柴胡15g，桂枝15g，生白芍30g，法半夏10g，姜厚朴15g，紫苏叶10g，酒黄连6g。3剂，水煎服，2日1剂，1日3次，每次100mL，饭后半小时至1小时温服。医嘱：嘱患者水煎服，熬取600mL，分6次服用，1日3次，饭后半小时温服。服药期间忌食生冷、辛辣、油腻、腌卤、烟酒，保持情志舒畅。

二诊（2021年8月26日）：患者呃逆症状明显好转，但仍时有嗳气，情绪紧张时易发作，面部不自主抽搐较前好转，饮食有所增进，睡眠较前更安稳，但入睡时间仍然较长。舌瘦薄淡红边稍红，苔薄中部微腻，脉弦细。效不更方，砂仁、法半夏减少5g，续服7剂。煎服方法同前。

三诊（2021年9月9日）：患者因服药期间感冒，自服用感冒药后来就诊，刻诊：咽痛、咽痒则咳，无发热、畏寒、汗出。呃逆、嗳气症状无加重、减轻，饮食较困难，精神欠佳，小便稍黄，大便尚可。查体：患者咽部充血明显。舌边尖红，苔薄黄白相间微腻，脉微浮弦。辨证：虚人外感，余邪未尽。处方：党参30g，茯苓15g，麸炒白术20g，陈皮15g，莲子10g，薏苡仁20g，生白芍30g，法半夏5g，生甘草5g，姜厚朴10g，竹叶柴胡15g，金银花20g，生荆芥15g，薄荷15g，桔梗30g，玄参15g，防风15g。3剂，嘱患者大火熬开后改小火煎煮，不超过15分钟。余服药、食忌同前。

四诊（2021年9月16日）：患者咽痛、咽痒、咳嗽痊愈。刻诊：患者仍偶有呃逆、嗳气，偶有反酸，睡眠欠佳，饮食尚可，二便可。效不更方，继服6剂，煎煮、食忌同前。

患者服药后未再就诊，2个月后微信询问患者情况，患者未再发作，可参加聚会等多人活动。

按：患者既往有慢性胃炎、焦虑病史，此次因学习压力较大而诱发慢性胃炎急性发作，伴有较明显的"躯体-情志"症状，以呃逆、纳差、惧怕广场和人群为主要表现。初诊时，患者不欲饮食，不知饥饱，餐后有明显饱胀感，可知病位在脾；因脾主运化，脾不主运化则谷物不香而不思饮食，食已则饱。嗳气、呃逆，食难下咽，可知病位在胃；因胃主受纳，胃不受纳而胃气上逆，发为嗳气、呃逆，甚则难以下咽。临床虽常将脾胃功能混而讨论，但二者一脏一腑，一升清一降浊，一运化一受纳，生理功能不同，气机运行方式各异，故治疗思路各异，不能混而治之。若脾强胃弱，患者常表现为有食欲，但食不甚多，治疗应健胃理脾，若健脾而不健胃，患者表现为进食即饱胀不已，即食入即满，而后又极易饥饿；若脾弱胃强，常见患者不欲饮食，餐后方觉饱胀不适，即食已即满，治疗则应健脾和胃，若反向治之，一味健胃消食，则患者饭量陡增，但不能运化，餐后饱胀感加重。而今患者脾胃皆病，却并非由慢性胃炎本身所导致，患者既往已有疾病基础，而今发病，是为情志因素所致，病起于肝，肝失疏泄，克逆脾土，脾不能运化升清，反携胃气上逆，则患者表现为胃不受纳诸症，究其病因实为肝气犯脾。兼见患者舌边尖红，说明卫表气机郁滞；且患者手脚麻木易出冷汗，为营卫失和表现；舌体有津液，说明津液未伤，薄腻苔，脉弦微滑，薄为病情初起，腻为湿邪表现；患者小便时间长，但量、色未见异常，说明患者脾气受损加之肝失疏泄，不能助膀胱气化排出尿液，故小便排出不畅，量、色未见异常，只需调和肝脾，则诸症自愈。

方随法出，予调和肝脾之方，逍遥散疏肝理脾。患者舌苔薄白微腻，体内有湿邪，但病情尚轻，故只要使得患者肝脾调和，稍兼顾患者脾不运化所生的痰湿即可，选用参苓白术散，健脾除湿，中正平和。方中扁豆性寒，脾虚便溏者应斟酌使用，或炒制后使用，暂不予之。山药性平，有平补之功，但患者病情以肝失疏泄为先，而后影响脾之运化与升清，而并非脾胃亏虚为主要表现，故去之，而留莲子，以莲子入心，兼有轻微利湿之功。砂仁一味，可以化湿、和胃、温中，因湿滞脾胃引起的食欲减退尤宜用之，但需审视患者病情，砂仁性偏温，若气机阻滞较重者，用量宜少或配伍行气导滞药，否则易助热伤阴，轻则口干，重则口舌生疮，今患者虽苔微腻，但患者舌体瘦薄，脉虽弦但不滑，以肝郁为主，湿邪不重，故可用之。加半夏、茯苓、厚朴、紫苏、陈皮，有燥湿健脾、和中理气之功。临床治疗应当注重舌脉并参，患者有肝气郁滞之象，兼见呃逆，若不察舌脉予大剂量疏肝解郁行气或重镇降逆之品，患者症状必然加重，此患者脉细无力，舌体瘦薄，为素体气血亏虚兼有脾气虚之象，故只宜行气、理气，切不可破气。

"见肝之病，知肝传脾，当先实脾。"健脾之后，仍然当以疏肝为要。方选逍遥散，当归、芍药养肝柔肝，加柴胡疏散，药物即形成"体阴用阳"之象，以恢复肝之疏泄，其中当归必不可缺。当归养血兼活血，其味甘、辛，入脾、肝经，味辛故能行、能散，不使气机壅滞，甘味入脾，脾藏血而能养肝血，所以当归为养肝之要药；但因其甘温，故热证不宜使用，又因其可滑肠，故大便溏泻不用。其中白芍亦可养血柔肝，但其性酸、苦，收敛沉降，宜使得气机闭阻不通，故临床使用应该注意。此患者体内有湿邪，原本不宜使用，为何反大剂量使用？因患者舌苔薄白微腻，湿邪不重，且湿邪并非是因，而是脾虚不运的结果，故脾气健运则湿邪自消，且方中有苏叶，其性温，行气宽中，其味芳香，合砂仁共奏芳香化湿之功，并可开宣肺气以调水之上源；半夏、陈皮、厚朴燥湿行气，白术健脾兼燥湿；茯苓、薏苡仁以淡渗利湿，使湿邪从二便而去。观古今名方，尤其温病名方，祛湿邪者必兼顾上中下三焦。肺为水之上源，为治疗之源头，芳化是手段，开宣肺气才是目的；中焦脾胃与水之代谢息息相关，脾升胃降津液代谢如常，中焦方不生痰生湿；肾者主水，司二便，膀胱者，津液藏焉，气化而能出，故阳气充足方能助膀胱气化如常，小便通利。所以方中除湿之力充足，故重用芍药不至于碍湿，且"肝主身之筋膜"，呃逆为膈肌痉挛所致，白芍入肝经可缓急止痉，实为优选，若湿邪较重，病程日久，则不宜使用，切记。加桂枝，既可稍中和芍药之酸收，且有建中汤之意，以建中阳，桂枝温通，以助膀胱气化。苏叶、黄连，一升一降，一温一凉，平和中正以平复上逆之胃气，全方组合，起效甚速。

复诊时患者呃逆症状好转，效不更方，但前方偏温燥，故此次复诊砂仁和半夏减量，预防过燥伤阴。

三诊时患者有外感表现，"当先解其外，而后治里"，而患者自行服用"感冒灵"等，强发其汗，因发表不当，致使表邪渐入里化热，故见舌苔薄而黄白相间，患者有咽痒、咽痛、咳嗽，说明表邪闭郁未解，肺失宣肃，且苔微腻，为有湿邪的表现。分析湿邪的来源当结合脉象来看，脉微浮弦，浮为邪在表，弦为有寒、气机郁滞之象，所以此湿邪应为风寒侵袭肺卫，致使肺失宣肃，加之患者肝脾失和，气机不畅，故湿邪停滞，所以宜宣肺以复气机，稍佐健脾理气之品可耳。故去当归、桂枝等入血分性温之药，少予金银花、玄参利咽解毒，兼能疏散风热，不使气机壅滞，配伍荆芥、防风、薄荷、桔梗，引导表邪外达，全方乃收治疗之效。

四诊时患者已明显好转，仍回到调和肝脾思路，终得全效。

中医诊治是两手功夫，认识患者病症应当中西结合，四诊合参，仔细分析患者病机、证型，找出根本原因，不明则不能随便施治；治疗又应仔细斟酌加减用药，多参阅古者医家著述，多学习前辈的用药经验，不可妄自尊大。

（帅垠琦整理）

（二）胃痛案

陈某，男，41岁，初诊日期：2021年3月2日。就诊节气：雨水。职业：建筑设计师。

主诉：胃痛1年余。刻诊：胃脘部灼热疼痛，空腹时明显，持续半小时至1小时可自行缓解，服药（西药质子泵抑制剂、中药）后可缓解，但易复发，放射至两侧胁肋部，伴烧心、头晕、头痛、心慌，眠一般，纳差，二便调。平素喜热饮、热食，舌淡苔黄白厚腻，脉弦滑。

既往史：有25年"乙肝小三阳"病史，曾服1年抗病毒药物（具体不详）后自行停药，未再复查，否认其他传染病病史；否认手术史；否认"高血压、糖尿病、冠心病"等慢性病病史；否认重大外伤史、输血史；有"某沙星"（第三代喹诺酮类抗生素）过敏史，表现为静脉输注该药物后头晕、气紧；预防接种史不详。腹诊：腹部平坦，全腹柔软，剑突下轻压痛，无反跳痛及肌紧张。辅助检查：2020年7月9日四川省人民医院胃镜示非萎缩性胃炎（非活动性待查）。西医诊断：慢性非萎缩性胃炎。中医诊断：胃痛。中医辨证：肝胃不和证。治法：疏肝理气，和胃止痛。方用逍遥散合参苓白术散加减。处方：当归10g，赤芍15g，竹叶柴胡15g，茯苓15g，麸炒白术20g，生甘草5g，法半夏10g，姜厚朴15g，紫苏叶10g，焦山楂20g，陈皮15g，大枣10g，党参30g，山药20g，莲子15g，砂仁10g，酒黄连3g。6剂，水煎服，2日1剂，1日3次，每次100mL，饭后半小时至1小时温服。饮食禁忌：服药期间禁辛辣刺激、油炸、生冷、腊肉等不易消化食物，尽量戒烟、戒酒。

二诊（2021年3月15日）：胃脘部灼热疼痛稍有缓解，放射至两侧胁肋部，伴烧心、头晕、头痛、心慌，时有汗出、口苦，出汗不至沾湿衣被，眠一般，纳差，二便调。舌淡苔黄白微腻，脉弦滑数。前方去焦山楂，加酒黄芩15g，桂枝10g。6剂，煎服法同前。

第三诊至第八诊（2021年3月29日至2021年6月21日）：胃脘部灼热疼痛继续缓解，放射至两侧胁肋部明显减轻，腹胀，进食后明显，仍伴烧心、心慌，时有汗出、口苦，眠可，纳一般，大便稀溏，每日1~3次，小便调。舌淡苔黄白微腻，脉弦滑。处方：当归10g，白芍20g，竹叶柴胡15g，茯苓15g，麸炒白术20g，生甘草5g，法半夏10g，姜厚朴15g，紫苏叶10g，陈皮15g，大枣10g，党参30g，莲子15g，砂仁10g，酒黄连3g，酒黄芩15g，桂枝10g，隔山撬20g，麸炒枳壳15g，鸡矢藤15g，粉葛20g。6剂，煎服法同前。

第九诊至第十一诊（2021年7月5日至2021年8月2日）：胃脘部灼热疼痛较初诊时明显缓解，但觉心下痞硬，满而不痛，与进食无关，仍伴烧心、心慌，汗出、口苦较前缓解，眠可，纳一般，二便调。舌淡苔白微腻，脉弦。处方：竹叶柴胡10g，茯苓20g，麸炒白术15g，生甘草5g，法半夏5g，姜厚朴15g，紫苏叶10g，陈皮15g，大枣10g，党参30g，酒黄连3g，酒黄芩15g，桂枝10g，生白芍20g，隔山撬20g，粉葛20g，干姜10g。6剂，煎服法同前。

十二诊、十三诊（2021年8月16日至2021年8月30日）：心下痞满无明显缓解，进食后明显，烧心、心慌，汗出、口苦较前缓解，眠可，纳差，二便调。舌淡边有齿痕，苔白微腻，脉弦细。处方：竹叶柴胡10g，茯苓20g，麸炒白术15g，生甘草5g，法半夏5g，姜厚朴15g，紫苏叶10g，陈皮15g，大枣10g，党参30g，酒黄连6g，酒黄芩15g，桂枝10g，生白芍20g，隔山撬20g，粉葛20g，炒鸡内金15g，盐黄柏15g。煎服法：6剂，水煎服，2日1剂，1日3次，每次100mL，饭后半小时至1小时温服

十四诊至十八诊（2021年9月7日至2021年11月22日）：现觉烧心明显，心下痞满、腹胀逐渐缓解，心慌、汗出、口苦继续缓解，纳眠可，服中药时大便通畅，停药后难解，小便调。舌脉：舌淡边有齿痕，苔黄腻；服药后逐渐变为舌淡边有齿痕，苔薄白，脉弦。处方：竹叶柴胡10g，茯苓20g，生白术30g，生甘草5g，法半夏10g，姜厚朴15g，紫苏叶10g，陈皮15g，大枣10g，党参30g，酒黄连6g，酒黄芩15g，桂枝10g，生白芍20g，隔山撬20g，粉葛20g，麸炒枳实30g，姜竹茹15g。6剂，煎服法同前。后患者网诊，病情稳定，故停药观察，后未再复诊。

按：患者以"胃脘部灼热疼痛"为主要临床表现，常放射至两侧胁肋

部，腹诊：腹部平坦，全腹柔软，剑突下轻压痛，无反跳痛及肌紧张。"肝气犯胃，胃失和降，胃气郁滞，则发为胃痛"，结合患者舌淡苔黄白厚腻，脉弦滑，则辨为肝胃不和证。

诊疗方案：结合患者既往服用质子泵抑制剂症状稍有缓解，但易复发，以及患者个人意愿，针对患者胃痛主要采用中药治疗。辨为肝胃不和证，治宜疏肝理气、和胃止痛，选方逍遥散合参苓白术散加减，加以半夏厚朴汤调理气机。患者纳差，稍加焦山楂健胃消食；结合患者舌淡苔黄白厚腻，平时喜热饮、热食，可加砂仁醒脾化湿；稍加3g黄连，与紫苏叶、法半夏、茯苓，组一黄连苏叶汤，经验性治疗胃脘部烧灼感。至第二诊，患者胃脘部灼热疼痛稍有缓解，时有汗出，但不会沾湿衣被，予桂枝汤，既可调补阴阳止汗，又能和里缓急治疗胃痛，恰如徐彬《金匮要略论注》所云"桂枝汤，外证得之，解肌和营卫，内证得之，化气调阴阳"；又因患者口苦，"口苦、咽干、目眩，但见一症便是"，故加黄芩15g，组一小柴胡汤；患者胃脘部仍有烧灼感，且伴烧心，考虑胃酸所致，故去味酸者——焦山楂。第三诊至第八诊，患者胃脘部灼热疼痛、时有汗出均继续缓解，但又腹胀，加入隔山撬20g健胃消食，并交替使用麸炒枳壳、鸡矢藤理气导滞；并改赤芍为白芍，取其敛阴止痛之功；服药期间患者曾出现大便稀溏，每日1～3次，加入防风，组成痛泻要方，补脾柔肝止泻。至第九诊时，患者胃脘部灼热疼痛较初诊时明显缓解，但觉心下痞硬，满而不痛，与进食无关，考虑痞证，故予半夏泻心汤、半夏厚朴汤合逍遥散加减。至第十二诊时，患者自觉心下痞硬缓解不明显，遂详细询问患者症状，仍诉心下痞满，进食后明显，舌淡边有齿痕，苔白腻，脉弦细，故辨为脾胃虚弱证，选方参苓白术散合逍遥散加减，并加隔山撬、鸡内金健胃消食。至第十四诊，患者感心下痞满较前缓解，证明此辨证处方选药符合疾病病机。脾胃虚弱，运化失常，痰湿内生，结合患者苔黄腻，大便难解，予黄连温胆汤清热燥湿化痰，方中重用枳实30g，并将原方中麸炒白术20g改为生白术30g，配合枳实通泄大便，效果极佳。至第十八诊时患者胃脘部灼热疼痛较一诊时明显减轻，现偶有疼痛，以胃脘部烧灼感为主要表现，将麸炒枳实减量至15g维持。纵观患者就诊经过，强调辨证论治的重要性，配合经验性加减药物组方，收效甚可。

张教授在临床中总是强调经典的重要性，遣方也更偏向于采用经典原方，结合患者症状、舌脉稍加增减。面对患者也总是耐心解答问题，反复跟患者强调饮食禁忌、生活调摄，有时患者没有严格按照饮食禁忌或者煎服方法执行，张教授甚至会因此"生气"，批评患者对自己的身体不负责任；在患者因为疾病影响到精神心理健康时也总是会安慰他们，会郑重地告诉他们病情并不严重，只是功能方面的失调，并不存在器质上的病变，以此宽慰患者的心情。

（李佳凤整理）

（三）痞满案

患者陈某，男，35岁。初诊日期：2020年11月27日。就诊节气：小雪。职业：销售。

主诉：胃脘部不适1年余，加重3天。现病史：患者1年前无明显诱因出现胃脘部胀满不适，伴胃脘部疼痛，疼痛可忍受，自行口服"胃药"（具体不详）后，病情好转，未进一步诊治。后患者反复出现胃脘部胀满不适，症状时轻时重，3天前患者胃脘部不适加重，食入即满，伴有嗳气，口苦、反酸。刻诊：胃脘部胀满不适，自觉痞塞，进食后加重，伴有呃逆，偶有口干、口苦，大便不成形，伴有不消化食物，小便频数，睡眠差，饮食欠佳。平素嗜食辛辣刺激、生冷食物，饮食不规律。舌淡苔白厚腻，中部稍黄，脉弦滑。体格检查：腹部查体：腹软，按之不痛，未触及包块等肿块。胃镜提示慢性非萎缩性胃炎。西医诊断：慢性非萎缩性胃炎。中医诊断：痞满。中医辨证：脾虚夹湿、肝脾失和证。治法：行气除痞，调和肝脾。方用半夏泻心汤合半夏厚朴汤、逍遥散加减。处方：法半夏15g，姜厚朴15g，茯苓15g，紫苏叶15g，生甘草10g，酒黄连9g，酒黄芩15g，干姜15g，党参30g，大枣10g，当归10g，赤芍15g，竹叶柴胡15g，麸炒白术20g，隔山撬20g，炒鸡内金15g。3剂，水煎服。1剂服用两天，1天3次，每次100mL，饭后半小时至1小时温服。嘱服药期间禁食辛辣刺激、油炸、生冷、腊肉等不易消化得食物，尽量戒烟酒，作息规律，避风寒。

二诊（2020年12月4日）：患者服用上方后胃脘部胀满不适较前缓解，

但仍以进食后为甚，伴有轻微胃脘部疼痛，口苦、嗳气、反酸症状缓解明显，饮食尚可，睡眠较前改善，大便成形。舌苔厚腻较前改善，见舌淡苔白稍腻，脉弦。患者热象较前缓解，酒黄连减量；胃脘部疼痛，改赤芍为白芍，合甘草，为芍药甘草汤，加强缓急止痛之功效；饮食可，去掉鸡内金，以免多食更容易导致胀满。

三诊（2020年12月18日）：患者未诉胃脘部痞胀，偶有胃脘部不适，不影响生活，未再诉口苦、反酸，饮食、睡眠可，二便调。舌淡苔白，脉缓。考虑目前患者邪气已退，而脾胃虚弱，予参苓白术散合逍遥散加减巩固治疗。处方用药：党参30g，茯苓15g，炒白术20g，陈皮15g，山药20g，大枣10g，桔梗15g，粉葛20g，甘草5g，竹叶柴胡15g，白芍20g，黄芩15g，砂仁10g，法半夏10g，酒黄连3g。6剂，煎服法同前，食忌同前。

后随诊3个月患者情况好转，未再就诊。

按： 本例患者主要表现为胃脘痞塞，满闷不痛，按之柔软无物，外无胀形。张教授认为本病病位在胃，与肝、脾等脏腑相关，乃虚实兼夹，寒热错杂，清浊相干，中焦气机升降失调所致。故治疗应标本兼顾，虚实同疗，寒热平调，畅达气机为目标。遵照"虚则补之，实则泻之"得原则，合理运用理气和中、消食和胃、燥湿健脾、清热化湿、疏肝解郁、益气健脾等治法。同时尚须注意用药法度，切忌补泻过度、寒热失宜。同时治疗痞满应重视调畅气机，脾胃为气机升降之枢纽，肝主疏泄条达。土得木而达，肝主疏泄的作用对于胃痞的发生、发展具有关键作用。因此，在治疗痞证过程中勿忘调畅肝气。如《血证论·脏腑病机论》云："木之性主于疏泄，食气入胃，全赖肝木之气以疏泄之，而水谷乃化。设肝之清阳不升，则不能疏泄水谷，渗泄中满之证，在所不免。"因此在组方用药时一定要考虑加入疏肝解郁的药物，疏肝理气，斡旋气机，开结消痞。

在分析患者的病因、病机过程中一定要抓住患者现阶段的主要矛盾点，从病机论治；在处方用药的过程中要考虑全面，比如要考虑到脏腑之间的联系。中医组方治疗可以根据临床患者不同的症状进行辨证加减治疗，根据患者病情的重轻进行组方调整，使临床治疗更加灵活，发挥疗效。在患者首次处方中，张教授用了半夏泻心汤、半夏厚朴汤、黄连苏叶汤、参苓白术散、逍遥散进行加减，既符合患者病情，又行之有效。所以作为中医学子应该熟读经典、活用经方、验方。

（年李想整理）

（四）胸痛案

患者雷某，男，37岁。初诊时间：2021年11月4日。

主诉：吞咽时前胸疼痛10余年，加重1个月。现症：吞咽时前胸疼痛，有异物感、阻塞感，食欲尚可，无反酸烧心、恶心呕吐，无腹胀腹痛，便溏，舌尖嫩红、淡，苔白腻，脉弦细。查体：腹部柔软，上腹部压痛阳性，无肌紧张及反跳痛，肝脾未触及，移动性浊音阴性，肾未触及，无叩击痛。胃镜：食管炎A级，慢性非萎缩性胃炎伴痘疹，胃食管黏膜异位症。既往史：慢性非萎缩性胃炎药物食物。西医诊断：胃及十二指肠溃疡伴糜烂；慢性胃炎。中医诊断：胃痛（肝脾失和）；梅核气（脾不运湿，痰湿交阻）。治法：疏肝健脾，行气化湿。方药：党参30g，茯苓15g，炒白术20g，陈皮15g，山药20g，莲子10g，砂仁10g，薏苡仁20g，桔梗15g，大枣10g，生甘草5g，粉葛20g，藿香15g，当归10g，赤芍15g，柴胡15g，隔山撬20g，紫苏梗10g。3剂，水煎服。1日3次，1次100mL，饭后半小时温服。禁生冷、油腻、辛辣食物，忌烟酒，保持心情舒畅。

二诊（2021年11月11日）：吞咽时前胸疼痛较前改善不明显但未加重，异物感、阻塞感较前好转，稍感口干，胃部胀痛，食欲可，自觉食后不消化，打嗝，腹胀，无腹痛、腹泻，无反酸烧心、恶心呕吐，便溏，舌淡苔白腻（较前好转），脉弦细。方药：党参30g，茯苓15g，炒白术20g，陈皮15g，莲子10g，砂仁5g，薏苡仁20g，大枣10g，生甘草5g，粉葛20g，赤芍15g，柴胡15g，隔山撬20g，半夏5g，厚朴10g，焦山楂20g，醋延胡索15g。

三诊（2021年11月18日）：偶感吞咽时前胸部疼痛及胃部胀痛，异物感、阻塞感较前好转，食欲可，自觉食后不消化，口苦、口干、反酸、烧心，仍打嗝，无恶心呕吐，大便成形，干燥，小便略黄，眠差，舌尖嫩红苔白腻兼黄，脉弦细弱。治法：健脾祛湿，和胃止痛。方药：党参30g，茯苓15g，炒白术20g，陈皮15g，莲子10g，砂仁5g，薏苡仁20g，大枣10g，生甘草5g，粉葛20g，隔山撬20g，半夏5g，厚朴10g，焦山楂20g，黄连3g，黄芩15g。

按：患者既往有慢性胃炎伴食管黏膜异位症的病史，现主要是自觉吞咽时前胸疼痛和明显的异物感，未行喉镜检查，检查扁桃体充血，故考虑胆汁反流、咽炎的可能性大，但患者无反酸烧心症状，中医诊断梅核气；结合患者食欲差，以不知饥饿为主，上腹部饱胀，以进食后尤甚，无腹部顶胀感，便溏呈不消化的食物状，不伴黏液及脓血，无里急后重感，舌淡等表现考虑为脾气亏虚、运化不足所导致，患者苔白腻，考虑有湿邪，需进一步分清是湿温病还是脾不运湿导致的内湿。因患者至发病以来无明显的头重如裹、周身酸困、疲乏等不适，故考虑以内湿为主。患者脉弦细并结合所辨病种考虑有肝气郁滞。所拟治法：疏肝健脾，行气化湿。方以参苓白术散、半夏厚朴汤为主方，意为健脾化湿，行气散结；加用隔山撬活血消胀，紫苏梗行气宽中。服药1周后患者的疼痛虽然较前缓解不明显却未加重，胃部稍胀痛，食欲差，以食后不消化为主，新发口干，苔较前薄，脉象较前变化不大，故认为之前的辨病与辨证是对的。这次针对患者新发不适，主要解决患者食欲差及疼痛的问题，故在之前的方药基础上加止痛的醋延胡索、健脾开胃的焦山楂、生津的葛根，去掉了健脾化湿的藿香。三诊时原有的症状基本好转，因其进食辛辣食物，又复发，新发口苦、反酸，舌尖嫩红苔黄腻，小便略黄，眠差，呈现一派热象，故使用黄芩、莲子清心火、安眠，黄连针对热象和反酸有疗效，并嘱咐患者一定要遵医嘱忌油腻、生冷、辛辣、烟酒。

对于脾气虚与痞证的鉴别：脾气虚患者食欲差，以不知饥饿，自觉食后不消化，伴打嗝，腹胀，以进食后明显加重，便溏，舌淡胖大；痞证患者出现腹部胀闷不适，自觉如有硬物积于脘腹，与进食关系不大，欲嗳气、矢气又不出，坐立不安。

对于脾虚气滞和脾不运湿的鉴别：脾虚气滞较脾不运湿病情清轻，两者属于一个病程中不同的病理阶段。本质均为脾气亏虚，前者主要表现为食欲差，以食后不消化为主，腹胀不舒，以食后尤甚，嗳气，便秘，排便不畅；后者以脾虚所产生的湿邪为主要病理变化，表现为全身的疲乏，困重，头晕，食欲差，不知饥饿，食之无味，口黏腻，便溏，伴黏液。

在临床的运用中，黄连与紫苏叶同用对于治疗反酸有很好的疗效。对于如何使用，需根据患者酌情考虑，主要分以下方面：如果患者为老年人和小孩则黄连需减少用量，因为老年人和小孩不宜使用过于寒凉、肃下的药，一般用量为3g，当患者表现一派热象并且舌黄则可用至6g；如果为壮年，则一般可用至6g。紫苏叶性温，若患者有化火之象则可减少用量，或者根据患者症状换用其他药。

（严晓整理）

（五）胃中嘈杂案

患者张某，女，59岁，初诊日期：2021年8月30日。就诊节气：处暑。

主诉：反复胃中嘈杂5个月。现病史：患者自诉5个月前无明显诱因出现胃中嘈杂，2021年3月于当地医院行胃镜检查：慢性浅表性胃炎，伴轻度肠化。现患者自觉胃中嘈杂、胃部隐痛，伴反酸，畏寒，平素喜热饮、热食，纳差，眠可，小便正常，大便偏稀，每日两行。舌淡红，苔白微腻，脉沉缓。既往史：否认高血压、糖尿病病史。个人史：患者出生并长期居住于四川省成都市，否认疫区及疫水接触史。家族史：否认家族类似遗传病史。西医诊断：慢性浅表性胃炎。中医诊断：胃痞病。中医辨证：脾阳虚。治法：益气健脾，和中降逆。方用参苓白术散合半夏厚朴汤、逍遥散加减。处方：党参30g，茯苓15g，麸炒白术20g，陈皮15g，山药20g，薏苡仁20g，大枣10g，生甘草5g，当归15g，酒黄连3g，砂仁10g，法半夏10g，姜厚朴10g，紫苏叶10g，赤芍15g，竹叶柴胡15g。6剂，水煎服，2日1剂，1日3次，每次100mL，饭后半小时服用，服药6天后第7天休息不服药，次日再开始服用第2周的中药。方法同上。服药期间禁辛辣刺激、油炸、生冷、腊肉等不易消化食物，尽量戒烟戒酒。

二诊（2021年9月14日）：患者诉胃中嘈杂不舒，伴反酸，胃部隐痛症状未见明显缓解，仍畏寒，怕冷，手脚冰凉，大便偏稀，近两周约1日1解，舌淡红，苔白腻，脉沉缓。初诊予益气健脾法治疗，患者脾阳虚所表现出的畏寒、手脚冰凉症状未见明显缓解，故予前方加干姜5g，加理中丸（人参、干姜、白术、甘草）温中祛寒、益气健脾。6剂。服药方法同前。

三诊（2021年9月28日）：患者诉反酸症状较前明显缓解，偶有进食后反酸，胃部隐痛仍旧存在，食量较前增多，仍畏寒，近日自觉出汗较多，无恶寒发热、咳嗽、咽痛症状，小便正常，大便仍偏稀，1日1解。舌淡红，苔薄白。患者胃中嘈杂、反酸症状较前缓解，故此方较前方去黄连、紫苏叶；胃部隐痛加赤芍5g通络止痛；仍畏寒，大便不成形，加干姜5g温中祛寒；近日出汗多，考虑营卫失和，加桂枝15g，酒黄芩15g协助调和营卫、和解表里。6剂。服药方法同前。

四诊（2021年10月12日）：患者诉胃痛较前好转，畏寒较前稍缓解，现时有胃脘部胀感，按揉后可缓解，大便成形，1日1解。前方去赤芍、干姜，加生白芍15g，荜茇10g。6剂。服药方法同前。

五诊（2021年10月26日）：患者诉前述症状较前均有明显好转，故续用前方，加生白芍5g。6剂。服药方法同前。

六诊（2021年11月9日）：患者诉近日饮食不佳，胃痛明显缓解，大便成形，1日1解，舌淡红，苔薄白，脉缓。予前方去荜茇，减生白芍5g，加隔山撬20g，炒鸡内金15g，续服6剂。服药方法同前。

七诊（2021年11月26日）：患者诉上6剂服后，饮食状况明显改善，仅偶有进食后反酸，纳可眠安，二便调。患者症状明显改善，疗效满意，继续于前方基础上调整用药，加白术10g，当归5g，砂仁10g，酒黄连6g，紫苏叶10g，生黄芪15g，去隔山撬、炒鸡内金，续服两周。服药方法同前。

按：脾虚运化不力则纳差，不思饮食，患者又表现为畏寒，双手皮肤触之稍凉，一派寒凉征象，此为阳气虚弱不能达表及四肢，温煦失职，四末及肌肤失于温煦则畏寒、肢端寒冷。脾者，中央土以灌四旁，脾阳虚弱运化无力，布散水谷精微失职，胃为阳明湿土，喜湿而恶燥，胃不得脾布散津液，胃体失却濡养，则胃中嘈杂不舒，胃络失养，不荣则痛，则胃部隐痛。脾主升清，胃主降浊，清阳不升，浊阴不降，胃气上逆则反酸。

"有胃气则生，无胃气则死"充分强调了顾护胃气的重要性。脾胃居于人体中焦，为人体气机运行的枢纽，更是人体生命活动的动力来源，脾升清气，胃降浊气，脾胃功能不受损，气机运动无太过与不及，人体的代谢环境才能维持稳定。脾胃受纳运化功能是否正常，外在可表现为饮食口味是否如常，有无偏嗜与厌食。人体是一个有机的统一整体，中医的辨证论治正是充分遵循并体现了整体观念。此案例应充分理解知外揣内、以常达变的思想内涵。本医案中患者除诉胃中嘈杂、反酸外，还有畏寒。遇寒证，当明确虚实、阴阳，患者处暑节气就诊，成都天气未转凉，患者诉纳差，喜热饮、热食，触之两手皮肤明显较常人偏凉，此为脾阳虚。脾阳虚弱，温煦不能，中焦不能腐熟运化水谷，清阳之气运行的动力减弱，则阳气不达四末，表现为畏寒肢冷。又患者无腰膝酸软，无五更泄泻、小便清冷之症，当知病属中焦，肾阳暂未现不足之证，故当益气健脾，温补脾阳。脾胃升降无过与不及，则无呕逆、泄下、中满诸症，今患者反酸，偶有胃脘部胀满，当知中焦气机不畅，升降失常，胃气上逆则见反酸，伴或不伴呃逆等症。

患者初诊时诉胃中嘈杂、反酸症状，多数认为此为热象，当清热和中。然患者59岁，老年女性患者，久病迁延，伴胃部隐隐作痛，畏寒，平素喜热饮食，大便稀，舌淡红，苔白微腻。故当为脾虚证，权当以益气健脾为要，方中重用党参30g，主方为参苓白术散加减；次用半夏厚朴汤加减和中降逆，方中仅用黄连3g，以患者年事较高，慎用苦寒药物，谨防伐其阳气。6剂服后，患者胃痛症状稍改善，余症未见明显改善，故二诊、三诊加用干姜、桂枝、荜茇类温中散寒，加强温阳之力，续服1个月后诸症明显改善；四诊、五诊为防温阳太过，防患者上火，予黄芩、白芍类防温热太过伤及阴液；经调整用药，连续服用2个月后，患者诉症状明显改善，胃中和，嘱患者仍来就诊，再巩固治疗1个月，勿使病未尽除，致迁延反复。

（李唐丽整理）

【参考资料】

［1］王洪图主编.内经讲义［M］.北京：人民卫生出版社，2002.

［2］谢鸣.方剂学［M］.北京：中国中医药出版社，2009.

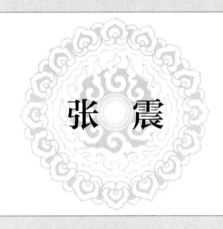

张 震

一、医家简介

张震（1928—2023），第三届国医大师，中国中医科学院学部委员，中西医结合资深研究员、教授、主任医师，研究生导师，云南省中医中药研究院创始人，云南中医药大学名誉教授、终身教授，上海中医药大学附属龙华医院名誉教授，上海中医药大学脾胃病研究所名誉所长，成都中医药大学特聘教授。从事中医、中西医结合临床、科研及教学工作已70余年。临床诊疗经验丰富，理论研究成果丰硕，治学严谨。深入研究证候的结构和层次等原理，提出"两态三三构型规律"；倡导疏调气机成为中医药内治大法之一，制定疏调气机治疗平台；拟定"扶正抗毒方、康爱保生方"两个治艾专方，已累计治疗艾滋病患者18000余人；创立云岭中医疏调学派，培养中医药后继人才。

二、学术思想

（一）辨证创新，"两态三三"

中医的证在其形成过程中蕴藏着的结构层次规律，是在长期的中医药诊疗实际工作中不断检验思考，最终获得的有一定新意的临证实践的心得感悟。习近平总书记指示：遵循中医药发展规律，传承精华，守正创新，用现代科学解读中医药原理。紧密结合自身的本职工作实际，经过宏观探索考查，思维加工解析了中医证形成的过程中层次结构的基本原理。发现"证"存在着核心成分、基础架构、具体形式三种相对静态的、内在的、互相联系的结构关系，而在临证应用的过程中则又常表现出原发证、继发证、夹杂证三种相对动态的、外在的、互相联系的结构关系。这种具有时空二维的、两态三三的证之结构关系对于中医的诊断有实际意义和应用价值，因此命名为中医证的"两态三三构型规律"，若将病位征也一并纳入，则亦可称为"两态四三构型规律"。现就完整模式之具体证举例如下：凡是患者已有潮热、盗汗、咽干，舌形尖敛少津、少苔，脉细数等阴虚基础证的症状，同时又表现有失眠、心悸、心烦等病位在心的指征，则为心阴虚之具体症。同理，若已属于阴虚基础证的患者，又伴有腰酸、膝软，耳鸣，左尺脉弱等病位在肾的指征，则为肾阴虚之具体症。类似这样由基础证与定位指征合成的具体证不胜枚举。

以上所述关于证的层次结构分类，是将其主要内容与辨证操作过程按其性质分为既有一定区别又有内在联系的各个环节，逐一梳理其内涵外延，相互联系，使之条理化、系统化，在相应相称的原则下归类划分所得。经过临证诊断实践的反复检验，此规律确有适用性、指导性与可操作性，只要切实掌握了其核心要素的属性与特征及相关结构层次的联系之规律，由四诊合参获得充分的诊断信息，仔细思考便可扼住要领，执简驭繁，便捷操作，主次分明，事半功倍地提高中医辨证的质量与效率。

总之，疾病的发生、发展、演化与转归，一般皆有相应的规律可寻，熟悉并掌握运用这些规律亦有助于丰富辨证内容。中医的"证"，其根源是病机，体内的病机变化与其外在表现之合一便是证候，其中蕴藏着层次结构的组织规律，即构型之道理。至于临诊掌控利用，则与医者对患者状况之洞察程度及中医诊断思维有关，欲使辨证准确无误，实有一定难度。"两态三三构型规律"凝聚张老以数十年临床、科研所得，灵活运用至临床虽有执简驭繁、提高辨证准确性之效，但仍觉不够理想。故而张老说："老朽上述一得之浅见，供大家参考，待引玉也。"

证之层次结构规律示意图（图4）：

证的相对内在静态结构：

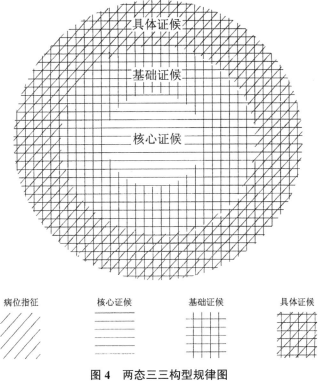

图4　两态三三构型规律图

证的相对外在动态表现：原发证 ⟶ 继发证 + 夹杂证

（首发证）（次生证）（合并证）

（二）倡导疏调气机治法为中医内治大法之一

张老对"气"与"气机"的认识，源自对《内经》的深入研究。他曾这样说道："现存《内经》所包括的《素问》与《灵枢》各九卷共计162篇托名黄帝与岐伯等问答之言，是中医药学理论之渊薮、医者之圭臬，全书约20万字，浸透着"气一元论"的医学化了的哲学思想。在其162篇内容各异的论述中竟有150篇都提到气，单是气字便有2997个之多。其中概念较为清楚的各种气有80余个，广泛涉及自然界现象，病源因子，人体生理、病理、诊断、治疗、养生、药理学等多个领域。足见中医气学内容之丰富，"气"已成为中医学表述人体生命最根本的范畴。气机是人体诸气运行活动的机制和规律，其运动特点是循着固有的方式进行出入、升降、循环、转化等生理活动。借此不断激发和推动体内各组织器官发挥应有的功能，共同维护人体的生命。人体依靠气机的出入活动，由鼻口摄入天气与地气，经三焦气化吸取其中的精气供生命活动之需，然后由鼻之呼出与前后二阴排泄秽浊之气和废物，去固纳新，与自然界进行物质交换。对内通过气机之正常升降，达到脏腑间的"上下相济，动静相召"，维持体内环境的平衡，依靠营卫之气等的循环沟通灌溉供应全身之给养及力量。水谷精气转化产生津、血、阴精以奉养全身，从而保持着人体各部生理功能的动态平衡与相对稳定。因此，《内经》曾指出人体之气"非出入无以生长壮老已，非升降无以生长化收藏"而"流溢之气，内溉脏腑，外濡腠理"，一旦失常便是"出入废则神机化灭，升降息则气立孤危"，人体若出现"神灭机息，气止化灭"的状态则是死亡的表现，可见人体气机之正常运行是生命的前提和保证。当人体自身的调节机制受到病原因子的干扰破坏，自控失灵，则气机紊乱，常态丧失。病理变化的产生往往与体内气机运行障碍或失常有关。疏调气机的治疗方法，就是根据气机失常之具体情况"矫枉纠偏""拨乱反正""削其有余，补其不足"，助其复原。体内脏腑营卫等气机均处于既有区别而又联系、和谐统一的有序运行中，因此施治之时要求局部与整体统筹兼顾，因人、因病、因条件制宜，灵活地掌握疏调气机这一调气固本的关键性基础环节。《景岳全书·传忠录》引《医诊》云"明得个中趣，方是医中杰，行医不识气，治病从何据"，另在其《景岳全书·杂病谟》又谓："夫百病皆生于气。正以气之为用，无所不至，一有不调，则无所不病。""人多难能者，在不知气之理，并不知调之法。"

《内经》关于调气论述的内容非常丰富。从广义方面看，认为治病要"谨候气宜，无失病机""察本与标，气可令调"。对于气机失常之患者治宜"高者抑之，下者举之，有余者损之，不足者补之""各安其气，心清必静""或收或散，或缓或急……以所利而行之，调其气使其平"。而且张老指出在调气的同时，还要从患者之实际病情出发采用或配伍"佐以所利，和以所宜"有关药物方为全面，从而才可"强其内守，必同其气，可使平也"。

对于针灸治疗之原理《灵枢·刺节真邪与终始》也总结说"用针之类，在于调气""凡刺之道，气调而止"等，均属疏调人体气机之治疗方法，而所调之气，与元气、经气及脏腑营卫之气均有关系。

据此，张老根据60年之临床诊疗实践体验，认识到疏调人体气机必须以疏利肝气与调护脾肾相结合的治疗原则为基础，同时兼顾其他有关并发症而统筹处治，并非单纯之疏肝理气解郁所能圆满实现治疗之目的。肝为刚脏，体阴用阳，体柔用刚，性主疏泄条达而恶抑郁，可助人体气机之舒展畅行，又主风，主升发，藏血，脏腑经络冲任之血均受于肝，藏魂能随神往来而主谋虑决断等。清代费伯雄云肝"具有生发长养之机"，沈金鳌则说："……厥阴，而一身上下，其气无所不乘。肝和则生气，发育万物，为诸脏之生化。若衰与亢，则能为诸脏之残贼。"脾主运化饮食水谷之精微以奉养全身、化生气血，是维系生命的后天之本。肾主藏精，其间之元气为诸气之根，是人身生命之源，乃先天之本。若脾失健运，水谷精气无源，肾间元气不充，元阴匮乏，水不涵木，肝失濡养则何来正常疏泄之力。所以，健脾可开益气之源，补肾能够滋水养肝，于疏肝之同时宜结合补肾健脾，非单纯之疏肝理气便可一举达到疏调整体气机之目的。因此张老提出以肝为主体，脾肾为两翼之"一体两翼"的基本治疗理念，既可促进肝之疏泄条达功能，又能顾护先后天之本的肾脾气机，再根据实际需要结合其他必要之治法，选用针对性药物组成方剂灵活施治。因此，疏调气机治疗法，对于体内失调之气机可发挥矫枉纠偏、拨乱反正，使异常之气机经疏调而恢复生理常态。具体而言，对于气机郁滞者可疏调而畅行之，郁结者疏调而消散之，逆反者疏调而从顺之，下陷者疏调而升举之，紊乱者疏调而规顺之，不足者疏调而补益之，夹瘀、夹痰、夹湿者则疏调而化之、祛之、渗利之，从而达到《内经》和《金匮》所言之"疏其气血，令其调达而致和平"，使"五脏元真通畅，人即安和"。张老及其学术继承人运用以疏调气机为基础的治疗方药于临床，对于不少常见病和部分疑难病之患者进行治疗，均能不同程度地获得病情缓解和最终临床治愈之效果。

若将人体气机失常看作一组综合病证，则下述所荐之方一般可作为基础通治的广谱方剂，在医者的正确掌控之下可游于方内而又超乎方外，能在相应范围内供多种疾病之用。兹介绍张老治疗气机失常之基础通治方简介如下。

张氏疏调人体气机汤，简称"疏调汤"，是张震亲自拟订并向同道举荐之疏调气机的基础通用验方。药物组成：柴胡10g，香附10g，郁金10g，丹参10g，川芎10g，枳实10g，白芍12g，白术10g，茯苓15g，山药20g，淫羊藿15g，薄荷6g，甘草6g。功能主治：本方具有疏肝理气、补益脾肾、调畅气机、活血行血之功能。主治肝失疏泄、脾肾不足、气机失常、血行不畅等证。

张氏疏调人体气机治疗法，以疏肝调气作为治理异常气机之主体，同时将健脾补肾、维护先后天之本为调摄之两翼作辅佐，体现了对于人体气机失常病较全面的治疗理念。当生命体的相对自稳态受到挑战时，采用针对性方药去协助机体增强自身调控能力，恢复或重建其相对的自稳态，从而缓解或消除有关病证。因此，对于临床治疗而言，此法有广阔的应用前途与空间。

慢性胃炎的治疗，按其病机变化及证候演变的一般规律，发病之初其病变主要涉及胃、脾、肝之气分。由于肝失疏泄，中焦气机异常，郁滞不行，升降失常，胃气逆乱受纳运化障碍，此时以实证或实热之证多见。继而则易出现胃阴不足，虚火内扰，湿聚痰生，或瘀血阻滞等导致次生性病理变化，证情趋于复杂。久之，内生之邪气羁留，正气耗损，虚实互见，寒热混杂，缠绵难愈，步入慢性状态，症状时轻时重影响患者生活质量。既然以中焦气机失常之病变为核心，中医药治疗自当以疏调气机为第一线的治疗方法。气机失常之证，经过针对性强的疏调方药作用，促使人体气机之运行复常，则体内之滞气、瘀血、痰浊、湿邪、郁热、寒湿、食积等邪均易消除。对于胃脘痛或胃痞之疏调治疗应以疏肝、和胃、健脾为主，气滞宜行，积宜化，逆宜顺，热宜清，寒宜温，痞宜散。旨在调畅中焦气机，恢复人体正常之气化出入升降功能，消除消化不良等各种症状。同时若能根据患者病情之实际所需，兼用适当的宣肺以强化制节之功，则亦可有助于增强疗效。具体操作用疏调安胃汤可作为应对中焦气机失常之基础通治方。但药物之化裁和用量之轻重，应因人、因病、因证制宜，力求适度，不可太过与不及。具体处治或佐以温中散寒，或清热化湿，或健脾养阴，或活血化瘀，或通络止痛等，均应对证而设，据证而施。

三、临床特色

（一）辨证应循"两态三三构型规律"

慢性胃炎病位在胃，与肝、脾关系密切，部分"核心证候"为阴、阳、气、血、虚、实、寒、热、湿、火、食，由核心证候加上提示该证在患者体内之存在状态及动态趋势等内容的示意词，构成"基础证候"。与本病关系密切的有气虚证，阴虚证，气滞证，血瘀证，实寒证，虚寒证，湿热证，虚热证，食积证等。加上病证部位，构成完整的"具体证候"。当单独的一个基础证不能揭示患者当前病机的全貌，需要确定其病位，方能构成"具体证候"，如肝胃湿热、肝胃气滞等。如此，经过由核心证候→基础证候→具体证候对当前患者当前的病机进行层层剖析，使得证候层次井然有序，可提高辨证的准确性。获得准确的辨证后，以此为指导，结合对病、对证、对症"三对应"的治疗针对性，施以提质增效之疏调气机治疗法，方能收获成效。

1. 核心证候

核心证候为阴、阳、气、血、虚、实、寒、热、湿、火、食等。

2. 基础证候

基础证候与本病关系的密切的有气虚证，阴虚证，阳虚证，气滞证，血瘀证，实寒证，虚寒证，湿热证，虚热证，食积证等。基础证已能从大体上揭示患者体内病变的范围、性质、动向、程度等病机内容，故可视为证的基础架构。

（1）气虚证：通常是由于某些因素导致人体元气之来源不济，或过度耗损致难以自复之病理状态。临证所见，多为各种生理功能衰退的现象。一般常有不同程度之少气无力，声低息短，自汗，头晕，动则喘促，消化功能减退，容易感冒，尿液难禁，以及内脏下垂等症状。

（2）阴虚证：常见形体消瘦，耳鸣目眩，头晕眼花，咽干盗汗，腰膝酸软，大便干燥秘结，脉细无力，舌形坚敛或现裂纹，苔少或光剥等。

（3）阳虚证：无力感不若肢冷怯寒现象突出。汗出发凉（出冷汗），严重者大便全为未消化之食物和水分（下利清谷）等。舌质淡而胖嫩，色微青，多津，脉沉迟无力。

（4）气滞证：身体局部痞闷胀痛，时轻时重，排气之后略觉舒缓，继而复感不适。疼痛多为窜痛，且多见于胸腔、腹腔或躯干头颈等处。二便艰涩，排泄不爽，甚至里急后重，窘迫难出。女性可觉乳房发胀，痛经或经行不畅等。舌淡红苔薄白，脉弦涩或细弦。

（5）血瘀证：疼痛，痛点固定，夜间增剧，或心胸绞痛，或体表有青紫包块，腹内肿块，大便色黑，妇女崩漏血块，皮下紫斑。舌色紫暗或者瘀斑，脉细涩或结带等。

（6）实寒证：恶寒喜暖，肢冷蜷卧，口淡不渴，痰涎、涕清稀，小便清长，大便稀溏，舌淡苔白润滑，脉迟或紧等。

（7）虚寒证：面色㿠白，神疲倦卧，怯寒肢冷，喜热欲暖，喜温喜按，小便清长，大便溏薄，舌质淡胖而嫩，苔白薄而润，脉沉迟无力等。

（8）湿热证：面色淡黄或油垢微黄，食欲减退，脘腹闷胀，口苦，渴而不欲饮水，大便溏垢或伴有肛门灼热感觉，或排便滞涩不爽，尿短黄、混浊，汗出发黏而酸臭，或发热等。舌质发红，苔白腻或黄腻，脉濡数、濡缓，或滑数。

（9）虚热证：通常都在阴虚的基础上产生，大都伴随着一些阴虚证的症状。除有形瘦、咽干、盗汗、舌红有龟裂、苔少光剥、脉细无力等阴虚固有的征候外，一般尚有面赤升火、骨蒸潮热、五心烦热等表现。

（10）食积证：通常可见腹胀，疼痛拒按，闷满嗳腐，不思食，恶心呕吐，吐出宿食或乳凝块，口渴，便秘，或泻下酸臭腐秽，或有发热现象。舌苔厚腻或黄垢，脉滑数。

3. 病位证候

（1）病位在胃：主要表现为胃脘胀满或疼痛，厌食或易饥，呃逆嗳气，嘈杂，恶心，呕吐。其次为牙龈肿痛，口臭等。

（2）病位在肝：其指征为胁肋胀痛，情绪抑郁，易怒，头目眩晕，肢体麻木，屈伸不利，震颤搐搦，爪甲不荣，肤色发青，黄疸，脉象弦。小儿喜咬指甲、磨牙等。其中以胁部胀痛，情绪不宁，头目不适，抽搐痉挛等为主要指征。

（3）病位在脾：主要表现为消化不良，食欲不振，大便不实，脘腹闷胀，面色萎黄，肌肉不丰，四肢痿软，口唇不荣。其次为口淡发甜，味觉减退，水肿，出血，内脏下垂等。

4. 具体证候

具体证候由基础证与病位证共同组成，能够揭示出病证性质，标明病证部位，较全面明确证候的诊断模式。当单独的一个基础证不能揭示患者当前的疾病转化趋势，需要两个或两个以上基础证时，则构成"复合基础证"，包括肝胃气滞、肝胃郁热、脾胃湿热、脾胃气虚、脾胃阳虚、瘀血停胃、胃阴亏虚、寒邪客胃、饮食停胃等证候。

（1）肝胃气滞证：胃脘胀满或胀痛，伴或不伴胁肋部胀痛，症状可因情绪因素诱发或加重二便艰涩，喜叹息，得嗳气、矢气则舒，排泄不爽，甚至里急后重，窘迫难出。女性可觉乳房发胀，痛经或经行不畅等。舌淡红苔薄白，脉弦涩或细弦。

（2）肝胃郁热证：胃脘胀满或疼痛，脘痛连胁，口苦，排便滞涩不爽，尿短黄、混浊，纳少。舌质红，苔黄或黄腻，脉滑数。

（3）脾胃湿热证：胃脘灼热疼痛或脘腹闷胀，嘈杂反酸，口干口苦，渴不欲饮，面色淡黄或油垢微黄，食欲减退，大便溏垢或伴有肛门灼热感觉，或排便滞涩不爽，尿短黄、混浊，汗出发黏而酸臭，或发热等。舌质发红，苔白腻或黄腻，脉濡数、濡缓，或滑数。

（4）脾胃气虚证：脘腹痞闷或隐痛，喜按压胃脘部，不欲进食，食少腹胀而餐后更甚，嗳气不舒，面色萎黄，纳呆口淡，四肢无力，肌肉欠丰，大便溏薄；舌质胖嫩多津，脉缓濡，右关不足等。舌淡红苔薄白，脉细弱。

（5）脾胃阳虚证：脘腹空痛或冷痛，得食或温熨则减，嗳气发凉，泛吐清水或清冷涎沫，面白神疲，口淡，饮食喜热，纳食减少或食入反吐，大便稀溏或久泻久痢，泻而无臭气，四肢欠温，尿清。舌质淡胖，舌苔白润，脉沉迟或缓弱。

（6）瘀血停胃证：胃脘疼痛，痛如针刺、有定处，疼痛拒按，夜间痛增，或见吐血、黑便。舌质紫暗或有瘀斑，脉涩。

（7）胃阴亏虚证：胃热隐隐灼痛，饥而不欲食，烧心，口干舌燥，口苦纳呆，胃中嘈杂，大便干结。舌红少津或光剥无苔，脉细数。

（8）寒邪客胃证：胃痛暴作，痛势较剧，甚则拘急作痛，得热痛减，遇寒痛增，口淡不渴，或喜热饮。苔薄白，脉弦紧。

（9）食滞胃腑证：常有暴饮暴食史，胃脘疼痛，疼痛拒按，闷满嗳腐，不思食，恶心呕吐，吐出宿食或乳凝块，口渴，便秘，或泻下酸臭腐秽，或有发热现象。舌苔厚腻或黄垢，脉滑数。

本节以"两态三三构型规律"为框架，对操作方法进行示范。当临床症状错综复杂时，以本法层层剖析，可收准确辨证之成效。

（二）治疗勿忘一体两翼疏调气机

1.临证述要

慢性胃炎近似于中医"胃脘痛"及"胃痞"等病。《内经》及《伤寒论》有"木郁之发，民病胃脘当心痛"与"但满而不痛者，此为痞"。导致胃脘痛及胃痞之原因较多，首要者是患者平素脾胃较虚弱，胃腑本身之阳气及阴液易亏，复因劳倦所伤，饮食不节，情志不舒，肝郁气滞等皆能伤胃。正如《杂病源流犀烛·胃痛》指出"胃禀冲和之气，多气多血。壮者邪不能干，虚则着而为病"。如"饮食自倍，脾胃乃伤"，饮食不节，过食香燥或生冷，寒热过度损伤脾胃，寒积伤阳，热积伤阴。由于肝失疏泄，中焦气机异常，郁滞不行升降失常，胃气逆乱受纳运化障碍，此时以实证或实热之证多见。继而易出现胃阴不足，虚火内扰，湿聚痰生，或瘀血阻滞等导致次生性病理变化，证情趋于复杂。久之内生之邪气羁留，正气耗损，虚实互见，寒热混杂，缠绵难愈，步入慢性状态，症状时轻时重，影响患者的生活质量。本病病位主要涉及胃、脾、肝，以中焦气机失常之病变为核心。中医药治疗以疏调气机为第一线的治疗方法，旨在调畅中焦气机，恢复其正常之气化出入升降功能，消除各种消化不良症状。具体用疏调安胃汤作为应对中焦气机失常之基础通治方。但药物之化裁和用量之轻重，应因人因病因证制宜力求适度，不可太过与不及。临证处治或佐以温中散寒，或清热化湿，或健脾养阴，或活血化瘀，或通络止痛等，均应对证而设、据证而施。

2.疏调安胃汤药物

组成：柴胡、香附、郁金、丹参、川芎、枳实、白芍、白术、茯苓、山药、木香、乌药、厚朴、苏梗、法半夏、豆蔻、薄荷、甘草。

方中柴胡苦平，气味俱薄，入肝、胆经，具有轻清升发、宣透疏达之功，兼有苦寒清泄之力，可升举清阳、疏解肝郁、调畅气机，在方中居于领衔地位是为疏调汤之"君药"。

香附性平，味甘、微辛，气芳香，亦入肝经，无寒热偏性，能解肝郁、降肝逆、缓肝急，作用走而不守，可通行三焦，是理气之要药，能使气行血畅，李时珍《本草纲目》称其为"气病之总司，女科之主帅也"。郁金辛开苦降，芳香宣透，行气解郁，为治郁证之要药，性寒又能清热，且善入气分行气导滞，活跃气机，又可入血分凉血破瘀，为血中之气药，且可利胆，香附与郁金互相配伍能协同增效。白术味甘、苦，性温，入脾、胃经，为健脾之要药，补而不滞，功能补脾燥湿利水，又可固表安胎。山药味甘性平，既能补脾养肝，又可益肾固精，可健脾以固后天之本。木香辛散温通，可行气且善走脾胃、三焦，能升能降，宣散滞气，健胃消食，除胃脘痞满。乌药辛开温通，能宣畅气机，顺气止痛，可疏脘腹内邪逆之气，除胀消痞。厚朴能行气除满，降气消胀，燥湿化痰，消积导滞。苏梗芳香降气，可散腹中滞逆之气。法半夏有降逆止呕，健脾和胃，燥湿化痰之功。豆蔻气味芳香，能行气、开郁、醒脾、化湿、止呕和胃。以上诸药互相配伍可协同增效，善治胃失和降，气滞中焦，改善脘腹痞满疼痛、恶心呕吐等症。因此香附、郁金、白术、山药、木香、乌药、厚朴、苏梗、法半夏、豆蔻共为方中之"臣药"。

丹参味苦，性微寒，主入肝经血分，有活血祛瘀、通络调经、清心除烦等功效。川芎性味辛温，可活血祛瘀，行气解郁，张景岳谓川芎"破瘀蓄，通血脉，解结气"。枳实味苦，性微寒，长于破滞气，除积滞，能理气宽中除胀消满。枳实与柴胡互相配伍，一降一升，调畅气机，清升浊降各得其位。白芍苦酸微寒，有敛阴柔肝、补血、平抑肝阳之作用，与甘草相配有

"甘酸化阴"之义，更能发挥白芍柔肝养血缓急之功效。茯苓味甘、淡，性平，甘能补脾，淡可渗湿，其性和平，补而不峻、利而不猛，既能扶正，又可祛邪。

薄荷味辛，性凉，气芬芳，性疏散，能行气开郁，其梗尚有通络作用，有增强疏调气机之功；甘草味甘性平，能补脾益气、通行十二经，可使方中诸药补而不骤，泻而不速。故与薄荷同为方中之"使药"。

3. 化裁提要

患者自觉脘腹冷痛，喜暖喜按，遇冷痛增，呕吐清涎，溺清便溏，舌质淡润，苔薄白等属于胃寒之证者，可加高良姜、荜茇、吴茱萸等。胃阴不足，症见胃热隐痛，烧心，口干舌燥，口苦纳呆，胃中嘈杂，似饥而不欲食，大便干结，舌红少津等现象者，可加沙参、麦冬、石斛、玉竹等。若胃脘痛，痛点固定，拒按，夜间痛增，舌色紫暗或有瘀斑，脉涩，或大便色黑等属瘀血证时，可予丹参、蒲黄、泽兰、三七粉（冲服）等。食滞胃腑者，脘腹饱闷，拒食嗳腐，矢气酸臭，舌苔垢腻而厚等，可加神曲、麦芽、焦山楂、厚朴、鸡内金等。

四、验案精选

（一）肝气犯胃案

李某，女，28岁，2010年10月3日初诊。主诉：反复胃脘部胀痛1年，加重3天。现病史：患者1年前与家人争吵后出现胃脘部胀痛，症状随情绪变化及进食后加重，伴两胁胀痛，发病后至某人民医院检查提示慢性非萎缩性胃炎（未见具体检查报告），服用"泮托拉唑胶囊"等西药及"香砂六君丸"等中成药后症状缓解。3天前因情绪波动后上述症状再发加重，刻下症：胃脘部胀痛，症状随情绪变化及进食后加重，伴两胁胀痛，纳差，眠可，大便不畅，小便调。舌淡红苔薄白，脉弦涩。西医诊断：慢性非萎缩性胃炎。中医诊断：胃脘痛。辨证：肝气犯胃夹瘀证。治法：疏调和中，活血理气止痛。处方：疏调安胃汤加减。组成：柴胡10g，白芍12g，枳壳15g，川芎10g，郁金15g，丹参15g，小茴香10g，陈皮10g，法半夏10g，乌药10g，神曲5g，茯苓15g，延胡索15g（冲碎），香附20g，木香6g，苏梗6g，厚朴10g，甘草6g。3剂，水煎服，头煎40分钟，二、三煎30分钟。

二诊（2010年10月6日）：服上方3剂后，胃脘部胀痛减轻、大便通畅，胁痛未减。舌淡红苔薄白，脉弦。守上方加佛手10g，继予3剂，煎服法同前。

三诊（2010年10月9日）：服药后胃脘胀痛消失，胁痛不明显，纳食增加。舌淡红苔薄白，脉缓。守方3剂巩固治疗，煎服法同前。

按：本例患者以"胃脘部胀痛"为主症，辨病属中医"胃脘痛"范畴。患者发病之始，因气急而痛。平素情绪波动，肝之疏泄失职，恼怒忧思郁滞于肝，肝气盛势必克脾犯胃，致中焦气机阻滞，不通则痛，故见胃脘部胀闷疼痛。情志不舒导致肝脉不畅，气机阻滞，不通则痛，发为胁痛。中焦气机阻滞，气机不利进而腑气不通，传导失职而见大便不畅。木旺克土，脾失健运，故见纳差及进食后胃脘疼痛加剧。气滞日久或久痛入络，须在方药之中贯穿活血化瘀。然疏调安胃汤有丹参、川芎之活血止痛之品，有云："一味丹参饮，功同四物汤。"貌似专以畅达气机，实则方效广泛，早已兼顾，其效若力有不足，加减以增效便可。本病病位在胃，与肝脾密切相关。治疗以疏调和中、理气止痛为主，兼以活血，方选疏调安胃汤加减。二诊时患者胃脘部胀闷疼痛减轻、大便调畅，而胁痛未减，中焦阻滞之气机已散，而疏肝理气效弱，遂守方加佛手增疏肝解郁之功。以其疏调汤作用广泛，可加减增效使然。三诊患者诸症缓解，纳食增加，疏调气机使木疏土运，纳食自增。

从证候层次结构来看，核心证候以气为主，基础证候为气郁证，病位在胃，与肝密切相关，属肝气犯胃，实为中焦气机不利。张老言："临床诊疗要'四诊合参'，不可孤立和分割。""脉诊须联系其他三诊所得给予综合判断，有助于对患者病证之诊断。"对于导致胃脘痛及胃痞的原因，张老认为："首要者是患者平素脾胃较虚弱，胃腑本身之阳气及阴液易亏，复因劳倦所伤、饮食不节、情志不舒、肝郁气滞等，皆能伤胃。"饮食不节，过食香燥或生冷，寒热过度损伤脾胃，寒积伤阳，热积伤阴。忧思抑郁，情志内伤，肝失疏泄，其气横逆，犯胃乘脾，致胃失受纳和降，脾失健运升清，因而诸症丛生。病延日久则气郁化火，灼伤胃阴，胃失濡养，虚热内生；运化不健湿聚为患，或炼液成痰，或郁而化热而成湿热，或从寒化而成寒湿俱可郁阻中焦气机，终成胃痛及胃痞之疾。

（崔俊波整理）

（二）肝胃郁热案

孙某，女，57岁，2010年11月07日初诊。主诉：胃脘部烧灼样疼痛5年余，加重伴反酸1年。现病史：患者5年前无明显诱因出现胃脘部烧灼样疼痛，急躁易怒。多次多处医院就诊，行胃镜检查：慢性非萎缩性胃炎；反流性食管炎（未见详细检查报告）。服用"奥美拉唑肠溶胶囊"等中西药物后症状可稍缓解。1年前患者上述症状再发加重，伴反酸，无恶心呕吐、打嗝等不适，自服"奥美拉唑肠溶胶囊"后稍缓解，经友邻介绍前来就诊。刻下症：胃脘部烧灼样疼痛，急躁易怒，情绪波动及进食后症状加重，伴反酸、口苦，纳尚可，眠可，二便调。舌红苔黄腻，脉弦数。西医诊断：慢性非萎缩性胃炎；反流性食管炎。中医诊断：胃脘痛。辨证：肝胃郁热证。治法：疏调和中，清热泻火。处方：疏调安胃汤加减。组成：柴胡10g，白芍12g，枳实15g，丹参15g，川芎10g，郁金15g，茯苓15g，陈皮10g，竹茹5g，法半夏10g，木香6g，豆蔻10g（冲碎），蒲公英15g，瓦楞子30g（先煎），海螵蛸10g（先煎），苏梗6g，厚朴10g，薄荷6g，甘草6g。3剂，水煎服，瓦楞子、海螵蛸先煎30分钟，余药温水浸泡，头煎40分钟，二、三煎30分钟。

二诊（2010年11月10日）：胃脘部烧灼样疼痛及反酸缓解，口苦缓解明显，情绪波动程度减轻，无干扰时无急躁易怒。舌淡红苔薄白，脉细弦。守上方加佛手10g，香附15g，延胡索10g（冲碎），继予3剂，煎服法同前。

三诊（2010年11月13日）：诸症缓解明显，胃脘灼热感已近消失，偶见反酸，情绪无明显波动。舌淡红苔薄白，脉细。守上方3剂，煎服法同前。

按：本例患者以"胃脘部烧灼样疼痛"为主症，病属中医"胃脘痛"范畴。肝主疏泄，调畅气机，疏土促脾运化，使脾胃之中枢升降有序。患者平素忧思恼怒，情志不遂，肝失疏泄，气机阻滞，化火生热，邪热犯胃，肝胃郁热，故见胃脘烧灼样疼痛、口苦；肝失疏泄，故见情绪波动后加重；肝胃郁热，胃气不降反升，故见反酸，如《证治汇补·吞酸》曰："大凡积滞中焦，久郁成热，则本从火化，因而作酸者，酸之热也。"结合舌红苔黄腻，脉弦数，四诊合参，本病属胃脘痛之肝胃郁热证。治以疏调和中，清热泻火，选用疏调安胃汤加减。结合该患者有反酸的症状以及反流性食管炎的病史，加入治痰最常用之品陈皮、法半夏，燥湿化痰，理气健脾，降逆止呕；茯苓淡渗利湿，健脾补中；苏梗降逆止呕，健脾和胃，豆蔻行气开郁，醒脾化湿，止呕和胃。上药合用加强健脾之功效，恢复上逆之胃气而止呕。木香宣散滞气，苏梗芳香降气，可散腹中滞逆之气，煅瓦楞子制酸止痛，海螵蛸制酸，配伍使用可缓解患者胃脘部灼热疼痛之症。厚朴行气、化痰助消化，可以预防痰食阻滞于胃，避免进一步郁而化热。患者的舌红苔黄腻、脉弦数的舌脉象提示热象，予竹茹和胃止呕清热，蒲公英清热解毒、利湿通淋；薄荷辛凉，味芬芳，性疏散，既可疏散风热，又行气开郁，加强疏调气机之功；甘草调和诸药。二诊，患者症状改善，考虑病程较长，患者气虚焦虑，故守方加入香附、佛手调肝气，延胡索行气止痛。三诊患者症状好转，故守方以巩固疗效。

从证候层次结构来看，本病核心证候以气、热为主，基础证候为气郁证，属肝胃郁热证。对于反流性食管炎一病，张老曾说："结合多年临床实践及观察，本病发病多与心理和社会心理因素有关。"如《寿世保元·吞酸》载："夫酸者，肝木之味也。由火盛制金，不能平木，则肝木自甚，故为酸也……乃湿热在胃口上，饮食入胃，被湿热郁遏，食不得化，故作吞酸。"指出吞酸病机为湿热郁遏中焦。本案两病并见，为异病同治取效之例。通过层层剖析病机得出较为准确的辨证，以此为前提，制定合理的治则。同时选用针对性较强的蒲公英清胃热，海螵蛸和瓦楞子制酸止痛。张老在指导后学时指出："根据既已确诊的病证，采用一组针对性的药物，依法配伍组成复方施用于患者，是中医学内治疗法的高级形式。只有在中医理论的指导下，才能实现方与证对应，具体的药味组成与功能主治等才可体现出中医药的治疗特色。"

（朱建平整理）

（三）脾胃阳虚案

杨某，女，35岁，2011年11月17日初诊。主诉：胃脘部隐痛1年。现病史：患者1年前无明显诱因于晨起时出现胃脘部隐痛，呈阵发性，以空腹及受寒时明显，无腹胀、恶心欲呕等，发作时自服"参苓健脾颗粒"后症状仍反复发作。1个月前就诊于某人民医院行胃镜检查：慢性非萎缩性胃炎。刻下症：胃脘部隐痛，得温痛减，无腹胀、呕吐等，纳呆眠差，大便稀溏，每日2次，小便调。舌淡红苔薄白，脉细软。西医诊断：慢性非萎缩性胃炎。中医诊断：胃脘痛。辨证：脾胃阳虚证。治法：疏调益气健脾，温阳止痛。处方：疏调安胃汤加减。柴胡10g，郁金15g，丹参15g，香附20g，川芎10g，小茴香15g，茯苓15g，枳壳15g，白芍15g，干姜10g，延胡索20g（冲碎），法半夏10g，陈皮10g，淫羊藿15g，乌药10g，豆蔻10g（冲碎），砂仁10g（冲碎、后下），藿香10g，薄荷10g，甘草10g。3剂，水煎服，头煎40分钟，于第35分钟时入砂仁，二、三煎30分钟。

二诊（2011年11月20日）：胃脘部隐痛明显缓解，但见乏力，纳食增加，眠差改善，大便溏，小便调。舌淡红苔薄白，脉细。守上方加太子参15g，白术15g。继予3剂，煎服法同前。

三诊（2011年11月23日）：胃脘部隐痛不明显，纳眠尚可，二便调。舌淡红苔薄白，脉细。守上方继予3剂，煎服法同前。

按： 本例患者以"胃脘部隐痛"为主症，属于中医"胃脘痛"范畴。患者素体脾胃虚弱，患病日久气阳皆衰，终为中焦虚寒，胃络失其温煦，而发胃脘隐痛，空腹痛甚。肾乃先天之本、阴阳之根，脾胃之阳有赖肾阳之温煦，若素体肾阳不足，则火不暖土，致脾阳不足而阳虚益甚。胃主受纳，腐熟水谷，脾主运化，生化气血，脾胃纳运失司，气血生化乏源，故患者纳呆、乏力、便溏。脾虚气血不充，肝失濡养失于疏泄，肝气郁滞不舒，而见肝郁脾虚之象。心神失养，神不守舍故患者眠差。结合患者舌淡红苔薄白，脉细软辨为脾胃阳虚之证。治以疏调益气健脾，温阳止痛。方选疏调安胃汤加减。二诊，患者症状缓解，但见乏力、大便溏之症状，故守方加太子参、白术增益气健脾之效。三诊患者症状基本缓解，继予守方3剂巩固治疗。

从证候层次结构来看，本病核心证候以气、阳为主，基础证候为气虚、阳虚，病位在胃，属胃脘痛之脾胃阳虚证。对于脾胃阳虚，张老谓："脾阳虚证，或由命门火衰而引起，或由脾气虚进一步发展而成，罹病日久者，每易涉及肾阳之不足。其特点是中焦阳气衰退，里寒现象比较突出。胃气虚寒证，多与脾阳虚证合并出现，亦可因肝气犯胃等，日久使胃气受损而成。"脾胃阳气不足时，其阳气之温煦、推动等作用减弱，脾之气血生化、胃之受纳腐熟水谷等功能减退，该升者不足以升，该降者不足以降。正常运行之气机因阳与气的不足而发生紊乱，因此治疗时以疏调气机为首要。阳虚者，疏调而温之。这是"一体两翼"学术思想的体现，一体之肝使气机畅达、脾能健运，两翼之脾温助脾阳，两翼之肾暖火补土。具体用药而言，以淫羊藿温补肾阳，以火暖土，又以茯苓、陈皮、法半夏、砂仁、豆蔻、乌药、小茴香、干姜温运脾阳，标本兼治；香附与延胡索配伍，可有理气止痛之效。

（朱建平整理）

（四）脾胃湿热案

王某，男，42岁，2015年2月3日初诊。主诉：胃脘部疼痛1年余，再发加重3天。

现病史：患者1年前无明显诱因出现胃脘部疼痛，自行口服止痛药（具体不详）后症状减轻。2014年1月15日某医院胃镜提示慢性萎缩性胃炎。输液及口服药物治疗后（具体不详）症状缓解。3天前再次出现胃脘部疼痛，未予特殊处理，今为求中药治疗来诊。刻下症：胃脘部疼痛、灼热，口干口苦，纳可，眠差，大便不爽，小便黄。舌红苔白腻，脉濡数。

西医诊断：慢性萎缩性胃炎。中医诊断：胃脘痛。辨证：脾胃湿热证。

治法：疏调和胃，清热利湿。处方：疏调安胃汤加减。葛根 30g，柴胡 10g，白芍 12g，枳壳 15g，桔梗 6g，小茴香 10g，乌药 10g，丹参 15g，泽兰 12g，车前子 10g（包煎），郁金 15g，淫羊藿 15g，山茱萸 10g，香附 15g，蒲公英 15g，石菖蒲 10g，蝉蜕 10g，薄荷 6g，甘草 6g。3 剂，水煎服，车前子纳布包内，与其余药物同煎，头煎 40 分钟，二、三煎 30 分钟。

二诊（2015 年 2 月 6 日）：服用上方后胃脘部疼痛减轻，睡眠好转，无口干口苦，二便调。舌红苔薄白，脉濡数。继予 3 剂巩固治疗，煎服同前。

三诊（2015 年 2 月 9 日）：服 6 剂后，无明显胃脘部疼痛，眠稍差。舌红苔薄白，脉弦。守方加远志 10 养心安神，继予 3 剂，煎服同前。

四诊（2015 年 2 月 12 日）：胃脘部疼痛缓解，睡眠改善。舌红苔薄白，脉弦。继予 3 剂巩固疗效，煎服同前。

按：本例患者以"胃脘部疼痛"为主症，属于中医"胃脘痛"范畴。本患者常焦虑于疼痛及疗效，气郁恼怒而伤肝，肝失疏泄，横逆犯胃，气机郁滞，故而胃脘疼痛。病程较长，脾胃虚弱，脾失健运，水湿中阻，日久化热，故出现口干口苦之症。湿热下注则见大便不爽，小便黄。"胃不和则卧不安"，故见睡眠差。舌红，苔白腻，脉濡数均为脾胃湿热之象。张老主张以调畅中焦气机为基础，使脾胃之气恢复正常运行，加以清热利湿药，消除各种脾胃湿热的症状，方选疏调安胃汤加减。该患者病程较长，考虑久病成滞、成瘀，故予丹参、泽兰活血祛瘀。患者有口干口苦症状，予车前子、蒲公英清热解毒。淫羊藿温补肾阳、填精益髓，山茱萸滋补肝肾，通过强化先后天之本而顾护脾肾。"胃不和则卧不安"，故予石菖蒲化湿开胃、醒神益智安神，蝉蜕镇静安神，使气机顺则睡眠安。薄荷既加强疏调气机之功又有清热之效，甘草调和诸药。一诊得效故二诊守原方，三诊时眠稍差，守方加远志宁心安神，才可得诸症缓解，明显见效，继予守方 3 剂巩固治疗。

从证候结构层次来看，该患者的核心证候以湿、热为主，基础证候主要为湿热证，病位在脾胃，故该患者属于胃脘痛脾胃湿热证。对于湿热证的形成，张老说："此证多由脾不健运，湿自内生，或居处潮湿，邪气入侵，郁久酿热；或因体内素有积热，或真阴亏耗而阳气偏旺等，则湿与热合，纠结为患。或纯为外来邪气，湿热两感而成。一般地说，凡属于杂病范畴之湿热，内在因素具有重要作用；而属于时病之类者，则常是外邪侵袭的结果。"湿热证的治疗，张老有"祛湿清热五法"，包括宣湿清热法、化湿清热法、渗湿清热法、利湿清热法、燥湿清热法。不同的治法又有不同的适应证，如宣湿清热法多用于湿热袭表或犯肺等。张老又时常告诫学生："药物之化裁和用量之轻重，应因人、因病、因证制宜力求适度，不可太过与不及。"脾为后天之本，特别是内伤湿热多伴脾胃功能下降，应在湿热较衰后及时平补脾胃。补脾重在健脾运脾，恢复脾胃正常生理功能，使水谷精微输布四周。不可一味温补，大量进补反而助长湿热之邪。

（鲁欣羽整理）

（五）痰湿中阻案

周某，女，35 岁，2010 年 5 月 25 日初诊。主诉：胃脘疼痛 2 个月余。现病史：患者 2 个月前进食后出现胃脘疼痛，口服"保和丸"后症状无缓解，遂至 2010 年 5 月 18 日某医院就诊查胃镜：慢性非萎缩性胃炎。刻下症：胃脘疼痛，食后加重，食欲不振，身体沉重。眠差，大便稀溏，小便调。舌红苔厚腻，脉弦滑。西医诊断：慢性萎缩性胃炎。中医诊断：胃脘痛。辨证：痰湿中阻证。治法：疏调和胃，化痰祛湿。处方：疏调安胃汤加减。柴胡 10g，香附 20g，延胡索 15g（冲碎），枳壳 15g，竹茹 5g，川芎 10g，茯苓 15g，法半夏 10g，小茴香 10g，山药 15g，乌药 10g，莲子 30g（冲碎），苏梗 6g，甘草 6g。3 剂，水煎服，日 3 次，两日 1 剂。

二诊（2010 年 5 月 28 日）：服上方后，胃脘胀痛减轻，身体沉重，二便调，仍有食欲不振，食后加重。舌红苔薄白，脉弦滑。守方加莱菔子 10g 助其消化，继予 3 剂，煎服法同前。

三诊（2010 年 5 月 31 日）：胃脘胀痛缓解，食欲好转，未觉身体沉重。舌红苔薄白，脉弦。守方 3 剂巩固治疗，煎服法同前。

按：本案以"胃脘部疼痛"为主症，属中医"胃脘痛"范畴。该患者因进食后出现胃脘部疼痛，究其病因脾气虚弱，脾运化水液的功能失健，水湿化痰，阻滞于胃而致胃脘部疼痛，痰湿中阻进一步加剧脾运失健，故见食欲不振。脾喜湿恶燥，性重浊而黏滞，主肌肉、四肢，脾胃气虚，气的推动作用就会减弱，对于肢体、肌肉的支配能力也会减弱，以及脾虚所致湿气，故见身体沉重。湿邪下注，可见大便稀溏。结合患者舌红苔厚腻，脉弦滑，四诊合参治为胃痛痰湿中阻证。治以疏调和胃、化痰祛湿，方选疏调安胃汤加减。二诊患者仍有食欲不振之症，加莱菔子助其消化。三诊患者症状缓解，继守方3剂巩固治疗。

患者食欲不振、身体沉重、大便稀溏提示本病核心证候以气、湿、痰为主，基础证候为痰湿证，病位在胃，故该患者属于胃脘痛中的痰湿中阻证。张老说："中医之痰既指呼吸道内之黏性分泌物，又泛指人体内因水液代谢障碍而形成并可蓄积为患的胶汁样浓稠之病理产物。"对于"痰"的治疗，张老常从三个方面来考虑：一，要治痰，先治气。前人云："善治痰者。不治痰而治气，气顺则一身津液亦随气而顺矣。"若体内存在气郁、气滞等病理情况，也易产生痰浊，或令固有之痰浊难化，宜于祛痰剂中伍以适当之理气药，俾能调畅气机而增强疗效。疏调汤中已有理气之品，故以疏调汤为基础方。二，健脾以竭其源。前人云"见痰休治痰"，意思是说"治病务求于本"，关键在于从根本上铲除生痰之源，否则痰浊"随治随生，徒伤其正"。故宜加用宜健脾化湿之药。三，祛痰之法不可少。凡是病情较轻者或在肺之痰浊，一般予化痰法；较为顽固者，宜用消痰法；痰浊久留难以消除者，则予涤痰法等治疗。本病病程较短，病情较轻，治以化痰法，选用法半夏燥湿化痰，降逆止呕，消痞散结，但其性辛温，较易伤阴，对于阴虚肺燥痰热之患者不宜应用，故配伍涤痰止呕、清热除烦的竹茹使用。此皆为张老治痰的经验用药，对于后学临床极具指导意义。

（六）肝胃气滞、胃阴不足案

兰某，男，56岁，2011年9月1日初诊。主诉：胃脘胀满不舒1年余。现病史：患者1年前无明显诱因出现胃脘部胀满不舒，无胃痛、腹胀、恶心欲呕等，未予重视及治疗，后症状反复。2个月前就诊于某医院行胃镜检查示慢性萎缩性胃炎，服用"奥美拉唑肠溶胶囊、硫糖铝混悬液"治疗后未见明显好转，为求中药治疗来诊。刻下症：胃脘胀满不适，嗳气频频，无胃痛、腹胀、反酸烧心等不适，纳呆，眠稍差，夜间入睡后易醒，伴多梦，夜间口干、口苦明显，大便秘结，2日1次，小便调。舌暗红苔黄少津，脉细数。西医诊断：慢性萎缩性胃炎。中医诊断：胃痞病。辨证：肝胃气滞、胃阴不足证。治法：疏调理气，和中养阴。处方：疏调汤加减。柴胡15g，郁金20g，川芎20g，白芍15g，枳壳20g，茯苓15g，山药20g，厚朴10g，木香10g，砂仁15g（冲碎，后下），豆蔻15g（冲碎），陈皮10g，法半夏10g，竹茹10g，黄精20g，麦冬15g，钩藤15g，蝉蜕10g，太子参15g，黄芪30g，薄荷6g，甘草6g。3剂，水煎服，头煎40分钟，于第35分钟入砂仁，二、三煎30分钟。

二诊（2011年9月4日）：服用上方后胃脘胀满不适感较前减轻，嗳气频次减少，仍有口干、乏力，纳呆，眠稍差，大便不成形，小便调。舌暗红苔黄微腻，脉弦数。守方加太子参15g，白术15g，神曲10g。继予3剂，煎服法同前。

三诊（2011年9月7日）：服药后胃胀明显改善，口干、乏力均明显缓解，纳食增加，眠尚可。舌淡红苔微黄，脉弦细。守方3剂以巩固疗效，煎服法同前。

按：本例患者以"胃脘胀满不适，嗳气频频"为主症，病属中医"胃痞"范畴。该患者已近花甲之年，脾胃渐弱，易见纳运失常而致升降失因，故易发本病。而患者平素易醒多梦，从人体生理而言，夜间23点至凌晨1点是肝脏代谢旺盛之时，尤其是睡眠状态下肝脏代谢最佳，睡眠周期被破坏会严重影响肝脏功能；从中医病机而言，长期的睡眠不佳易使人心中烦乱不安而使气机疏泄失常，肝喜条达而恶抑郁，气机不畅最先影响肝，而使肝气郁结。肝气郁结则无以助脾胃之升散，使本就虚弱之脾胃更失于健运，是为"木不疏土、肝胃气滞"，故发胃痞，见胃脘胀满不适，纳呆；肝气犯胃，胃失和降则浊气不降，逆而向上故见嗳气频频；患者患病日久，气滞湿蕴日久易化生火热而伤阴津，故见口干口苦；阴血虚则润泽荣养不足，故见大便秘结。若要再论虚实需要注意的是，患者于1年余前无明显诱因出现胃脘胀满不舒，后未予重视导致本病反复发作，迁延难愈，既有胀满不适、嗳气频频、口干口苦的实象，又有纳呆眠差、大便秘结的虚象。众观诸症，当为虚实夹杂。再结合舌暗红、苔黄少津、脉细数可辨证为肝胃气滞、胃阴不足证，治以疏调理气，和中养阴。二诊患者仍感乏力、口干，苔黄微腻，加白术、太子参益气健脾，助脾气布散津液，加神曲消食并可祛瘀。三诊症状缓解，守方巩固疗效。

从证候层次结构来看，核心证候以气、阴为主，基础证候为气滞证、阴虚证，病位在胃，与肝密切相关属胃脘痛之肝胃气滞、胃阴不足证。土得木而达，肝主疏泄的作用对于胃痞病的发生、发展具有关键作用。张老认为："胃痞既以中焦气机失常之病变为核心，中医药治疗自当以疏调气机为第一线的治疗方法。"正如《血证论·脏腑病机论》云："木之性主于疏泄，食气入胃，全赖肝木之气以疏泄之，而水谷乃化。设肝之清阳不升，则不能疏泄水谷，渗泄中满之证，在所不免。"

（朱建平整理）

【参考资料】

［1］田春洪.国医大师张震中医实践领悟与研究心得［M］.北京：人民卫生出版社，2020.

［2］张震.辨证论治新理念与临床应用［M］.上海：上海科学技术出版社，2014.

［3］田春洪.国医大师张震气机疏调证治［M］.北京：中国医药科技出版社，2018.

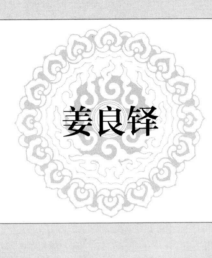

姜良铎

一、医家简介

姜良铎（1948— ），男，陕西省米脂县人，首都国医名师，北京中医药大学东直门医院主任医师、教授、博士研究生导师，享受国务院政府特殊津贴专家，国家级公共卫生应急专家，第五、六批全国老中医药专家学术经验继承工作指导老师，中国教育部211工程重点学科中医内科学学科带头人，国家中医药管理局重点学科呼吸热病学学科带头人。

二、学术思想

姜良铎教授幼禀家承，长得明师，医理渊博，医药兼通，躬身践行医海50余年，在中医药治疗呼吸系统疾病、流行性传染病、消化系统疾病及内科疑难病症等方面经验丰富，疗效突出，创立"从态论治"理论、"外感病的内伤基础"理论、急诊"三态"学说、"通则康寿，滞则患病"的生物管道学说等。

慢性胃炎中医诊断以症状诊断为主，以胃痛为主症者，诊为"胃脘痛"；以胃脘部胀满为主症者，诊为"痞满"；若胃痛或胃脘部胀满症状不明显者，可根据主要症状诊断为"反酸""嘈杂"等病。慢性胃炎的基本病机可分为本虚和标实两个方面，本虚主要表现为脾气（阳）虚和胃阴虚，标实主要表现为气滞、湿热和血瘀。脾虚、气滞是疾病的基本病机，血瘀是久病的重要病机，在胃黏膜萎缩的发生、发展乃至恶变过程中起着重要作用。病因多与脾胃虚弱、情志失调、饮食不节、外邪侵袭（幽门螺杆菌感染）等因素有关，上述因素损伤脾胃，致运化失司，升降失常，而发生气滞、湿阻、寒凝、火郁、血瘀等，表现为胃痛、胀满等症状。

姜良铎教授师承于现代名医董建华教授，董老指出："胃的生理特点集中在一个'降'字，胃的病机突出一个'滞'字，胃的治疗着眼一个'通'字。""气滞者，理气使之通；血瘀者，活血使之通；阳虚者，温阳使之通；

阴虚者，滋阴使之通；火热痰湿则清火泄热除湿使之通。"故在临床上，姜良铎教授认为中焦易壅易滞，邪不去，正难安，主张六腑以通为用、以通为补，既要重视健脾和胃以治其本，又要针对不同病邪以治其标，采用补虚泻实、本标同治的方法，改善症状，治疗疾病。

（一）创立"从态论治"理论

1. "状态"与"从态论治"

"状态"（state）是系统科学常用而不加定义的概念之一，指系统内可以观察和识别的状况、态势、特征等。状态是刻画系统定性性质的概念，能够正确区分和全面描述这些状态，方可全面认识系统。人体的状态是复杂的，受体质、年龄、性别、环境、季节变化、心理、社会等诸多因素的影响，任何单一的因素都难以准确刻画人体的状态。

姜良铎教授认为，伴随生物—心理—社会医学模式的广泛接受，现有对健康和疾病的描述已经不能涵盖参与其变化的诸多因素，进而引入"状态"来描述复杂的、立体的、系统的、多因素的健康和疾病状态。"从态论治"强调在诊疗疾病过程中，做到：①全面获取信息：把握诸多病患相关因素，包括体质、舌脉、气血阴阳状况乃至西医的生理、病理等在内的整体状态，并结合患者的体质、所处的外界环境、心理状况，以及各种干预措施的影响。②综合分析：应用中西医生理、病理学知识，对疾病的形成过程进行整体分析和多因素分析，明确其当前状态，预知其状态演变趋势，了解诸多病患相关因素，从而全面准确地理解疾病。③整体治疗、多因素干预：针对疾病特征整体治疗，运用多种有效手段，多因素干预。

2. "从态论治"临证要领

（1）重视三焦：姜良铎教授认为三焦为营卫之气的通道，总司人体的气化功能，因此他常通过调节三焦经络气机的通畅和三焦腑疏通水道、运行水液的功能以治疗全身疾病。《中藏经》言："三焦者，人之三元之气也，号曰中清之腑，总领五脏六腑、荣卫、经络、内外、左右、上下之气也。"能把握周身元气的通畅，也就更容易恢复健康。

（2）重视因势利导：姜良铎教授认为治疗的关键在于整体把握疾病的发展趋势，顺势而为，根据疾病的自身规律，因势利导。其在表者，当以汗解，在里当下，在中当和，在上当吐。同时心理上也要顺应患者的诉求，合理把握，最终与患者一同完成治疗。

此外，姜良铎教授临证反复强调，整体把握，随机而应，法无定法，方无定方。每一位患者都有其疾病特征，应根据每个患者的状态，给以针对性的处方，不可拘泥于教材和诊疗规范，用患者的症状、体征来"套"治疗方法是解决不了临床中的问题。

3."从态论治"用药技巧

角药理论是"从态论治"理论在用药方面的集中体现。姜良铎教授认为疾病状态都是由时空、病因、状况三个基本矛盾决定的，每一个疾病状态可以划分为三个基本病机，对此他针对性地设计了三味药物或者三组药物组合。角药药物间的常见配伍方式有三种：功效相近或相同，取其共性增强药力，达到相须相使、协同增效的目的；作用各异，针对病因、病机、症状的不同方面，多管齐下，多因并治；药性相背，功效相反，起相反相成或佐制纠偏的作用。角药既能自成体系，单独成方，又可与其他药物合用，成为复方的一部分，较之单味药和对药，适应病广泛，较之复方，又药少力专，切中病机，更加切合临床实际。

（二）从毒论理，从通论治，以调求平

1. 从毒论理

中医对病因的认识，多是从病因本身的属性来考察，如"六淫之邪""内伤七情"等，往往缺乏对人体产生的作用的阐述。姜良铎教授从疾病的病因病理层面提出"毒"的概念——凡是对机体有不利影响的因素，无论这种因素来源于外界或体内，统称为毒。从致病因素作用于机体，使机体出现阴阳失衡这个过程来看，任何致病因素都有对机体产生不利影响的特性，将这种致病因素以"毒"来概括，不仅说明了致病因素的特性，而且从整体角度对病因进行了把握，正如《医医琐言》曰："万病唯一毒。"现从内、

外两个方面认识"毒"。

（1）外来之毒：以人体为界，凡是来源于身体之外的、有害于身体健康的物质，均归于外来之毒的范畴。如中医中的外感六淫，即风、寒、暑、湿、燥、火、戾气、杂气等。西医中的病原微生物，如细菌、病毒等。大气污染，农药、化肥对食品的污染，化学药品的毒副作用，噪声、电磁波、超声波等超高频率对人体的干扰等，均是外来之毒。对于慢性胃炎，Hp 感染导致胃黏膜炎症，长期则形成慢性感染。胃内 pH 值降低，消化功能减退，脾胃运化功能失职。非甾体抗炎药等，如阿司匹林、吲哚美辛，损伤胃黏膜，导致十二指肠胆汁和胰液反流，减弱胃黏膜屏障功能，致使脾胃损伤，气机升降失调。长期胃脉失于温养，胃黏膜出现不同程度的萎缩。

（2）内生之毒：凡是来源于体内的、人体不需要的，乃至有害于健康的物质，统归于内生之毒的范畴。其来源主要有三方面：一是指机体在代谢过程中产生的各种代谢废物，由于其在生命过程中时刻都在产生，因此它是内生之毒的主要来源，也是机体排毒系统功能紊乱时，存留于体内危害人体健康的主要因素。二是指那些本为人体正常所需的生理物质，由于代谢障碍超出其生理需要量也可转化为致病物质形成毒，如血糖、血脂过高。三是指本为生理性物质，由于改变了它应存在的部位，也成为一种毒，如胃液是人体正常的消化液，当进入腹腔引起腹膜炎时，也归于内生之毒。慢性胃炎则多因饮食情志等内生之毒导致，暴饮暴食，饥饿失常，过食生冷，恣食肥甘、辛辣，过饮烈酒，均可导致饮食停滞，损伤脾胃。寒凝阻络则气滞血瘀，湿热中阻则脾胃受困，日久损伤脾胃，胃络受损，形成慢性萎缩性胃炎。《兰室秘藏·中满腹胀论》云："或多食寒凉，及脾胃久虚之人，胃中寒则胀满，或脏寒生满病。""亦有膏粱之人，湿热郁于内而成胀满者。"《医学正传》谓："致病之因，多因纵姿口腹，喜好辛酸，恣饮热酒煎熬……故胃脘疼痛。"肝主疏泄，性喜条达，忧思恼怒，情志不畅，肝郁气滞，疏泄失职，横逆犯胃，气机壅滞不行，不通则痛。故《沈氏尊生书》谓："胃痛，邪干胃脘病也……唯肝气相乘为尤甚，以木性暴，且正克也。"气血相依，气滞日久还可导致瘀血的产生，瘀阻络脉，其痛剧烈，并可见吐血、便血等症。肝气久郁，化而为火，五脏之火又以肝火最为横暴，火性炎上，迫灼肝胃之阴，其痛经久不愈。忧思伤脾，脾气郁结，运化失常，水谷不化，也可见胃脘胀满之症。

2. 从通论治

自《内经》始，"通则不痛，痛则不通"成为中医学基本原理之一。姜良铎教授认为，不仅是对疼痛，更是对经络和血脉，人体所有生物管道的"通"与"不通"是整个机体生理和病理的分界线。《金匮要略》言："若五脏元真通畅，人即安和。"指出了"通"所具有的生理意义。因此，姜良铎教授根据"通则不病，病则不通"的学术观点，在养生保健上，提出"通则寿，畅则康，通畅寿而康，欠通欠畅欠健康"。

人体在正常生理情况下有一套动态的、立体的、完善的排毒系统，这套排毒系统主要由脏腑、排毒管道和气血组成，其中脏腑器官本身的功能完善和彼此之间的功能协调，是产生内生之毒和排出内存之毒的物质基础之一。如脾胃系统，既是人体气血生化之源，又通过脾升胃降推动肠腑将糟粕之毒排出体外。排毒管道包括五官九窍、腠理毛孔、经络血脉等体内所有管道系统。在管道通畅时，自身的排毒系统可以将体内之毒排出体外，不致毒存体内损害脏腑器官；只有当毒过强、过盛或排毒系统功能发生紊乱时，管道欠通畅或不通畅，毒留而不去，会导致疾病的发生。

中医治疗是在辨明疾病病理状态的基础上，运用各种手段改善或纠正病理状态的过程，治疗原则的确立与辨证方法密切相关。如以五脏辨证方法认识病理状态，则以纠正五脏功能失衡为治疗原则；同样，以"管道不通"为辨证总纲时，则以"通畅管道"作为总的治疗原则，具体方法包括通畅脏腑、通畅经络、通畅气血等方法。

慢性胃炎的病理基础是胃络瘀阻。唐容川云："血之运行上下，全赖乎脾。"脾胃虚弱，先导致血行不畅。《类证治裁》指出："初痛在经，久痛入络。经主气，络主血也。"说明痛久入络，胃络闭塞而导致胃络瘀阻，病情迁延难愈。又《景岳全书》云："凡人之气血，犹源泉也，盛则流畅，少则壅滞，故气血不虚则不滞，虚则无有不滞者。"因此，血行瘀滞，则脏腑气血不足，胃腑络脉受阻，胃黏膜长期失于气血濡养，加之病理产物毒素作用而致病理改变。胃镜检查：胃黏膜萎缩出现颜色改变，脉络显露迂曲，黏膜腺体萎缩呈颗粒状隆起增生。息肉、结节、糜烂、溃疡均为血瘀的病理改变，血瘀存在于慢性萎缩性胃炎的全过程，因此慢性萎缩性胃炎患者还可兼见胃脘隐痛或刺痛、舌质淡紫、舌下脉络瘀阻或迂曲、脉弦涩等气滞血瘀之征。临床研究发现，慢性胃炎的血液流变学多项指标与正常对照组有显著性差异，并与萎缩程度有关。因此可以看出慢性胃炎是本虚标实之证，脾气虚弱和胃阴不足易导致胃络瘀阻，说明"久病必虚""久痛入络"与胃炎的发病机制密切相关。

3. 以调求平

人体的平衡状态是全身各器官组织功能之间，以及与外环境之间和谐、平衡的综合表现。中医以整体观念、辨证论治为理论核心，认为"形神合一，天人相应"，将人体的脏腑、经络、气血、阴阳与天地日月有机结合起来，并在这个有机整体的状态中探讨人体的生命现象和疾病过程，从而决定保健和治疗方案。可以说，中医整体观、辨证观从本质上抓的就是状态，中医所讲的"阴平阳秘"是机体动态发展过程中内外环境和谐、平衡的完好状态。所谓"调"，即调和之意，与和法有异曲同工之妙。通过调整阴阳、表里、心身从而达到机体内外环境的和谐与平衡，保持整体的健康平衡稳态。

微生态平衡是近年来的研究热点，这是人体内环境平衡的关键。目前，抗生素及其他药物的过度使用，造成了人体肠道及其他器官微生态的失衡，使原本机体存在的共生菌、益生菌等转变成了条件致病菌。这提醒我们，机体正常运转的核心是各种因素的平衡，不是单纯杀菌灭菌、祛除病邪就能达到健康状态的，临床应鼓舞正气，令邪气难以危及人体，达到正邪平衡、有利于人体的和谐状态，令微生态环境进入自稳的调解状态，更有利于人体的健康。《内经》中也提道："大毒治病，十去其六……无毒治病，十去其九。"这就是适其至所，进止有度，也是临床医疗中需要把握的治疗尺度，否则可能过犹不及。Hp感染是慢性胃炎最重要的病因，Hp感染呈世界范围分布，在发展中国家的患病率高于发达国家，且随年龄增加而升高，男女差异不大。人是目前唯一被确认的 Hp 传染源，一般认为人与人之间密切接触的口—口或粪—口传播是 Hp 感染的主要传播途径。流行病学研究资料显示，经济落后、居住环境差及不良卫生习惯与 Hp 感染率呈正相关。Hp 经口进入胃内，附着于胃窦部黏液层，依靠其鞭毛穿过黏液层，定居于黏液层与胃窦黏膜上皮细胞表面，一般不侵入胃腺和固有层内。其一方面避免了胃酸的杀菌作用，另一方面难以被机体的免疫功能清除。Hp 产生的尿素酶可分解尿素，产生的氨可中和反渗入黏液内的胃酸，形成有利于 Hp 定居和繁殖的局部微环境，使感染慢性化。Hp 感染大部分可引起胃黏膜炎症，感染后机体一般难以自行清除而形成慢性感染，出现慢性非萎缩性胃炎、萎缩性胃炎、肠上皮化生、异型增生甚至癌变。

（三）创立"外感病的内伤基础"理论

姜良铎教授临证发现，外感因素与内伤基础之间关系密切，相互影响，两者间的相互作用是导致疾病复杂与迁延难愈的主要因素，继而总结提出"外感病的内伤基础"理论。该理论对临床全面认识疾病、辨治疾病具有较大的指导意义。

"外感病的内伤基础"理论强调内伤基础常导致外感病的非典型性与复杂性。主要表现在以下几方面。

病因：同一季节、同一地域环境中，气候的太过与不及和疫疠之气等外邪侵犯人群的机会是均等的，却因人体的内伤基础产生不同的临床表现，审证求因的结果则呈现出明显的个体差异。所求出的病因，可能与原始病因相同，也可能不相同。

发病方式：外感病发病急骤，先突出表现标实而后出现本虚。有内伤时发病则可缓可急，急则更急，缓则更缓，首发即可有本虚出现。如心火上炎者感外邪，发病更为急骤；肺脾气虚者感外邪，多缓慢起病；肺胃肾阴虚者甚至可因冬天居室内暖气热而感"燥邪"发病，呈现内外燥邪并存的局面。

病机演变：内伤基础使外感病不一定按典型的由表证期发展为表里证期，再到里证期传变的过程，可以先是表里证再表证，或先里证而无表证，也可以长期逗留于三期之一。

转归预后：内伤基础影响外感病的转归预后，这种影响主要是改变了外感病的一般规律，预后较差。如肺胀患者感冒可能并发神昏、水肿而导致死亡。

同时外感病又可加重、诱发，甚至导致新的内伤病证。姜良铎教授认为外感病对患者内伤病证有无影响，取决于病种和患者当时的状态。一般有四种情况：①外感病加重了内伤病。②外感病诱发或遗留了内伤病。③原有内伤病复患外感病，内伤基础虽对外感病的发生有一定的影响，而外感病并未对内伤病产生多大的影响，这种情况比较少见。④外感病时内伤病有所减轻，但常是暂时的，这种情况亦少见。

临床处理内伤基础上的外感病时，姜良铎教授强调，出现危及生命的症状时，不论其属于内伤还是外感，均为先治、急治的范围；或虽无危及生命之症状，但其痛苦令患者有"苦不欲生"之势，亦为先治、急治范围；若外感与内伤均不紧急，则先外感后内伤；若内伤与外感紧密联系，则同时兼顾；若内伤为主微有外感，先治内伤佐以治外感；若内伤外感并存，解决内伤有助于解决外感者，亦可先内伤后外感，或先治内伤佐以治外感。

根据《内经》"正气存内，邪不可干""邪之所凑，其气必虚"及《金匮要略》中"若五脏元真通畅，人即安和""四季脾旺不受邪"等理论，姜教授认为慢性胃炎的病机特点是虚实夹杂，脾胃虚弱为本，邪气干胃为标。脾胃虚弱，多为脾胃气虚，部分可伴阴血不足；邪气包括六淫、肝胆气火、不节饮食、痰浊、瘀血等。《杂病源流犀烛·胃痛》指出："胃痛，邪干胃脘病也，胃禀冲和之气，多气多血，壮者邪不能干，虚则着而为病。"强调在脾胃虚弱的基础上，邪气干胃才出现胃痛等。首先，脾胃虚弱，运化功能失常，气血化生不足，机体正气亏虚，外邪易乘虚入侵胃致脾胃功能失调，气机逆乱，气滞血瘀而出现胃脘部疼痛、胀满、痞满等症状。如《诸病源候论》云："此二脉（脾胃经）俱虚，为邪所乘，正气与邪气交争，在于经，则胃脘急痛。"其次，脾胃虚弱，则土虚木乘，易致肝胃不和与肝脾不和之证，正如《医学正传》所说："饮食失节，劳役过度，以致脾土虚乏，肝木得以乘其土位，而为胃脘当心而痛。"再次，脾胃虚弱，运化水谷和水湿功能失常，水湿不从正化，停而为痰为饮，痰饮又进一步影响脾胃功能，致使病情更复杂，迁延不愈，如叶天士所说："胃痛久而屡发，必有凝痰聚瘀。"

三、临床特色

（一）整体调治

1. 脾胃同治为慢性胃炎的基础治疗

在慢性胃炎治疗策略中，姜良铎教授强调治中焦如衡，治脾不可忘胃，调胃不可忘脾，两者兼顾。治疗上当升清降浊，燥润相济，平调中焦，使其升降有序，"开胃而醒脾""悦胃而扶脾"，使脾胃功能复常。常选用可以同时调脾胃升降的处方：半夏泻心汤、补中益气汤、升降散、旋覆代赭汤，香砂六君子汤等诸方。脾升胃降，升清化浊复常，中焦脾胃枢纽功能正常。在慢性胃炎的发病过程中，常常是胃病及脾，由腑入脏。因太阴脾脏属阴湿之土，其为病，阴常有余，阳常不足，易为湿邪所困，所以脾病多虚、多湿。祛湿法按病情分为健脾化湿、淡渗利湿、清热燥湿、芳香燥湿等，方选参苓白术散、五苓散、猪苓汤、藿香正气散、三仁汤加减等。补脾常选黄芪建中汤、四君子汤等。胃属六腑，属阳明燥土，其为病，阳常有余，阴常不足，其为病多实、多滞。因而治疗胃腑病证，时刻着眼于"通泄"，尤以"通"为要。只有通，才能疏其壅塞，消其郁热，导引食浊、痰饮、瘀滞下行，以保持消化道通畅，即"通则不病"。临床方选大承气汤、小承气汤、调胃承气汤、白虎汤为多。

2. 肝胃同治为慢性胃炎治疗过程中的常规思路

姜良铎教授重视治从肝调胃，以达到和胃止痛的目的，即所谓"治肝可以安胃"。如果胃气弱，肝气盛，病由肝气疏泄太过所致，治疗当以泻肝为要，辅以健脾、养胃为法。泻肝之品，常选左金丸、化肝煎为主，药用牡丹皮、栀子、川楝子、延胡索、青皮、陈皮、浙贝母、白芍、黄连、吴茱萸等品，清热疏肝，平肝下气。胃气实，肝气弱，病由肝气疏泄乏力，当助肝气疏通壅实之胃气。疏肝升散之品，常选柴桂汤、逍遥散、四逆散等方，药用柴胡、升麻、桂枝、枳壳、香橼、佛手、绿萼梅、玫瑰花、厚朴花等品。肝胃同治总的治疗原则是调和肝胃功能。张山雷《脏腑药式补正·肝部》言："肝气乃病理之一大门，善调其肝，以治百病。"健脾养胃则选茯苓、白术、扁豆、山药、党参等品，醒脾开胃选用砂仁、肉豆蔻、炒麦芽、鸡内金等品，增强脾胃之运化能力。

3. 肺胃同治为慢性胃炎治疗过程中的重要创新

生理上，肺胃相关，化生精气，如《灵枢·营卫生会》说："人受气于谷，谷入于胃，以传与肺，五脏六腑皆以受气。"病理上，肺胃功能相互影响，如《素问·咳论》言："久咳不已……咳而腹满，不欲食饮，此皆聚于胃，关于肺。"《王旭高临证医案》言："肺经治节不行，热气蕴于胸中，不得发越而生内热，乃伤脾胃氤氲之气也。"姜良铎教授临床对肺病治疗亦是擅长，他发现治疗肺病的常用药对胃病亦有很好的调理效果，所以在治疗慢性胃炎时，独到地引入"肃肺降胃"之法治疗兼夹肺气不降、肺胃蕴热的慢性胃炎患者，治疗因肺失宣降导致胃失和降而出现肺胃气逆之候的患者，患者除恶心、呕吐等消化道症状外，还同时兼有咳嗽、痰黄、咳痰不爽、胸闷、口干、便秘、苔黄腻等症，因此治疗兼顾肃降宣发肺气，以改善胃的通降功能。临床常选贝母瓜蒌散、白虎汤、小陷胸汤等方，清肃胃气，药用石膏、知母、贝母、瓜蒌、黄连、半夏、枳壳、橘红、苏梗等药收到良好的治疗效果。

4. 胆胃同治为慢性胃炎治疗法则的重要补充

姜良铎教授认为胆汁反流是导致胃黏膜损伤的重要病理因素，临床治疗慢性胃炎兼胆郁之证时，常利胆和胃、通畅气机，方选小柴胡汤、左金丸加减，这是治疗慢性胃炎兼有胆汁反流患者的重要方法。如患者因情志不畅，胆气郁滞，疏泄失职，以致木邪犯胃，胃失和降，胆汁随胃气上逆，出现胃脘胀痛，痛连胸胁，嗳气频频，郁郁寡欢，甚至悲伤欲哭，口苦，反酸等，常以温胆汤为主方，以竹茹、枳壳清其胆热，二陈和其胃气。升阳和胃，助胃运化。黄元御《四圣心源》云："木生于水而长于土，土气冲和，则肝随脾升，胆随胃降。"胆之升发是胃正常通降的保障。临床常用炒麦芽、炒谷芽、黄芪配伍薄荷、升麻、柴胡之品，疏通升发少阳之气以助脾胃之运化。

5. 心胃同治为慢性胃炎治疗过程中的重要补充

《灵枢·厥病》言："厥心痛，腹胀胸满，心尤痛甚，胃心痛也。"这是心胃相关的最早描述。《素问·宣明五气》云："五气所病：心为噫。"清代陈士铎《石室秘录》曰："膻中为脾胃之母，土非火不生，心火不动。必得相火之往来以生之，而后胃气能入，脾气能出也。"胃脘部痞满、嗳气症状突出，姜良铎教授常选用辛开苦降、泻心降胃法，随证选用五泻心汤。临床中针对慢性胃炎伴有胃脘疼痛和糜烂的患者，姜教授也常常遵循《素问·至真要大论》"诸痛痒疮，皆属于心"的原则，治以养心和胃、活血止血。在治疗慢性胃炎的过程中，患者疼痛伴有溃疡患者，临床选用活血止血、养心安神之品，药如丹参、三七、百合、夜交藤、合欢皮、蒲黄炭等品，往往疗效甚佳。慢性胃炎患者，多数伴有失眠，在治疗胃炎的同时，随证选用健脾安神之品，如龙眼肉、茯神、莲子肉等，有利于疾病的整体治疗。

6. 肾胃同治为慢性胃炎治疗过程中的重要补充

《素问·水热穴论》曰："肾者胃之关也，关门不利，故聚水而从其类也。"因为胃肾阴液同源，阳气同根，如《景岳全书》言："是以水谷之海，本赖先天为之主；而精血之海，又必赖后天为之资。"明代薛己强调肾（命门）对脾胃的温煦作用，治疗脾胃虚弱所致中焦虚寒者不仅要生发脾胃之阳，还倡导补火生土。清代高鼓峰在《四明心法》中曰："肾旺，则胃阴充足，胃阴充足则思食。"强调肾阴对胃阴的濡养作用。姜良铎教授认为在慢性胃炎治疗中，胃肾同治的重点在调补肾阴肾阳对胃的濡养和温煦作用。慢性胃炎患者调养不当，穷必及肾。如果患者的脾胃病是由肾病引起的，治疗必当从肾论治；倘若不是由肾病所致的，治疗从肾亦可取得疗效。

温阳益胃：对于兼有胃肾阳虚证候者，症见脘腹疼痛、胀满，食后尤甚，纳呆，大便溏或不爽，畏寒喜温，或兼腰酸乏力，四肢欠温者，以温胃暖肾为法，姜良铎教授临床常选用干姜、附子、肉桂、川椒、肉苁蓉、巴戟天，从而实现充肾阳以温胃阳之功，恢复胃腐熟运化之功。

滋阴益胃：对于兼有胃肾阴虚证，症见胃脘灼热嘈杂，或痞胀，或隐痛或灼痛，饥不欲食，大便秘结，或兼腰酸乏力，手足心热等，则以养胃滋肾为法，选取滋补肾阴之品，达到充肾阴以养胃阴之效。叶天士说："热邪不燥胃津，必耗肾液。"治疗时常选用石斛、玄参、生地黄等滋阴益肾之品。姜教授临床常用桑叶、蒲公英，认为二者药性轻灵，具备滋阴补肾而兼清火之效，又无滋腻碍胃之弊，对有胃中虚热的患者尤为适宜。

7. 胃三焦同治为慢性胃炎从态论治的重要技术路径

《素问·阴阳离合论》言："三阳之离合也，太阳为开，阳明为阖，少阳为枢。"提出少阳三焦经气为人体气机升降出入开阖的枢纽。《难经·六十六难》曰："三焦者，元气之别使也，主通行三气，经历于五脏六腑。"《中藏经》言："三焦者，人之三元之气也，号曰中清之腑，总领五脏六腑、荣卫、经络、内外、左右、上下之气也。"提出三焦构成协调脏腑、运行津血、充养元气的大通道。《素问·六微旨大论》言："出入废则神机化灭，升降息则气立孤危。"强调人体气机在三焦的出入、升降功能对生命活动产生重要影响。《灵枢·营卫生会》言："上焦如雾，中焦如沤，下焦如渎。"指出胃和三焦共同参与水谷运化和人体气化功能。姜良铎教授认为胃为营卫之气的化源，三焦为营卫之气的通道，主持人体诸气，总司人体气化功能，因此在治疗上重点通过调节三焦经络气机的通畅功能和三焦腑疏通水道、运行水液的功能来治疗胃腑疾病。姜教授认为，由于慢性胃炎病程久远，患者周身元气的气化功能已经减退，治疗时不能徒调脾胃，忽视元气流通，治宜拨动少阳三焦枢机，运转体内乾坤。宣上焦，若雾露之溉，则脾气升腾，肺气宣发，心阳输布，气化水行，胃浊自行下降，糟粕传导而出，湿热痰浊病邪随气化而去。开中焦，则脾升胃降，脾升湿化，胃降浊除。通下焦，则痰饮、食积、瘀血诸邪从二便去。在此基础上，把握慢性胃炎患者周身元气虚弱的状态，依据患者的临床表现和与其他脏腑相关的诸多复杂症状，临床辨证为三焦郁滞状态。治疗这类病证，需要以通调三焦元气通道为基础，以调脾胃为中心，重点兼顾肝、肺、心状态，调整全身状态，以便更好地解决患者诸多问题。姜良铎教授临床用药基本思路：湿阻三焦者，以甘露消毒丹、三仁汤为主方，随诸兼夹脏腑证候化裁，使三焦湿化气行；气郁三焦者，以柴胡桂枝汤与四逆散合方加减，随诸兼夹脏腑证候化裁，使三焦元真通畅。姜教授通过以上理论和临床实践，综合运用通畅三焦的治疗大法，实现了从态论治的重要技术路径。

（二）通调气血

姜良铎教授调气的重点在于和降胃气，涉及肺气、心气、脾气、肝气、胆气、肾气。活血法在于有层次地运用和血、活血、逐瘀法。因为胃为多气多血之脏，《素问·血气形志》言"阳明常多气多血"。而慢性胃炎的病理改变是胃黏膜的慢性炎症和胃固有腺体的减少，胃窦部 G 细胞减少，黏膜腺体萎缩消失，黏液细胞、壁细胞、主细胞等受损。只有胃的气血阴阳协调平衡，胃的功能活动才能得以正常进行。因此，调整气血之间的关系，使其恢复协调平衡的状态是治疗慢性胃炎的常用法则之一。

姜良铎教授认为，慢性胃炎初病在气，久病可因升降失常生瘀，化源异常生瘀，血溢脉外生瘀，久病入络生瘀。所以治疗慢性胃炎有温、清、补、泻多种治法，"调和气血"如同一条中心轴，贯穿其中，是恢复胃气通降功能的关键。

1. 宏观调气法

姜良铎教授调气，重在调整患者元气，调整目标以和顺流通为健，所以调气着眼于三焦元气，执简驭繁，以通降为主。

2. 微观理气法

慢性胃炎患者病程时间长，兼夹其他脏腑病变多，治疗上应考虑患者所兼夹的内伤基础，微调肺气、心气、脾气、肝气、胆气、肾气等诸脏腑气，重点关注肝、肺、脾、肾。治疗上或宣或降，或疏或泄，或补或益，或清或温，使脏腑间功能协调一致。

3. 活血法

姜良铎教授认为舌质暗是瘀血的早期外候，适当采用活血法对治疗是非常有意义的。运用活血法关键在于要针对患者的状态，有层次地运用和血、活血、逐瘀。瘀血较轻，采用和血活血法，药选白芍、赤芍、丹参、郁金等品。瘀血明显，采用活血化瘀法，药用川楝子、延胡索、蒲黄、五灵脂、路路通、三七。瘀血严重，采用活血逐瘀药，如莪术、酒大黄、九香虫、刺猬皮等品。姜教授认为祛瘀药对胃黏膜防御因子的保护功能具有增强和激活作用，并能不同程度地软化所并发的增生性病变。

（三）调和正邪

由于体质因素和基础疾病的影响，目前，有内伤基础的外感病在临床中占有很大的比重。但此时只重外感，过于祛邪，则易克伐正气；只知内伤，一味扶正，则使邪气留连。如何调和缓急标本的关系，是对医者临床思维把握能力的考验。姜良铎教授认为，出现危及生命的症状时，不论其属于内伤还是外感均为先治急治的范围；虽无危及生命之症状，但其痛苦令患者有"苦不欲生"之势，亦为先治、急治范围；外感与内伤均不紧急，则先外感后内伤，但同时根据心系内伤、肺系内伤、胆系内伤等不同情况有相应的治疗侧重；内伤与外感紧密联系，则同时兼顾；内伤为主微有外感，则先治内伤，佐以治外感；内伤外感并存，解决内伤有助于解决外感者亦可先内伤后外感，或先治内伤佐以治外感。

脾胃虚弱、胃络瘀阻是慢性胃炎的基本病机，因此治疗上应以健脾养胃通络为主，这是防治胃癌前病变的重要环节。慢性胃炎在发展演变过程中，并非是单一的某种证型，而是虚实并见，寒热交错，但其实质主要是正气内虚，胃络瘀滞。因此姜教授认为益气化瘀法要贯穿于治疗的全过程，健运脾气，可以使生化有源，脾气旺盛，才能推动血液运行；若气虚则必然导致血瘀，如《读医随笔》所云："气虚不足以推血，则血必有瘀。"因此慢性胃炎应重视滋阴养胃，生津益血以治其本。

四、验案精选

（一）慢性糜烂性胃炎中虚气滞案

李某，女，53 岁，2012 年 8 月 12 日初诊。主因胃胀 2 年，消瘦半年前来就诊。初诊：2 年来胃胀不适，餐后明显，半年来消瘦明显，体重下降约 10kg。无明显嗳气、反酸、烧心、口干，不喜饮水。2 个月来胸部阵发性发凉，惊悸不适，阵发烘热汗出。平素怕冷，食欲可，少食易饱，晚饭明显。大便可，小便正常，睡眠易醒，停经 8 个月。舌红，苔薄白润，脉弦。既往史：高血压病史 4 年，2012 年 5 月到现在血压正常；血脂高，肝左叶血管瘤，管颈多发结节。胃镜示慢性糜烂性胃炎，幽门关闭不全。西医诊断：慢性糜烂性胃炎。中医诊断：胃痞。中医辨证：中虚气滞。治法：疏肝和胃，健脾益气。自拟方：白及 15g，厚朴 15g，姜半夏 10g，柴胡 10g，桂枝 10g，枳壳、枳实各 15g，炒杏仁 9g，党参 15g，苏梗 15g，黄芩 15g，当归 15g，香附 10g，赤芍、白芍各 12g，合欢皮 15g，炒白术 15g，三七 6g，大腹皮 10g，黄连 9g，吴茱萸 6g，珍珠粉 1.2g，灵芝 9g，郁金 10g。14 剂，水煎服，早晚饭后服。

二诊（2012 年 8 月 26 日）：药后胃胀明显减轻，感觉以胃脘部为界上下分离，夜间明显。仍汗出多、腿脚凉，今日略腹胀，近日大便略干，口干，不喜饮。舌红，苔薄，脉弦，尺沉细。上方改柴胡为醋柴胡，加肉桂 3g，佛手 15g，荆芥 10g，白蒺藜 9g，浮小麦 30g。14 剂，水煎服，早晚饭后服。

三诊（2012 年 11 月 10 日）：药后诸症缓解，因挂不上号停药 2 个月。刻下：两胁肋胀，有时胃胀，易饱，双眼视物模糊，颜面时有烘热感，已停经 1 年，头晕，手脚冰凉，近半月来夜间双手胀，不能握，大便不干，2～3 日 1 行，口干，不喜饮，饭后胃脘凉，小便调，纳可，眠可，舌质淡红中间有裂纹，苔薄白。BP 130/80mmHg。上方加紫河车 10g，生麦芽 30g，生姜 3 片，大枣 1 枚。14 剂，水煎服，早晚饭后服。

四诊（2012年11月24日）：双侧腹胀，双下肢如针刺感，食后胃脘胀满，寐安，大便2日1行，不干，小便调，无乏力。手足凉，近两天头晕，口干，口咸，不欲饮水。无口苦，心烦、急躁等，视物模糊，有重影，舌质暗红，苔薄黄，脉弦细。上方加川楝子10g，青皮10g，生白术15g，茅根、芦根各30g，延胡索10g，天麻15g，改桂枝15g，紫河车15g。14剂，水煎服，早晚饭后服。

五诊（2012年12月8日）：胃胀已除，但食少量易觉饱腹感，胁肋不适以左边不适感更甚，咽喉部及食管异物感，右肩胛骨旁有压迫感，常觉面部到身体有烘热感，微汗，大便每日1次，不干，小便可，口不渴。舌质淡红，苔薄，脉细缓。BP 125/85mmHg。上方加九香虫9g，刺猬皮9g，生牡蛎30g。14剂，水煎，早晚饭后服。

按： 本患者辨证为中虚气滞。中焦脾胃虚弱，化源不足，肌肉失养，则消瘦，体重下降；气机升降失常则胃胀，食后胃脘壅滞更甚故加重；经云女子七七天癸竭，肝肾阴虚，阴虚火旺故阵发烘热汗出。本例虽为中虚气滞，但实肝胃气机壅滞，脾气亏虚，三焦郁滞。方用厚朴、柴胡、枳壳、枳实、苏梗、香附、大腹皮理气疏肝和胃；党参、白术健脾益气；芍药、当归养血柔肝；黄连、吴茱萸清泄肝胃；杏仁既能开宣肺气，又能润肠通便；黄芩清上焦之火，黄连清心火，有实则泻其子之意；郁金行气化瘀，清心解郁，合灵芝、珍珠粉、合欢皮清心宁神；三七、桂枝活血化瘀；白及收敛止血，消肿生肌，姜老常用于糜烂性胃炎。二诊时患者仍胀气较甚，故以醋柴胡易柴胡，合黄芩、半夏疏肝解郁，佛手、白蒺藜疏肝理气和胃，患者汗出甚，故加荆芥、浮小麦祛风止汗。三诊时患者肝肾亏虚，月事绝，加紫河车、生麦芽。麦芽与紫河车为姜老常用药对：一为蕴含生命萌动活性物质，一为血肉有情之品；一健补脾胃滋养后天之本，一补益精血填充先天之根。两者相配，共起滋润生命、延缓衰老、调节人体状态平衡的作用。麦芽具生升之性，疏肝运脾，既行补药之滞，又促进胎盘之吸收利用；紫河车为血肉之属，温肾补虚。二药配合，健脾补肾，益气养血，疏肝行气，消食和胃。四诊时患者气机壅滞较甚，加川楝子、延胡索疏肝行气止痛，青皮疏肝气，白术健脾、茅根、芦根清热而不伤胃津，桂枝、紫河车加量，增强活血通经补虚之力。五诊时胃胀已除，但仍有胁肋部不适及咽喉、食管部异物感，故加九香虫、刺猬皮活血化瘀，牡蛎软坚散结。

本患者为一中年女性，身材消瘦，事业单位工作人员。问及生活状况，得知两年前其家庭出现较大变故，导致一段时间内饮食极为不规律，随后出现餐后胃胀的症状。食则胃胀，胀则更不欲食，日久则体重明显下降。患者病前体重即较低，存在胃下垂的高发因素。胃镜提示幽门关闭不全，提示了可能存在胆汁反流的情况。胆汁反流会对胃黏膜造成损伤，影响胃液的正常分泌，更加重消化不良的症状。患者正值更年期，雌激素水平衰退较快，精神心理变化较为明显，稍有生活不如意即心情低落。脑-肠轴为神经系统与消化系统之间重要的双向调节通路，患者长期心情低落，对脑肠肽的分泌影响十分明显，直接导致了胃肠运动的紊乱。因此，此患者的治疗应从情志入手，加之长期消瘦，脾之运化功能必不佳，治疗以调肝健脾为主，兼顾更年期阴虚内热的基本病机。姜老对患者循循引导，告诫其在生活中要尽量保持乐观的心态，并建议患者每日进行适当的运动。脾主四肢，脾保持正常的运化功能对肢体活动、肌肉量维持有着极为重要的作用，四肢的运动同样对脾的运化功能有较大的促进作用。三诊过后，患者的胃胀已然明显改善，继续坚持疏肝，兼顾脾气、肾阳之不足。五诊后患者胃胀已然消失，效果彰然。

（佟烨整理）

（二）慢性萎缩性胃炎胃阴不足，通降失和案

徐某，女，57岁，2013年1月15日初诊。主因慢性萎缩性胃炎10余年就诊。初诊：现无明显胃痛、反酸、烧心等不适，自觉体力不足，夜间口干，小便频数，起夜3～4次，影响睡眠，眠差，入睡难，易醒，醒后入睡难，头部右半侧昏沉不适，大便每日3～4次，不成形，通畅，偶咳嗽。舌暗红，苔薄，乏津，脉细。西医诊断：慢性萎缩性胃炎。中医诊断：胃痞。中医辨证：胃阴不足，通降失和。治法：仿叶天士法，滋阴通降。处方：北沙参15g，百合15g，佛手10g，香橼皮10g，蒲公英30g，玉竹15g，枳壳

15g，谷芽、麦芽各 15g，丹参 l0g，益智仁 6g，白蒺藜 9g。14 剂，水煎服，早晚饭后服。

二诊（2013 年 1 月 29 日）：服上药后大便由每日 3～4 次转为 1 次，不成形，入睡难，易醒，醒后难再入睡，白天多哈欠，半夜口干，目干，夜尿 5 次，鼻根部不适，舌红略胖，苔少润，脉细，双尺弱。上方加九香虫 9g，丹参 15g，砂仁 5g，干蟾皮 5g，川楝子 10g，延胡索 10g。14 剂，早晚饭后服。

三诊（2013 年 2 月 12 日）：纳可，眠差，大便每日 3～4 次，小便频数，口干，入睡困难，梦多，易醒，爱打哈欠，耳鸣。舌暗红，体胖，苔少，欠津，脉弦。上方改茯苓 30g，鸡内金 6g，炙黄芪 15g，芦根 30g，石斛 15g，当归 15g。14 剂，早晚饭后服。

四诊（2013 年 2 月 26 日）：近日胃中不适较以前改善，口干、尿频，时觉咽中不利，头偏侧麻木。仍喷嚏，流清涕，哈欠多，精神困倦。时打嗝，无反酸，夜尿 3～4 次，尿频，大便每日 1 次。苔薄白，舌体胖大，脉细。上方加乌梅 9g，防风 9g，仙鹤草 30g，辛夷 6g，川芎 10g，功劳叶 15g，白芍 5g。14 剂，水煎服，早晚饭后服。

按：本病案因胃阴不足，通降失和，姜教授处方思路仿叶天士法，滋阴通降。叶天士在《临证指南医案·脾胃门》中云："所谓胃宜降则和者，非用辛开苦降，亦非苦寒下夺以损胃气，不过甘平或甘凉濡润，以养胃阴，则津液来复，使之通降而已矣。"这里的"存胃阴"针对的患者群体，有学者认为是"脾阳不虚，胃有燥火"，或病后伤及肺胃之津液，以致虚痞不食，舌绛咽干，烦渴不寐，便不通爽。叶氏在原书中强调不宜以苦降或苦寒下夺之品，而应用甘平或甘凉濡润之品，以养胃阴，使津液来复，通降自行，方用麦门冬汤加减。患者久病虽无明显胃脘部症状，结合舌脉胃阴已虚，津伤热燥，故方用沙参、百合、玉竹滋阴清热，佛手、香橼皮、枳壳、白蒺藜疏肝理气和胃，丹参、蒲公英清热解毒、活血化瘀，益智仁补肝肾、涩精止遗，谷芽、麦芽行气消食开胃。蒲公英清热解毒而不伤阴，选择理气药时也避用温燥而防止津液进一步受损。二诊时舌苔渐复，西医认为有"正常胃黏膜—

浅表性胃炎—萎缩性胃炎—肠上皮化生—不典型增生—胃癌"的演变模式，而中医亦存在相应的病机演变过程，胃阴不足，胃络失养，气滞、瘀血、湿热等病理因素相互胶着而蕴酿成毒，正邪交争，气血耗伤，毒瘀阻络，加之胃络失养，易发生出血，络脉失用，进一步邪盛正虚，而发展成癌变。此患者胃阴亏虚，因活血化瘀之品多辛温，故初诊时重在养胃阴，待胃阴复，则活血化瘀与滋阴降胃法同用，故二诊时加入川楝子、九香虫、延胡索、砂仁，增加丹参用量，理气活血化瘀，干蟾皮有清热解毒之用。三诊时患者大便次数增多，盖患者久病及脾，脾气亦虚，故加茯苓健脾利湿，黄芪补益中气，芦根清热利湿，石斛滋阴，当归补血活血，鸡内金合麦芽、谷芽开胃健脾助运。四诊时患者胃部症状改善，以过敏性鼻炎喷嚏、流涕为主诉，姜教授认为过敏性鼻炎的基本病机为肺气亏虚，阳气不通，故加防风合黄芪益气固表，加辛夷通宣鼻窍，乌梅敛肺气而止清涕，加仙鹤草、功劳叶平补气阴，川芎活血行气止头痛。

本案患者是一位体形瘦削的女性，金融公司经理。交谈间得知，患者工作长年十分繁重，每年休假不足月余。自晨间迈入公司，至傍晚下班，片刻难以歇息。午间也难获完整午餐时间，时有不进粒米之际。人至中年后，职位上升，工作更为繁忙。平素也常因工作忧愁焦虑。姜教授问及家庭情况，得知其家庭圆满，丈夫健康，工作稳定，儿子刚考取北京一所一流大学，于是建议患者休假一段时间，或归于家庭，或旅行放松。姜教授对其道："积劳易成疾，弛张需有度。一旦病甚，累及家人则苦。不若保持健康之身，则己与家俱圆满。"患者听之，似有所悟，言语间表明了自己改变当前状态的决心。二诊再见其时，虽病症尚未完全消失，但其心态已可见明显变化。与姜教授谈及休假期间，访名胜，照顾家庭，陪伴儿子，无不令其心情愉悦。姜教授建议其选择一爱好长期坚持，可调解身心之疲，转移压力。至三诊及四诊，患者虽仍有个别症状，但其精神状态已然如常人，可知往后坚持治疗，路必一马平川。在四诊结束后，姜教授与学生谈及此例表示，饮食不节及情志因素是患者发病的重要原因。饮食不节使其胃纳运功能失常，长而久之胃阴自伤，胃火偏亢。长期压力，使患者形成了肝郁体质，郁则血不行，故血瘀夹杂其中。倘若患者生活状态未改变，治疗则无从谈起。因此，姜教授初诊即要求患者放松一段时间，并以言语开导，令其心态转变。本例病案体现了生活处方和药物处方的双重作用。

（佟烨整理）

（三）慢性萎缩性胃炎三焦郁滞，内热外凉案

张某，女，64岁，2012年10月16日初诊。主因慢性萎缩性胃炎，口腔扁平苔藓前来就诊。初诊：近日饭后胃胀、腹胀，胃中灼热，大便不成形，排便不尽感，大便无力，量少，前额部头痛，口中发黏，难咳。舌暗红，有瘀斑，苔薄，脉细。西医诊断：慢性萎缩性胃炎。中医诊断：胃痞。中医辨证：三焦郁滞，内热外凉。治法：解表清里，通利三焦。处方：柴胡15g，桂枝30g，生石膏40g，瓜蒌30g，枳壳、枳实各15g，虎杖15g，生白术15g，苏梗15g，炒杏仁9g，白蒺藜9g，黄芩15g，石斛15g，知母10g，羚羊角粉1.2g，肉苁蓉30g，大腹皮10g，白芷10g，厚朴15g，川芎15g，炒薏苡仁15g，白花蛇舌草30g，生姜10g，大枣15g。14剂，早晚饭后服。

二诊（2012年1月20日）：药后诸症缓解。刻下：大便每日1～2次，有时不成形，饭后仍微有腹胀，晨起小便黄，大便量少，舌根仍有扁平苔藓。右侧前额仍有疼痛，半年来视力下降，视物模糊，口发黏。舌质淡红，偏暗，仍有瘀斑，中有裂纹，苔薄，右脉滑。纳眠可。上方加三七6g，丹参10g，砂仁5g，天麻15g。14剂，早晚饭后服。

三诊（2012年2月3日）：药后腹胀减。刻下症：口黏，平躺时胃中胀满，胃中灼热感，大便通畅，每日1～2次，便后身畅，前额阵发性疼痛，小便仍黄伴灼热感。舌暗红乏苔，有瘀斑，脉沉细。饭前方加浙贝母10g，海螵蛸15g。14剂，三餐前冲服。饭后方加党参10g，蒲公英30g，车前草15g。14剂，早晚饭后服。

四诊（2012年2月17日）：药后诸症减轻。刻下症：食后1小时胃脘不舒，伴腹胀。口黏，想喝水，纳食可，胃脘不舒影响睡眠，半夜易醒，醒后不易入睡，大便每日1次，小便黄，时有双腿发沉，头疼。舌质淡暗，苔

薄黄，脉弦细涩。饭前方加生牡蛎30g。14剂，三餐前服。饭后方改熟大黄15g，炙水蛭3g，土鳖虫9g。14剂，早晚饭后冲服。

按： 此患者姜教授辨证为内热外凉，三焦郁滞。故以生石膏、知母、黄芩清热滋阴，虎杖、薏苡仁清热利湿，五者共清内热；以柴胡、桂枝、黄芩合姜枣清散并用和解表里。姜教授临证时亦重视三焦论治，早在《内经》对三焦就有多种论述，一是指脏腑，即六腑之一，如《素问·灵兰秘典》曰："三焦者，决渎之官，水道出焉。"二是三焦分属不同部位，《灵枢·营卫生会》云："上焦出于胃上口，并咽以上，贯膈而布胸中……中焦亦并胃中，出上焦之后……下焦者，别回肠，注于膀胱而渗入焉。"三是指功能属性，如《灵枢·营卫生会》曰："上焦如雾，中焦如沤，下焦如渎。"姜教授运用三焦辨证时更重视三焦为联络全身上下的重要通路，其中又包含诸多脏腑，无论哪个脏腑出问题都会影响三焦通调。三焦郁滞，轻者可仅有气机不通的表现，重者出现水液、血运等有形实质的瘀积。但究其根源为中焦气机壅滞进而三焦气机不通，故而三焦经络不通。方用枳壳、枳实、白蒺藜、苏梗、柴胡、大腹皮、厚朴、川芎、生白术、瓜蒌理气通腑，杏仁宣降肺气，石斛滋阴，羚羊角清热平肝，白花蛇舌草清热解毒，白芷为足阳明经引经药，专治前额疼痛。二诊时患者仍有头痛，结合舌脉辨为瘀血内阻，故而加三七、丹参、砂仁行气活血化瘀，加天麻平肝息风、清利头目。三诊时患者胃中灼热感加重，餐前方乌贝散抑酸止痛保护胃黏膜，加党参益气，蒲公英清热，患者尿黄、有灼热感，加车前草清热利尿。四诊时患者仍有腹胀、食后胃脘不适，故餐前方乌贝散加牡蛎，增强其抑酸止痛之效；姜教授认为人体亦管道，下不通则上无出路易发为气滞、气逆，故重视通腑，方中增加熟大黄剂量，以增加通腑之力。患者内有瘀阻，三诊42剂药后仍呈现三焦经络郁滞不通的表现，故加土鳖虫、水蛭破血行气逐瘀。

本案患者张某是一位64岁女性，问诊得知其近日饭后胃胀、腹胀，胃中灼热，大便不成形，排便不尽感，大便无力，量少，前额部头痛，口腔扁平苔藓，口中发黏，难咳，生活颇受其苦。姜教授辨为三焦郁滞，内热外凉证。安抚患者后，当即给患者开方14剂。经过一诊治疗后，患者诸症缓解，二诊时诉饭后仍微有腹胀，晨起小便黄，大便量少，舌根仍有扁平苔藓，右侧前额仍有疼痛，半年来视力下降，视物模糊，口发黏，姜老据证调方。接下来几诊过程中，患者的症状稳步得到缓解，胃胀腹胀较之前明显见好，生活质量也得到明显改善。

（李得一整理）

【参考资料】

［1］姜良铎.姜良铎医案选［M］.北京：中国中医药出版社，2011.

［2］姜良铎，焦扬，王蕾.从毒论理，从通论治，以调求平［J］.中医杂志.2006(3)：169–171.

［3］王春勇.姜良铎教授学术思想与临床经验总结和从三焦论治萎缩性胃炎理论及临床研究［D］.北京：北京中医药大学.2016.

［4］戎文译.姜良铎教授基于肝胃不和辨治慢性胃炎经验初探［D］.北京：北京中医药大学.2015.

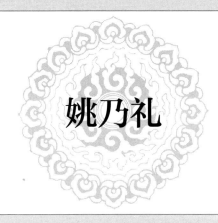

姚乃礼

一、医家简介

姚乃礼（1944—　　），男，第三届首都国医名师，中国人民政治协商会议第十届、十一届全国委员会委员，博士研究生导师，第四、五、六批全国老中医药专家学术经验继承工作指导老师，享受国务院政府特殊津贴专家。姚乃礼教授1978年考入中国中医研究院研究生班，师承秦伯未、任应秋、陈慎吾、岳美中、方药中、谢海洲等享誉全国的中医药大家，曾先后担任中国中医研究院广安门医院院长，中国中医研究院（及北京针灸骨伤学院）院长、党委书记等职。姚乃礼教授从事中医内科临床及研究工作近50载，擅长治疗胃肠、食管、肝胆等疾病，基于中医络病理论，提出了慢性萎缩性胃炎及癌前病变的病机多属"脾虚络阻毒损"的学术观点，发表学术论文100余篇。

二、学术思想

慢性胃炎指由多种病因引起的慢性胃黏膜炎症病变，是消化系统常见疾病。慢性胃炎多以胃胀、胃痛、嗳气、反酸等为主要表现，病程不小于3个月，其确诊主要依赖于内镜与病理检查。根据内镜下黏膜表现，新悉尼系统认为可将其分为非萎缩性胃炎和萎缩性胃炎，或伴有胆汁反流、糜烂、黏膜内出血等；活检病理表现包括幽门螺杆菌感染、慢性炎性反应、活动性、萎缩、肠上皮化生和异型增生（上皮内瘤变）。即使内镜下未见胃黏膜萎缩表现，一旦活检显示有固有腺体的萎缩（包括化生性萎缩和非化生性萎缩），即可诊断为萎缩性胃炎。

（一）升降失常、寒热错杂是慢性胃炎的关键病机

姚乃礼教授认为"升降失常、寒热错杂"是慢性胃炎的关键病机。首先，脾胃作为气机升降之枢纽，临床中须重视气机升降的重要性。《素问·六微旨大论》云："出入废则神机化灭，升降息则气立孤危。故非出入，

则无以生长壮老已；非升降，则无以生长化收藏。是以升降出入，无器不有……故无不出入，无不升降。"凡各脏腑发挥其生理功能无不赖气机之升降出入，故气机之升降出入是脏腑发挥其生理功能的重要表现，也是人体维持正常的生理功能及生命活动的动力所在。《素问·经脉别论》云："饮入于胃，游溢精气，上输于脾。脾气散精，上归于肺，通调水道，下输膀胱。水精四布，五经并行，合于四时五脏阴阳，揆度以为常也。"通过阐述水谷运化过程体现脾主运化，以脾为升降之枢纽，输布精微于各脏腑的生理功能。然而导致脾胃升降失常的因素很多，心、肝、肺、肾均与之有关，而肝与其关系最为密切。肝可助脾胃升降，所谓"木能疏土"，亦有学者将肝称为气机之枢纽，虽不准确，但肝在气机升降中的作用可见一斑。肝主少阳春生之气，肝升于左，肺降于右，左右为升降之道路；心、肾之火可以温运土阳；肺气肃降可助气机通降，又助水湿下行；胆、三焦等均同脾胃升降有关，所以称脾胃为气机升降之中枢。脾主升清，主升提，胃以通为顺，以降为和，一升一降，恢复气机原本往复通畅的状态，则机体运作如常。《临证指南医案·脾胃》云："脾胃之病，虚实寒热，宜燥宜润，固当详辨，其于升降二字，尤为紧要。"临床慢性胃炎患者常见症状包括脘腹胀或胀痛、嗳气或伴反酸、食物上泛，矢气欠畅，若兼情志不舒者可见善太息、胁胀、咽喉不利等，诸多表现均可归结于"气机"二字之变化，即升降失宜。姚乃礼教授临证重视调气机之升降，常以柴胡、升麻、桔梗、防风为升，枳实、枳壳、苏梗、厚朴花为降，升降相伍，寓升降于调气机之中；亦惯用小陷胸汤（瓜蒌、法半夏、川连）通降胃腑之气，清化热、痰等病理因素，以调畅气机，使升降如常。

再者，慢性胃炎病因多样，单纯寒证或热证少见，多见寒热错杂型。从病因而言，现代人们常因恣食生冷寒凉之品，或不慎感受外来寒邪，损伤脾阳；嗜食辛辣肥甘厚腻之品，或过量服用温补药物，致肝胃郁热内盛；或素体脾阳虚衰，又感热邪；或中焦阳虚，寒湿内停，湿阻气滞，气郁日久化热等种种原因，形成寒热错杂之证。临床所见慢性胃炎之寒热错杂者多表现为寒冷天候不慎感寒或服食寒凉食物、性味寒凉药物等出现胃脘疼痛、胀满，辨病机属脾阳虚气机不利，寒邪主痛；然大便质干或黏，再观其舌质色并非淡胖，而呈暗红，苔亦可见薄黄或黄腻，按左右两关脉见弦、滑之象，辨病机多属胃、肝或肠腑内热偏盛。故寒热错杂型慢性胃炎者之寒多以脾阳不足为主，热则可聚于胃、肝、肠腑等脏腑。寒热错杂证的辨证重在分清寒热孰多孰少，辨证明晰，方论治得宜。若辛温太过则恐伤阴，酌以适量苦寒之剂，可免辛燥生火助热，使散寒不助焰；苦寒太过，则易损脾伤阳、克伐脾胃生气，需配以辛温之品，以制苦寒偏性，使清热不冰伏。宜苦寒药与辛热药相互配伍使用，温清并施、辛开苦降以解其寒热。寒多热少者，重在治寒，兼顾热证；热多寒少者，重在治热，兼顾寒证。同时苦寒、辛热药物不宜久用，此即《素问·至真要大论》在药物性味中所提及的"久而增气，物化之常也。气增而久，夭之由也"。

（二）肝脾不调是慢性胃炎的常见证候

《临证指南医案·木乘土》言"肝为起病之源，胃为传病之所"，可见肝与慢性胃炎的发生有关。姚乃礼教授认为，肝与脾胃关系密切，生理上相互依存，病理上相互影响，"土得木而达之""木赖土而荣"，凡发病与情绪相关者，多属肝脾失调之证。肝脾不调证涵盖肝郁及脾虚两方面，兼证较多，常见有热、食积、湿、痰、饮、毒、瘀等病理因素，或兼阴虚、血虚、阳虚等虚象。肝气郁滞日久，可化火、伤阴、入血分；脾胃虚弱不运水谷，可致饮食积滞，酿生水湿、痰浊；化生无源，可导致血虚；湿浊化热可形成湿热，热盛可成毒。某些病理因素的产生也可能与病因有关，如邪毒侵袭，积聚日久，可形成瘀毒等。慢性胃炎患者若食后胃胀而不敢多食，舌淡而胖，脉细弱，常提示脾胃虚弱明显，运化不利；若胃脘胁肋胀满疼痛较重，精神抑郁或焦躁，弦脉显著，常提示肝气郁结较甚。肝主疏泄，除调畅一身气机之外，还主藏血。姚乃礼教授认为，气为血之帅，气滞日久，必然影响血分，导致气血失和，最终血络瘀滞，即"久痛入络，久病入血，久病血瘀"。故姚乃礼教授治疗慢性胃炎亦重视调和肝脾，对于病程较久者，适当加用理气活血、化瘀通络之品调和气血。

（三）脾虚络阻毒损为慢性萎缩性胃炎演变之根本

姚乃礼教授认为，脾胃虚弱为脾胃病的发病之本，慢性胃炎作为临床常见脾胃病种亦是如此。《脾胃论·虚实传变论》云："元气之充足，皆由脾胃之气无所伤，而后能滋养元气。若胃气之本弱，饮食自倍，则脾胃之气既伤，而元气亦不能充，而诸病之所由生也。"慢性胃炎病因多样，或外邪犯胃（如寒温失宜、幽门螺杆菌感染等），或饮食失节，或情志不遂，或素体禀赋虚弱，或药物所伤等。若慢性非萎缩性胃炎病程日久，病邪逐渐深入，可能导致慢性萎缩性胃炎，甚至进一步发展为胃癌前病变。姚乃礼教授长期致力于慢性萎缩性胃炎的理论与临床研究，曾诊治许多慢性萎缩性胃炎患者，并形成了自己独特的学术观点及临床特色。

姚乃礼教授认为，慢性萎缩性胃炎多病程较长，数年甚则数十年。发病初期多为慢性非萎缩性胃炎，随着病情逐渐加重，发生"慢性非萎缩性胃炎—慢性萎缩性胃炎—胃癌前病变（异型增生）"的变化。清代名家叶天士所著《临证指南医案·胃脘痛》中提道："初为气结在经，久则血伤入络。""初病在气，久必入血。以经脉主气，络脉主血也。""大凡经主气，络主血。久病血瘀。""久痛必入于络。"《灵枢·五音五味》云："阳明常多血多气。"胃属足阳明经，乃多血多气之腑，气血的运行则是通过络脉传输的。若络脉气血运行受阻，则易发胃病，即所谓"络中气血，虚实寒热，稍有留邪，皆能致痛"。胃的血供丰富，有丰富的黏膜下血管丛，与络脉支横别出、迂曲细窄、逐层细分的特点相似。"血瘀"是慢性萎缩性胃炎最重要的病理因素，与"络病"多瘀多滞的发病特点相符。慢性萎缩性胃炎病程较久，多有胃痛表现，较符合络病"久病入络""久痛入络"的致病特点。慢性萎缩性胃炎往往迁延难愈，病情难以逆转，后期胃内多有隆起、结节等表现，这与"络病"易积成形、易入难出的发病特点相似。

据此姚乃礼教授基于"络病"理论提出，当以"脾虚络阻毒损"为慢性萎缩性胃炎的根本病机。其中，脾胃亏虚是慢性萎缩性胃炎的发病之本、始动因素，即"正虚之处，便是容邪之处也"；胃络瘀阻是致病的关键条件，因虚而致病，诸邪瘀阻于胃络、损伤胃膜而发病；毒损络脉是慢性萎缩性胃炎演变为胃癌前病变的重要因素，诸邪蕴结变生为毒，导致慢性萎缩性胃炎缠绵难愈，渐成痼疾，变生诸病，甚至转为胃癌。故病机演变为脾胃亏虚—胃络瘀阻—毒损胃络，即因虚致瘀，蕴久化毒。"脾虚""络阻""毒损"是病机演变的基本因素，三者相互影响，互相促进，密不可分。根据慢性萎缩性胃炎这一病机的演变规律，姚乃礼教授自创"健脾解毒通络方"，治则了然于方名；而对于未转变为萎缩性胃炎的非萎缩性胃炎的治疗，姚乃礼教授强调未病先防，既病防变，将"治未病"思想贯穿始终；注意顾护脾胃正气，病程较久者，不管有无明显血瘀，均适当加用活血化瘀之品，因气为血之帅，气滞日久，必然影响血分；加入和血之品，防止病邪深入血分，从而延缓甚至逆转"慢性非萎缩性胃炎—慢性萎缩性胃炎—异型增生—胃癌"的病变趋势。

三、临床特色

（一）辨病辨证并重，宏微相济

辨病与辨证相结合是临床的需要，此"病"包括传统的中医疾病和西医的专科疾病。姚乃礼教授强调中医本就应当辨病、辨证并重，由于西医对中医的冲击，以及在论及中医相较于西医的优势时往往只言中医"辨证论治"，而中医本就应结合"辨病施治"的诊疗模式为现代中医所忽略。姚乃礼教授提出，西医的许多病种均在中医古籍内有迹可循，但常以主症作为病名，且各家之言尚未统一。如慢性胃炎常表现为胃脘疼痛、胀满等症，中医病名称之为"胃痛""胃痞"，然而"胃痛"亦可作为消化性溃疡的中医病名，功能性消化不良主要表现亦为"胃痞"，所以中医病名的统一是十分值得深刻探讨研究的内容。名正则言顺，中医病名统一、规范，便于临床辨病诊断。同时辨证亦不可松懈，辨病能够保证治疗思想的稳定性和可把握性，辨证则是体现治疗方法的层次性、多样性和动态化。辨病为辨证提供方向性、原则性指导，能统揽全局、提纲挈领；辨证则体现原则指导下的灵活性，能够逐层深入、细致入微。重视辨病，是把握规律性的需要；强调辨证，是针对特殊性的方法。只有将二者充分结合，才能全面把握疾病的本质特征，提高临床治疗效果。

四诊中，姚乃礼教授尤重望舌与切脉。临床中存在症状较少的患者，或描述欠清的情况，仅凭症状无证可辨，此时舌诊、脉诊可以反映重要信息，便于精准辨治。舌诊是邪正消长的外在反应，通过舌诊可大致判断病势进退。若舌苔薄白多为初期；舌苔白腻或黄腻多为气机阻滞、湿浊内阻之证，多进展至中期，须先利、燥、化去湿浊，待舌苔化解后再行健脾，或健脾化湿二者并用；舌质紫暗，舌苔剥脱明显，多已至后期；若舌质由淡红转为红、绛，则提示可能邪热已入营血分，或久病由气及血入络。姚乃礼教授认为，脉诊是辨证的纲领，"察色按脉，先别阴阳"之后，方能立法、论治。慢性胃炎患者肝脾失调甚为多见，因此姚乃礼教授注重肝脾同调，他指出左关脉弦、右关脉弱是肝脾不调的典型脉象，并且需结合主症，明确是以肝为主，或是以脾为主，根据病情轻重确定药物用量；慢性萎缩性胃炎发展至后期，往往久病入络、胃络瘀阻，多见涩脉，故需配以活血化瘀通络之药。

然而放眼当下，中医四诊获得的病情资料有一定的局限性、主观性，"有诸内而未形诸外"，仅凭宏观所辨的"证"仍可能有失偏颇，故须借助辅助检查手段明确诊断。姚乃礼教授认为胃黏膜象、病理等微观表现，是中医望诊的延伸。就慢性胃炎而言，内镜下所见更接近疾病的性质与实质，据此微观辨证，见微知著，查内知外，可弥补宏观辨证的不足。遵循"宏观为主，微观为辅；宏观不足，求之微观"的原则，宏微参见并用以准确辨治。以慢性萎缩性胃炎为例，发病之初，病情较轻的阶段，"初为气结在经"，此阶段病变主要在气分，以脾胃虚弱为主要致病因素，病理检查多提示轻度萎缩。本病发展至中期，病理检查多提示轻中度萎缩，或（和）轻度肠化。姚乃礼教授认为本阶段主因气滞、痰湿、火热等邪在胃络之中与瘀血胶结，氤氲难化，阻滞于脉络，"邪与气血两凝，结聚络脉"，导致胃络功能障碍、胃黏膜受损，其中瘀血阻络的致病作用尤为明显。结合胃黏膜象、病理检查情况辨而治之，扶正的同时活血通络，因证选药，中病即止，忌攻伐过度、峻烈伤正。若脾胃纳运如常，气血方可生化无穷，从而促进胃黏膜和腺体的再生，延缓甚至逆转本病进展。故姚乃礼教授强调，在慢性萎缩性胃炎的早、中或晚期，补益脾胃都至关重要，"治病必求于本"。适当选用活血或破血药以化瘀通络，有利于祛除瘀阻于胃络之诸邪，通胃络以改善胃黏膜濡养，从而延缓胃黏膜失养而发痿、久聚而成积的演变过程，起到既病防变、逆流挽舟的关键作用。

（二）健脾固本贯穿治疗始终

"脾旺四季不受邪"，姚乃礼教授认为慢性胃炎发病之本为脾胃虚弱，无论疾病处于早、中或晚期，均应健运脾胃，扶正固本，以祛邪外出。针对慢性萎缩性胃炎因脾胃虚弱致胃络瘀阻、久而邪毒入络这一病机演变规律，姚乃礼教授提出健脾通络解毒的治疗思路，并自拟"健脾通络解毒方"治之。该方由太子参、茯苓、白术、法半夏、莪术、丹参、三七、浙贝母、白花蛇舌草、甘草等药物组成，其中以太子参、茯苓、白术、甘草组成的四君子汤，是恪遵健益脾气固本之原则。太子参气阴双补，尤适病程较久、气阴皆不足者；莪术为姚乃礼教授所善用之药，虽为破血药，然药性平和而功效甚速，有健脾助运、通络消积之效，现代药理研究发现其具有增强机体免疫功能及抗肿瘤的作用，故二者同为君药，益气健脾兼化瘀通络。白术、茯苓为臣药，与太子参相使，增强健脾益气之力；丹参、三七活血祛瘀通络，法半夏、浙贝母化痰消积，白花蛇舌草解毒，上药共为佐药，解毒消积，祛瘀通络。甘草为使，以调和诸药，并有甘缓、益气、解毒之效。全方体现了健脾益气、活血通络、消积解毒的治疗原则。

姚乃礼教授强调根据临床实际情况运用，多在该方之上加以化裁。如党参易太子参，或加用黄芪增健脾益气之功；兼虚寒者加吴茱萸、干姜、桂枝、乌药等温中散寒；胃阴不足者加百合、北沙参、石斛、麦冬、玉竹、乌梅等益胃养阴；理气药姚乃礼教授习用陈皮、厚朴花、紫苏梗、香附、预知子，合砂仁、鸡内金等通滞与化湿相兼，消补结合，以免单纯补益壅滞中焦，碍脾胃运纳。因邪毒内滞损伤胃络是本病发生的重要病机，其中幽门螺杆菌是消化道疾病如胃炎、胃溃疡等病常见的诱发因素，世界卫生组织将其归于Ⅰ类致癌物。姚乃礼教授认为，对于幽门螺杆菌，应该杀菌治疗，故临床常用黄芩、黄连、蒲公英、栀子、紫花地丁等清热解毒之品，这些药物具有抑制邪毒的作用，同时应用白花蛇舌草、半枝莲、藤梨根、露蜂房、白屈菜等解毒抗癌的药物，加强解毒作用，以控制病情的发展和转化。

姚乃礼教授临证常将舌脉象与内镜下表现及病理结果相结合而施药。舌质晦暗，或淡或红或紫，提示久病入络；毒邪损伤胃气则脉来涩滞不畅或弦而不和，湿毒为患多体现为舌苔厚腻。常用法半夏、黄连、生薏苡仁、白豆蔻、苍术、厚朴（花）等药理气燥湿以化解舌苔。

胃镜下见胃黏膜异型增生、肠上皮化生致黏膜表面凹凸不平，呈结节状，姚乃礼教授认为这是瘀血阻络、痰气壅结即胃络瘀阻所致，用药以祛瘀通络为重，常用莪术、丹参、三七粉、蒲黄、五灵脂、当归等祛瘀通络；气滞血瘀尤甚者，酌加九香虫、乳香、没药、延胡索、乌药等以气血同调，加强祛瘀通络之力；更甚者酌加炮穿山甲、王不留行等软坚散结，后期随症加减。胃黏膜平坦糜烂，甚至溃疡者，酌加收涩生肌敛疮之乌贼骨、白及、凤凰衣、煅瓦楞子等。胃黏膜疣状隆起糜烂者，辨为热毒伤及黏膜气血，酌加清热消肿之蒲公英、薏苡仁、连翘、栀子、当归等。伴胆汁反流者，酌加柴胡、郁金、鸡内金、炒枳壳、旋覆花、赭石等疏利肝胆之品。病理见肠化生或异型增生者，酌加半枝莲、薏苡仁、藤梨根、露蜂房、刺猬皮等解毒抗癌。

（三）肝脾同调，以"和"为贵

肝脾不调是慢性胃炎常见证候，其主证涵盖肝郁及脾虚两方面，兼证较多，无论是其主证还是兼证，均有轻重缓急之分，临证用药，必须根据证候的轻重选择用药。肝脾不调之证，虽惯以逍遥散化裁疏肝健脾，但姚乃礼教授认为逍遥散理气之功较弱。肝主疏泄，亦主藏血，气为血之帅，气滞日久，必然入血分，致气血失和，故调气时亦应重视调血。临证时，但见气滞，不管有无明显血瘀，均需加入和血之品，这亦是中医"治未病"思想的具体应用。调血之剂，可相机使用，姚乃礼教授一般多用赤芍、当归、丹参，血瘀较重者可选用莪术、延胡索、郁金、川芎、土鳖虫、桃仁、蒲黄、五灵脂、三棱、益母草、泽兰、红花等。

除兼证较多较杂外，从病位来看，肝、脾、胃三脏腑病变日久，可累及肾，先天之本不得濡养，或影响大肠、小肠、心、肺等其他脏腑，临床常见患者诉夜寐欠安。姚乃礼教授认为，除胃不和则卧不安的因素外，还应考虑邪扰心神或正虚心神失养，致心神不安，因而出现失眠等症。针对这类患者，姚乃礼教授常在健脾和胃的基础上，合用柴胡加龙骨牡蛎汤、桂枝甘草龙骨牡蛎汤，或加合欢花解郁安神，炒酸枣仁滋养心阴以敛阳安神。综上，姚乃礼教授注重肝与慢性胃炎之关系，现将姚乃礼教授调和肝脾（胃）常用治法枚举如下：

1. 疏肝和胃法

以胃脘部胀痛，连及两胁，易受情绪变化影响疼痛程度，痛处多不固定，舌淡红，苔白，脉弦等为主要表现的肝胃不和证适之。治以疏肝和胃，常用逍遥散或四逆散。嗳气重者酌加法半夏、旋覆花、代赭石、竹茹；腹痛明显者酌加延胡索、浙贝母、生蒲黄、五灵脂；腹胀较重者酌加厚朴花、青皮、白梅花，并适当加活血化瘀药物活血止痛。

2. 清肝和胃法

以胃脘烧灼痛，程度较剧，口苦，心烦，甚则两胁胀痛，舌红，苔黄，脉弦数等为主要表现的肝胃郁热证适之。治以清肝和胃，常用丹栀逍遥散或化肝煎，亦酌加左金丸。反酸较剧者酌加浙贝母、煅瓦楞子、煅牡蛎；性情暴躁者酌加夏枯草、白蒺藜、野菊花等。

3. 养肝和胃法

以胃痛隐隐，时作时止，口苦咽干，五心烦热，大便干，小便赤，舌红，苔少，脉弦数或细数为主要表现的肝胃阴虚证适之。治以养肝和胃，方用一贯煎及益胃汤。反酸较剧者加乌贼骨、煅瓦楞子、浙贝母；大便秘结者加火麻仁、郁李仁、杏仁；滋阴时需防止过于滋腻碍胃，酌加理气之品。

4.疏肝健脾法

以脘腹及两胁胀闷不适，纳呆，大便黏腻不爽，体倦乏力，舌淡红，苔白腻或黄腻，脉濡滑等为主要表现的肝失疏泄、脾虚湿困证适之。治以疏肝理气，健脾化湿。方选四逆散、平胃散。嗳气频发加用旋覆花、代赭石、生姜；便秘加焦槟榔、莱菔子、瓜蒌。

（四）治中焦如衡

清代名医吴鞠通在《温病条辨·卷四·治病法论》中提出了三焦病证的用药规律："治上焦如羽，非轻不举。治中焦如衡，非平不安。治下焦如权，非重不沉。"姚乃礼教授认为，根据脾胃的生理、病理特点，该治则不仅适用于外感温病，其中"治中焦如衡"亦适用于辨治内伤脾胃病，他将概念扩充为"治中焦如衡"是纠正阴阳、虚实、寒热、燥湿等偏盛的治则，这与《素问·至真要大论》所言"谨察阴阳所在而调之，以平为期"交相辉映。姚乃礼教授善用"衡法"来纠正脾胃失衡失常的病理状态，以恢复其正常生理功能，他将"衡法"总结为升降要有序、寒热要平调、燥润要兼施、虚实要相顾。

"升降出入，无器不有。""无不出入，无不升降。"脾胃为气机升降之枢纽，故升降要有序。姚乃礼教授诊治慢性胃炎患者，若见乏力、肢困倦怠者，多选用益气健脾升提之品，如黄芪、升麻、柴胡、桔梗等助脾升清；脘腹胀满、嗳气频频者，则用旋覆花、竹茹、法半夏、枳壳、枳实等理气降逆之品，或佐以生（煅）赭石、紫贝齿等重镇沉降之物。寒热错杂亦为病机常见变化之一，当平调寒热，可将苦寒药与辛热药相互配伍使用，温清并施、辛开苦降以解其寒热。姚乃礼教授常以半夏泻心汤降气消痞，调阳和阴；伴胁痛、吞酸者合用左金丸、乌梅丸等方。脾胃俱为土，脾脏喜燥恶湿，胃腑喜润恶燥，临床多见湿浊内阻、胃阴不足者，姚乃礼教授化内湿习用苍术、白豆蔻、草豆蔻、砂仁等温燥之品，滋胃阴常选甘平或甘凉濡润之品如北沙参、玉竹、麦冬、百合、石斛等，而非苦寒以免过损脾胃阳气。二者同用，既使润燥得宜，又避免过润反滋腻碍胃或燥烈太过反伤阴分。脾胃虚弱为发病之本，虚弱推动无力亦多见滞、瘀，因虚致实而虚实夹杂，故治疗慢性胃炎还应虚实兼顾。补益脾胃固然为总则，仍需注意补而不壅滞，泻而不克伐。姚乃礼教授强调脾胃病多有兼证夹杂、病机转化，治疗时不能一味补虚健脾，亦不能单纯清热祛湿，应兼者并行，甚者独行，机圆法活，灵活化裁。

四、验案精选

（一）寒热并调法治慢性萎缩性胃炎案

吴某，男，46 岁，2020 年 5 月 21 日初诊，就诊节气：小满。主因胃脘胀痛 3 年来诊。现病史：胃脘胀痛，食生冷及稍多食后易出现，午后明显，无饥饿感，口苦，2019 年 6 月查胃镜示慢性萎缩性胃炎，病理示（胃窦）腺体中度萎缩。现患者为求中药治疗来就诊。刻下症：胃脘胀痛，食生冷及稍多食后易出现，午后明显，胃中辘辘有声，无饥饿感，无嗳气反酸，口苦，矢气多，大便 2～3 日一行，初头干，入睡难，多梦，乏力，自觉身冷，两手鱼际部胀满，下肢酸痛。舌质暗苔白腻，舌下静脉增粗，脉沉细。既往史：2018 年 8 月因甲状腺恶性肿瘤行甲状腺全切术。西医诊断：慢性萎缩性胃炎。中医诊断：胃痛。证候诊断：脾运不行，升降失常，肝木乘之，寒热错杂（上热下寒），影响心神，久入血络。治法：健脾通络，寒热并调，疏肝和血安神。处方：党参 15g，茯苓 20g，生白术 30g，当归 20g，桃仁 15g，酒苁蓉 15g，瓜蒌 20g，生龙骨 30g（先煎），姜厚朴 15g，桂枝 10g，黄连 6g，法半夏 9g，炒酸枣仁 30g，鸡内金 15g，甘草 6g。14 剂，水煎服，每日 1 剂，早晚餐后 30 分钟服。

二诊（2020 年 6 月 4 日）：胃胀痛变化不明显，大便每日一行，成形，受凉后易腹泻，排气多，下肢酸痛减，每晚可睡 6 小时，梦多，视物模糊，两目干涩。舌质暗苔白腻，舌下静脉增粗，脉沉细。处方：太子参 20g，茯苓 20g，生白术 30g，高良姜 12g，香附 15g，当归 15g，桃仁 12g，白芍

20g，桂枝 10g，黄连 6g，炙甘草 6g，生龙骨 30g（先煎），生牡蛎 30g（先煎）。14 剂，水煎服，每日 1 剂，早晚餐后 30 分钟服。

三诊（2020 年 7 月 30 日）：胃胀痛稍减轻，以胀为主，自觉胃中发慌，口苦，纳少，乏力，双下肢酸痛，腰部酸痛，两手反复发胀，视物模糊，小便频，每日 10 余次，色黄，2020 年 7 月 20 日尿常规：隐血（++），红细胞 15～19/HP。2020 年 7 月 20 日腹部 B 超示右肾囊肿。舌暗红苔黄，脉弦缓。处方：太子参 20g，茯苓 15g，炒白术 15g，黄柏 15g，厚朴 15g，生地黄 20g，柴胡 12g，赤芍 15g，枳实 15g，生龙骨 30g（先煎），生牡蛎 30g（先煎），香附 12g，苍术 12g，苏梗 12g，甘草 6g。14 剂，水煎服，每日 1 剂，早晚餐后 30 分钟服。

四诊（2020 年 8 月 27 日）：服上方后胃胀痛好转，口苦减轻，双下肢无力、腰酸、尿频好转，乏力改善，大便 2 日一行，成形，入睡困难，多梦易醒，自觉上身发热且畏寒。舌暗红苔黄，脉弦缓。处方：党参 15g，茯苓 20g，炒白术 20g，法半夏 9g，黄连 10g，黄芩 15g，桂枝 6g，生龙骨 30g（先煎），生牡蛎 30g（先煎），姜厚朴 15g，生地黄 15g，苍术 12g，香附 12g，鸡内金 15g，炙甘草 6g。14 剂，水煎服，每日 1 剂，早晚餐后 30 分钟服。患者继服 2 个月后诸症较前缓解，收效满意。

按：本案患者以胃脘痛为主诉。《素问·六元正纪大论》云："木郁之发……故民病胃脘当心而痛。"胃痛发生的病因病机不离肝、脾、胃三脏腑，而肝郁是致病的重要条件，肝木相乘是胃痛发生的主要病机。如抑郁恼怒伤肝，肝失疏泄，肝气郁结，肝气横逆，势必克脾犯胃，导致气机阻滞，胃失和降，不通则痛，正如叶天士在《临证指南医案·木乘土》中所道："肝为起病之源，胃为传病之所。"本案患者胃脘胀痛数年余，口苦，大便干，自觉身冷，入睡困难，舌下静脉迂曲增粗，此乃脾运不行，升降失常，肝木乘之，郁而化热，上热下寒，影响心神，久入血络所致。治当以健脾通络，寒热并调，疏肝和血安神为法。方选四君子汤合桂枝甘草龙骨牡蛎汤加减。患者二诊，胃脘痛甚，受凉易腹泻，方中加良附丸、小建中汤以温胃行气止痛。三诊，症见胃胀痛、乏力，口苦，腰部酸痛，小便频，尿隐血、双手胀满，此乃脾虚湿热，肝郁气滞，兼有肝肾阴虚所致，治以健脾燥湿，疏肝行气，兼以滋阴清热为法。方选四君子、四逆散、二妙丸合方加减，并加入生地黄和赤芍以滋阴清热凉血。四诊，患者腰酸、尿频、乏力好转，症以胃胀、纳差较突出，脉症合参，从健脾调肝、平调寒热论治。患者前后经三次复诊调方论治，诸症均减。姚教授指出："至此，就病案本身论述，已经十分全面。但我们仍应注意的是，在诊病时如何体现中医认识疾病的整体观。就整体观而言，应从两个角度考虑：一方面是从时间而言，体质及病之先后，均属于考虑范畴；另一方面是从广度来考虑，不仅是主诉本病，同时涉及相关脏腑组织及其他因素的影响，简言之即纵横两方面。本患者既往有胃病的表现，后患甲状腺恶性肿瘤，行甲状腺切除术，服优甲乐治疗，这必然会影响到全身。所以治疗一是要考虑这一情况，二是施治时不仅对胃，还要调整其他脏腑。要根据病情来具体判断，这是我们中医诊病的思路和特点。"

本案患者是一名46岁的中年男性，以胃脘胀痛为主诉，既往因甲状腺恶性肿瘤行甲状腺切除术，并服用优甲乐。患者前两诊诉胃脘胀痛未见减轻，且睡眠不佳、乏力，并伴有全身多种症状，言语间可察患者受疾痛困扰日久而求医迫切之情，按其脉觉弦缓。脉症合参，姚教授辨其病机为脾虚运化不利，气机升降失常，故肝木乘之，郁而化热，寒热错杂之上热下寒，影响心神，久入血络。胃主受纳，脾主运化，本案患者水谷入胃即见胃脘胀痛，胃中辘辘有声，胀为食物及气滞于胃，而胃以通降为顺，传化物而不藏也，水谷不下为不通，不通则痛，故以脾胃虚弱、运纳水谷不利、气机升降失常为病机之本。本案患者并见口苦、眠差、脉弦等症，肝气郁结化热，火热循食管上蒸于口化为苦，胃中不和，兼热扰心神而夜难寐，因此本案病机还存在脾土虚而肝木乘之兼化热，影响心神。据叶天士在《临证指南医案·胃脘痛》中所言"初病在经，久痛入络，以经主气，络主血"，患者胃痛日久，伤及胃络，形成瘀阻，故治以健脾通络，寒热并调，疏肝和血安神。考虑患者既往有甲状腺恶性肿瘤病史，该病从中医来看，属"瘿类病"范畴。《诸病源候论·瘿瘤等病诸候》中云："瘿者，由忧恚气结所生，亦曰饮沙水，沙随气入于脉，搏颈下而成……"所谓"饮沙水"指水土因素，即地方性甲状腺肿之类，现随着含碘食盐的普及，已不多见；而忧患气结主要指情志不遂，肝气久郁，引起脏腑失调，痰浊瘀血内生，结滞于经脉而生，甲状腺肿瘤多与之有关。前两诊姚教授针对主病治之，其效不显，于三诊时调整治则，加强疏肝、柔肝、清热养血之力度，患者收效满意，这亦印证姚老所言，施治时不仅对胃，还要调整其他脏腑，根据病情来具体判断，即所谓的整体观。

（王少丽整理）

（二）健脾通络解毒法治疗慢性萎缩性胃炎案

赵某，男，42岁，2018年5月10日初诊，就诊节气：立夏。主因间断胃胀痛5年来诊。现病史：患者5年前因长期饮食、作息不规律，出现胃胀胃痛，自述于当地医院行胃镜检查诊断为胃溃疡，Hp（＋），口服药物治疗后症状缓解。后患者每于饮食不节时出现胃部胀痛发作。2018年2月27日胃镜示浅表性胃炎伴糜烂，反流性食管炎（LA-A）。活检：胃窦黏膜慢性炎，部分腺体肠化、增生伴轻度不典型增生。现患者为求中药治疗来就诊。刻下症：间断胃胀痛，嗳气，反酸，头晕，胸闷，困乏时偶胸痛，纳可，眠浅，多梦，二便调。舌暗红，苔腻微黄，脉左细弦缓涩，右沉弦。既往史：冠状动脉粥样硬化、冠状动脉肌桥、阑尾切除术后。青霉素过敏史。西医诊断：慢性萎缩性胃炎伴糜烂，反流性食管炎。中医诊断：胃痛。证候诊断：胃气阴不足，胃失和降，瘀阻络脉。治法：益气养阴，健脾和胃，通络散结。处方：太子参20g，百合30g，乌药15g，北沙参15g，茯苓20g，生白术30g，浙贝母20g，川黄连10g，藤梨根15g，丹参15g，莪术10g，黄精15g，炙甘草6g。14剂，水煎服，每日1剂，早晚餐后30分钟后服。

二诊（2018年5月24日）：服上方后胃胀痛缓解，时有烧心，嗳气，头晕较前缓解，胸闷、胸痛较前明显好转，纳可，眠浅，多梦，二便调。唇红，舌红苔白，脉右沉弦，左沉弦滑。处方：瓜蒌30g，法半夏9g，川连10g，旋覆花12g（包煎），茯苓20g，白术15g，太子参15g，莪术10g，厚朴15g，牡丹皮12g，藤梨根12g，甘草6g，鸡内金15g。14剂，水煎服，每日 1 剂，早晚餐后 30 分钟后服。

三诊（2018 年 6 月 14 日）：患者诉胃胀痛明显缓解，偶饮食不节时发作，头晕、胸闷偶作，纳可，眠差，早醒，二便调，舌暗红，舌体瘦小，舌苔薄黄，脉右弦，左沉弦。处方：太子参 20g，北沙参 15g，茯苓 20g，白术 15g，赤芍、白芍各 12g，木香 10g，莪术 10g，川连 6g，法半夏 9g，浙贝母 20g，炙甘草 6g，生龙骨、生牡蛎各 30g（先煎），合欢花 30g。14 剂，水煎服，每日 1 剂，早晚餐后 30 分钟服。1 个月后回访得知患者胃胀痛发作次数减少，程度轻，疗效较满意，嘱患者平素注意饮食起居有常，避免劳倦。

按： 本案患者以胃胀痛为主诉，胃痛日久，损伤脾胃，伤及胃络，形成胃络瘀阻，胃膜损伤导致胃黏膜的炎症、糜烂。叶天士在《临证指南医案·胃脘痛》中曰："初病在经，久痛入络，以经主气，络主血，则可知其治气治血之当然也。凡气既久阻，血亦应病。""胃痛久而屡发，必有凝痰聚瘀"，揭示了胃痛由经到络、由气到血的发病规律。本案以百合汤合健脾通络解毒方加减。百合汤出自陈修园《时方歌括》，方中百合甘平，主入肺、胃经，降泄肺胃郁气，肺气降则胃气和，则诸气俱调；乌药辛温，主入肺、脾、肾经，顺气散滞畅中，疏通肺胃之逆气；两药合用，既清泻肺胃之气，又防百合辛凉之性有碍中运，凡属于"气痛"之胃痛，临床不分寒热虚实皆可用之。姚教授言："谢海洲教授亦认为乌药配百合消除脘腹胀满疗效甚好。"健脾通络解毒方由太子参、莪术、白术、茯苓、法半夏、丹参、三七、浙贝母、藤梨根、甘草组成。于本案而言，以太子参、莪术益气健脾，化瘀通络；白术、茯苓健脾益气，顾护脾胃；丹参活血祛瘀通络；法半夏、浙贝母化痰消积；藤梨根解毒；黄连苦寒，泻火制酸；炙甘草调和诸药；本案患者因胃气阴不足，故加北沙参、黄精以益气养阴。患者二诊，胃胀痛缓解，仍烧心、多梦、脉沉弦滑，此为痰热互结之证，故治疗侧重以小陷胸汤加减宽胸散结涤痰。三诊，患者胃痛、反酸烧心诸症皆明显缓解，但眠差未见缓解，故治疗在健脾通络散结的基础上，加用生龙骨、生牡蛎、合欢花以镇静安神、疏肝解郁。守方据症调治 2 周，患者诸症悉平，未再复诊。

本案患者是一位 42 岁的中年男性，因长期饮食起居无常致间断胃脘胀痛故来诊，见其面色偏黄暗，容貌较实际年龄稍长，询问得知患者因工作关系常碌碌奔波，且事业心较强，未规律作息、饮食。患者行胃镜检查诊断为慢性萎缩性胃炎，基于慢性萎缩性胃炎从脾虚到胃络瘀阻再到毒邪损络这一因虚致瘀、蕴久化毒的病机演变过程，姚教授提出"健脾通络解毒"的治疗法则，主要从健脾、活血通络、解毒散结三方面治疗，并自创"健脾通络解毒方"为治疗慢性萎缩性胃炎基本方。临诊时，姚教授重视内镜下表现，将微观与宏观辨证相结合。本案患者的胃镜病理提示部分腺体肠化、增生伴轻度不典型增生，姚教授认为肠化多为毒邪伤络引起，对于肠化及异型增生等当从清热解毒及散结通络论治，可用莪术、浙贝母及川黄连、藤梨根、白花蛇舌草等清热解毒之品。久病入阴，胃病亦是，日久伤及阴分，易出现阴虚病证，症见胃痛、口苦、口干、舌苔裂纹及胃黏膜萎缩，皆属胃阴不足之象。用药时应该注意，不宜过用辛燥之品，可配合使用清胃热、养胃阴之品如沙参、麦冬、百合、黄精等。姚教授在本案中以百合汤合健脾通络解毒方为治，其中百合与乌药相配为用，消除脘腹胀满，得益于谢海洲教授经验传承，这亦启示我们平日应当见贤思齐，坚持阅览补充知识储备，勤于向师友请教交流，熟谙古方又不拘泥古方，勇于创新，将中医精益之学术思想源源传承下去。

（王少丽整理）

（三）益脾疏肝通络法治疗慢性萎缩性胃炎案

付某，男，27岁，2018年10月18日初诊，就诊节气：寒露。主因间断胃痛2年来诊。现病史：患者2年前无诱因出现间断胃痛，以白天隐痛为主，间断口服中西药治疗，症状反复。2017年11月13日胃镜示非萎缩性胃炎伴糜烂。病理：（胃窦）轻度慢性炎。2018年9月3日胃镜示慢性胃炎，病理：（胃窦）轻度慢性萎缩性胃炎，伴轻度肠化。现患者为求中药治疗就诊。刻下症：间断胃脘隐痛，白天明显，可放射至左胁下，晨起4～5时明显。嗳气，时有恶心欲吐，食后稍胀。大便不成形，日行2～3次。腹痛偶作，喜温。舌暗红苔薄黄，右脉弦细，左沉细。西医诊断：慢性萎缩性胃炎。中医诊断：胃痛。证候诊断：脾胃虚弱，肝木乘脾，血络阻滞。治法：补益脾胃，疏肝理气，活血通络。处方：太子参20g，茯苓20g，炒白术15g，莪术10g，浙贝母20g，煅瓦楞子15g（先煎），木香10g，黄连6g，生蒲黄10g，竹茹12g，旋覆花12g（包煎），赤芍12g，白芍12g，煅赭石15g（先煎），干姜6g，炙甘草6g。14剂，水煎服，每日1剂，早晚餐后30分钟服。

二诊（2018年11月18日）：服上方后好转，胃痛程度减轻，次数减少。晨起腹凉泄泻，纳眠可，小便可。舌暗红苔薄白微黄，右脉弦细滑，左弦。前方加减如下：黄连增至10g，加桂枝6g，山药15g，莲子肉15g。14剂，水煎服，每日1剂，早晚餐后30分钟服。

三诊（2018年12月13日）：患者现晨起5～6时轻微胃痛，片刻可缓解，晨起腹部稍凉，大便每日2行，基本成形。纳可，食多易腹胀，眠可，小便调。舌暗红瘦小，边有齿痕，苔薄黄腻，右脉弦细，左沉细稍缓。证候诊断：脾胃虚弱，肝木乘脾，血络阻滞，兼有湿热。治法：补益脾胃，疏肝理气，活血通络，兼清化湿热。于上方基础上，去干姜、山药、莲子肉，加厚朴15g，枳实12g，砂仁6g（后下），九香虫10g，浙贝母减为15g，黄连减为6g。14剂，水煎服，每日1剂，早晚餐后30分钟服。2个月后回访得知患者胃脘与腹部疼痛程度均明显减轻，偶尔发作，嘱患者注意避风寒，节饮食，调情志，适当运动，避免劳倦。

按： 本案患者以胃痛为主诉。叶天士《临证指南医案·木乘土》中提出"肝为起病之源，胃为传病之所""醒胃必先制肝，培土必先制木"。肝与脾胃之气相通，一荣俱荣，一损俱损。肝属木，主疏泄，脾属土，主运化，肝胃相和，则气血津液水谷精微输布正常；肝木乘脾土，肝脾不和，则肝失疏泄，脾失健运，胃失和降，则可发为胃痛、反酸、嗳气等症。治疗脾胃病，要重视肝与脾胃的关系，特别是由肝引起之肝脾不和，当从疏肝、柔肝、降肝三方面来诊治。第一畅达肝气，土壅则木郁，肝木亦可克伐脾土，横逆犯胃，故肝气顺畅，则脾胃功能得复。第二养肝柔肝，肝体阴而用阳，肝阴不足，肝失所养，可致肝之疏泄功能不畅，进而影响脾胃功能。第三平肝降逆，肝阳肝气上逆，可导致胃失和降，呃逆、反酸诸症可由此而生。同时还应注意，肝脾不调之证常同精神情绪有关，有土虚木乘、土壅木郁、肝木克土等不同情况，要根据其病因，考虑因何而起，因何而发。从病史来看，先有脾虚还是先有肝气血失和失畅；从病症来看，以肝为主还是以脾胃为主。更重要的是脉象，若关脉细弱者，当以脾虚为主，关脉弦大者多是肝木亢盛。综合判断，才能明辨肝脾的虚实情况。本案患者以胃痛来诊，属于脾虚肝木乘脾、血络阻滞之证，肝脾同调，故诸症得解。

本案患者是一位 27 岁的年轻男性，体型瘦长，脉症合参，姚教授辨其为脾胃虚弱，肝木乘之，兼血络瘀阻之证。询问得知患者平素学习工作节奏偏快，偶有情绪压抑时不欲食，或恶心欲吐，此属肝木乘土之象；结合胃镜病理报告，轻度慢性萎缩性胃炎伴轻度肠化，属病邪已入络致瘀，故治以补益脾胃、疏肝理气、活血通络为法。姚教授常常教导学生，明辨证型，随证治之，则诸症可解。本案患者为土虚木乘，脾胃虚弱为主，肝次之，故治疗时以健运脾胃为先，姚教授以自拟健脾通络解毒方加减，其中太子参、茯苓、白术健脾益气，取参苓白术散之意，亦可渗湿止泻；以赤芍、白芍柔肝养阴；木香行气止痛，与黄连相伍，可成香连丸，缓解患者腹痛偶作；生蒲黄取失笑散之义，五灵脂则因与太子参、党参及人参均相畏而舍，佐以莪术化瘀通络止痛；旋覆代赭汤降逆以解恶心欲吐；炙甘草调和诸药，缓急止痛。全方共奏补益脾胃之气、疏泄肝气、通络止痛之效，患者三诊后觉胃脘胀痛明显减轻。

（刘慧敏、黄昊整理）

（四）健脾解郁安神法治疗慢性非萎缩性胃炎案

佟某，女，60 岁，退休人员，2020 年 8 月 27 日初诊，就诊节气：处暑。主因两胁肋胀痛 1 年来诊。现病史：1 年前生气后出现稍食即两胁肋疼痛，以胀痛为主，右胁较明显。2020 年 1 月 7 日胃镜提示慢性非萎缩性胃炎，腹部 B 超示胆囊切除。现为求中药治疗就诊。刻下症：两胁肋疼痛，稍食即两胁胀痛，右胁明显，饥饿欲食，嗳气频，腹胀，大便偏干，小便可。目涩痛，视物模糊，脚发软发凉，乏力、气短，畏寒，睡眠差，难以入睡，多梦易醒。自发病以来体重下降 5kg。舌暗红苔中薄腻，脉右沉弦滑，左沉细。既往史：因胆囊结石行胆囊切除术，具体年份不详。西医诊断：慢性非萎缩性胃炎；胆囊切除术后。中医诊断：胁痛。证候诊断：肝脾不和，心神不安。治法：健脾助运，调和肝脾，宁心安神。处方：太子参 20g，炒苍术 12g，醋香附 12g，炒神曲 15g，川芎 10g，茯苓 20g，生龙骨 30g（先煎），生牡蛎 30g（先煎），生黄芪 15g，石菖蒲 12g，郁金 30g，柴胡 12g，合欢花 15g，炒酸枣仁 30g。14 剂，水煎服，每日 1 剂，早晚餐后 30 分钟服。

二诊（2020 年 9 月 10 日）：患者诉服上方后两胁胀痛缓解，以胃胀胃痛为主，餐后明显，嗳气，胃脘怕冷，口苦，口干不欲饮，无烧心，纳一般，仍眠差，入睡困难，头晕、头蒙。大便 1～2 日一行，前干后软。舌暗红苔中根部厚腻，前少苔，脉左沉弦细而涩，右脉弦细涩。处方：太子参 20g，法半夏 9g，干姜 6g，姜厚朴 15g，旋覆花 12g（包煎），木香 10g，桂枝 10g，黄连 6g，当归 15g，醋鸡内金 15g，炒建曲 15g，桃仁 12g，生黄芪 15g，合欢花 15g。14 剂，水煎服，每日 1 剂，早晚餐后 30 分钟服。

三诊（2020 年 11 月 5 日）：诸症减轻，现偶有胁肋胀满，食后胃胀，偶有恶心、纳差，口苦缓解，仍眠差，入睡困难，中途易醒，梦多。平素情绪起伏大。大便稍干，排便困难，2 日一行，小便微黄。证候诊断：肝郁脾虚，心神不安。处方：当归 20g，白芍 20g，茯苓 15g，炒白术 15g，柴胡 12g，牡丹皮 12g，焦栀子 10g，生地黄 30g，合欢花 15g，柏子仁 15g，北沙参 12g，生黄芪 15g，陈皮 12g，桃仁 12g，菊花 12g。14 剂，水煎服，每日 1 剂，早晚餐后 30 分钟服。1 个月后回访得知患者胁胀程度减轻，食后胃胀偶作，口苦次数减少，夜寐稍转佳，故嘱患者注意调畅情志，定期于心理有关科室寻求进一步治疗。

按：本案患者以胁痛为主诉来诊，既往因胆囊结石行切除手术，其胁痛常因生气发作，辨证为肝气郁滞克伐脾土，导致运化失职，湿浊瘀滞引起心神不安之证。肝脾不调为脾胃病辨治中常见的病机表现，所以"有肝脾失调为病之常"的认识，这是脾胃病辨治中十分重视的一个特点。肝属木，脾属土，二者相克互用，生理上互相促进，病理上互相影响。"土得木而达"，肝主疏泄，助调脾胃之气机升降且促其运化；脾为气血生化之源，肝得脾"散精于肝"之水谷精微濡养，则肝气冲和柔顺以资正常疏泄，又有"木赖土而荣"之说。若肝失疏泄则横逆犯脾，即"木郁乘土"；若脾失健运则肝失气血濡养而疏泄失常，即"土壅木郁"。"凡郁皆在中焦"，因郁而起，积于中焦脾胃，不通则痛。同时中焦气机不利无法宣降故易致郁，二者相互影响，容易形成恶性循环。本案患者可见胁肋胀痛、腹胀、嗳气等症状，伴有睡眠情绪障碍。因此，病理上肝脾往往互为因果，肝病及脾，脾病及肝，肝脾同病，致使肝脾功能失调。《丹溪心法·六郁五十二》中记载，越鞠丸又名"芎术丸"或"芎附丸"，原方由炒苍术、炒香附、川芎、炒神曲、黑山栀组成，为统治六郁（气、血、痰、火、湿、食）之专方，重点在行气解郁，配伍活血、燥湿、清热、消食之品，湿气行则血行，气畅则痰、火、湿、食郁一并消除。《成方便读·卷之二》载越鞠丸能"治诸般郁结，胸膈痞闷，吞酸呕吐，饮食不消等症"。越鞠丸具有行气解郁、宽中除满功效，用于本案患者对因对症。川芎为方中君药，丹溪用其辛散，开提中焦之气，恢复脏腑生生之气。苍术"发谷之气"，香附"下气最速"，二者一升一降，可助气机升降复常。栀子苦寒泄热，以清火郁；神曲消食导滞。二诊时，患者胁肋胀痛已缓解，仍有胃痛、胃胀之症，辨其为脾胃两虚，运化失宜，伤及气阴，虚火上炎，虚实寒热兼有，仍以调和肝脾为法，治从健脾和胃、养肝和血、安定心神，用丹栀逍遥散加减亦是调和肝脾、安定心神之剂。

　　本案患者是一位60岁的中老年女性，以胁肋胀痛为主诉初诊。患者自述行胆囊切除术前素有胃与两胁不适间断发作，未预见术后仍有可能出现该症反复，故陈述病史时多次强调为此急切不堪而特来求医，且患者平素情绪波动亦大。姚教授为患者诊脉后，向其缓缓道出此病与情绪关系极密切，应当避免过怒及过度忧思，并嘱其定期于心理有关科室进一步治疗。脉症合参，姚教授辨其属肝脾不和，运化不利，气机逆乱，心神不安。因肝郁日久耗气伤阴，引起心神不安，出现抑郁症的表现，故治疗多以越鞠丸加减。姚教授善用丹溪之"越鞠丸"同调肝脾，治疗脾胃病。针对本案方用越鞠丸合柴胡加龙骨牡蛎汤加减，调肝和血，健脾助运，安定心神，并配伍大剂量酸枣仁养益心阴，敛阳安神。复诊时患者胁肋胀满明显好转，仍有睡眠情绪及消化不良症状，姚教授仍从调理肝脾入手，方用丹栀逍遥散加减，以疏肝健脾，安神定志。每每遇到类似病患，姚教授总会提及叶天士对郁证的看法，"郁症全在病者能移情易性"，应充分认识到精神治疗的重要作用。而叶天士亦在《临证指南医案·郁》中记载了大量情志致郁的医案，治则涉及疏肝理气、苦辛通降、平肝息风、清心泻火、健脾和胃、活血通络、化痰涤饮、益气养阴等法。《医碥·郁》亦曰："百病皆生于郁。"木郁是五（行）郁之首，气郁乃六郁之始，肝郁为诸郁之主，故医者善于调肝，乃善治百病。

（刘慧敏、黄昊整理）

（五）肝脾同调治疗慢性萎缩性胃炎伴糜烂案

袁某，男，67岁，退休人员，2018年5月3日初诊，就诊节气：谷雨。主因胃脘痞满5年来诊。现病史：患者5年前无明显诱因出现胃脘痞满，时轻时重，未系统治疗。2018年5月2日行胃镜检查提示慢性萎缩性胃炎伴糜烂，活检：慢性炎症，淋巴细胞聚集，胃角轻度肠上皮化生。现为求中药治疗特来就诊。刻下症：胃脘痞满，胃脘、两胁及脐周不适，偶饭后腹胀，夜卧时或欲嗳气，排气多，小腹坠胀感，纳可，眠差，小便调，大便成形，质黏，每日一行。舌暗红，体胖大，苔中根部白厚，脉左关弦细，右细关弱。西医诊断：慢性萎缩性胃炎伴糜烂。中医诊断：胃痞。证候诊断：脾胃虚弱，肝木乘之，升降失常。治法：健脾和胃，调肝降气安神。处方：党参15g，茯苓20g，炒白术15g，白豆蔻10g（后下），木香10g，黄连10g，赤芍、白芍各12g，旋覆花12g（包煎），合欢花15g，浙贝母20g，法半夏9g，莪术10g，鸡内金15g，厚朴花15g，炙甘草6g。7剂，水煎服，每日1剂，早晚餐后30分钟服。

二诊（2018年5月10日）：服上方后，患者诉夜间平卧时有胃脘灼热感，伴两胁不适，偶气上冲胸，侧卧时可缓解。纳可，眠浅，难以入睡。大便每日一行，质黏，矢气频，偶有肛门重坠感。舌暗体胖，尖有瘀斑，苔中根部稍厚，脉弦。于上方基础上，党参改为太子参20g，去赤芍、白芍、浙贝母，加莪术 10g，厚朴花 15g，枳实 15g，桔梗 12g，升麻 6g，芡实 10g。14 剂，水煎服，每日 1 剂，早晚餐后 30 分钟服。

三诊（2018 年 6 月 28 日）：胃脘痞满、胀痛明显减轻，剑突下不适，坐位时两胁肋有压迫、灼热感，按之则舒。牙痛，自觉双目热。纳可，眠差。矢气减，二便调。舌体胖大，舌质暗，苔根部稍腻，尖有瘀斑，脉左浮弦，右弦。处方：党参 15g，茯苓 20g，炒白术 15g，黄连 10g，法半夏 9g，丹参 15g，郁金 12g，木香 10g，细辛 3g，旋覆花 12g（包煎），白豆蔻 10g（后下），合欢花 15g，白芍 12g，三七粉 3g（冲），生甘草 6g。14 剂，水煎服，每日 1 剂，早晚餐后 30 分钟服。6 周后回访得知患者胃胀痛未再发作，仅食多后易胃胀，牙痛亦缓解。嘱患者本病易反复，平素应当注意避免过食，适当运动，调畅情志，如有不适，可门诊随诊，继续调治。

按：本案患者因慢性萎缩性胃炎来诊。慢性萎缩性胃炎属于中医"胃痞"范畴。肝气条达则脾胃气机升降有序如常，反之若肝气郁结，失其条达，或脾胃虚弱，土虚木乘，肝失疏泄，则肝脾（胃）同病，而致气机阻滞，运化不行。临床上肝脾不调、肝脾同病是慢性萎缩性胃炎常见的病机，故在调理脾胃的同时，不可忽视肝气、肝血、肝阴、肝火的情况，并注重"肝脾同调"。治肝可以安胃运脾，常用疏肝健脾、疏肝和胃、清肝和胃、养肝和胃等治法。所谓"肝为起病之源，胃为传病之所"，并从肝气、肝血、肝阴、肝火的情况来分析，选择合适的治则治法，这在临床上是值得重视的。虽然"肝脾同调"是治疗脾胃病的重要理念，但不可妄意地以肝为主，或是以脾为主，应根据具体情况进行分析。另外还须注意肝之气血阴阳的关系，分别采取相应治法。关于肝病治法，可以参考王旭高《西溪书屋夜话录》中治肝三十法的有关论述。本案患者胃脘痞满，伴两胁不适，大便黏，眠差，症、舌、脉合参，属于脾胃虚弱、肝木乘之、升降失常之证。故治当以健脾和胃、调肝降气安神为法。方以党参、茯苓、白术健脾益气；党参、莪术益气活血，使补而不滞；白豆蔻、木香醒脾和胃、调畅中焦气机，且能减轻参、苓、术之腻胃滞气之弊，起到"以通为补"之效；黄连、木香清热燥湿，行气止痛，缓解脾虚湿阻之大便黏腻；赤芍、白芍、旋覆花、厚朴花、鸡内金疏肝行气，降逆消积；合欢花解郁安神；浙贝母、法半夏辛散苦泄，和胃化痰，散结消积；甘草调和诸药，解毒。患者复诊兼见湿浊中阻、血瘀阻络之症，治疗在原方基础上，佐以化湿行滞、协调升降、活血祛瘀之品，牙痛乃湿热之邪循胃阳明之经上逆，故以川黄连、细辛清解湿热以止其痛，使患者症状均得以缓解。

本案患者是一位 67 岁的退休男性，数年前出现胃脘痞满，未经过系统治疗，胃镜报告为慢性萎缩性胃炎。四诊合参，姚教授辨其为脾胃虚弱，肝木乘之，升降失常之证，当从健脾和胃、调肝降气安神论治。诊后，姚教授言及可结合王旭高在《西溪书屋夜话录》中枚举的治肝三十法，从而对本案有更深刻的理解。该书全面论述肝病证治，集古今治肝方法之大成，论治肝病章法分明，层次递进；以肝气、肝风、肝火三者为纲，乘胃、悔脾、冲心、犯肺、夹寒、夹痰、夹瘀七种表现为目。在治法上立疏肝气八法（疏肝、通络、柔肝、缓肝、培土泻木、泻肝和胃、抑肝平喘、泻肝平冲），祛肝风六法（凉肝、滋肝、养肝、缓肝、暖肝、搜肝），清肝火六法（清肝、泻肝、化肝、清金、补母、泻子）；另有治肝六诸法（补、镇、敛、温、平、散），补肝四法（气、血、阴、阳），合称王旭高治肝三十法。姚教授临床注重肝脾同调，治肝可以安胃运脾，健运脾胃时多相兼疏肝、通络、柔肝、养肝、清肝等治法。姚教授疏肝多用柴胡、木香、紫苏梗；通络则以叶天士《临证指南医案》之辛润通络、辛温通络、辛香通络、虫药通络以及补虚通络为法；至于柔肝，姚教授常将赤芍、白芍共用，现行《中国药典》规定，白芍和赤芍可以同出一源，若根据临床功效来分，则有"白补而赤泻"之说，白芍养血柔肝、敛阴益营、主补无泻，赤芍凉血行血、凉泻肝气，二者合用，兼具柔肝、通络、养肝之效；肝气结，郁而化火者应清肝，姚教授常用丹栀逍遥散化裁，佐以川连、生地黄、赤芍等清热凉血之品，如胃阴分不足可加沙参、麦冬、黄精等滋养胃阴药物。

（王少丽整理）

（六）和胃降逆法治疗慢性非萎缩性胃炎案

成某，女，39岁，2020年8月27日初诊，就诊节气：立秋。主因胃胀20余年来诊。现病史：20余年前患者无明显诱因出现胃胀，2009年因情绪不佳自觉胃胀加重，服中西药物效果不显，2017年9月10日胃镜提示慢性非萎缩性胃炎。现患者为求中药治疗就诊。刻下症：胃脘胀，自觉有气自胃中向上冲，至咽喉难以排出，咽下后胃胀愈重，嗳气或矢气后方有缓解，嗳气酸腐，口中异味，气短、喜叹息，食欲可，眠可，夜尿2～3次，大便每日一行，质黏，多不成形。颜面痤疮。舌胖淡苔白腻，脉沉细弱。西医诊断：慢性非萎缩性胃炎。中医诊断：胃痞。证候诊断：脾虚湿滞，胃失和降。治法：健脾化湿，和胃降逆，泻火助运。处方：党参15g，茯苓15g，炒白术15g，当归15g，白芍20g，黄连6g，豆蔻10g（后下），厚朴15g，炒枳壳12g，木香10g，甘草6g，柴胡12g，黄芩15g，莲子心6g。14剂，水煎服，每日1剂，早晚餐后30分钟服。

二诊（2020年9月10日）：胃气上冲缓解，吞咽仍有腹胀，晨起口气，纳眠可。大便成形，夜尿次数减少，双足凉，左甚。颜面痤疮新发减少。舌淡暗苔白，脉沉细。证候诊断：脾虚湿滞，胃失和降，寒热错杂。治法：健脾化湿，和胃降逆，寒热并调。于上方基础上，去莲子心，加桂枝10g，鸡血藤30g。14剂，水煎服，每日1剂，早晚餐后30分钟服。

三诊（2020年9月24日）：胃胀明显减轻，胃气上冲缓解，自觉咽喉异物感，口中异味减轻，腹胀缓解，矢气多。纳少，眠可，情绪平稳。双足凉，左甚。二便调。颜面痤疮较前缓解。舌淡红胖，苔薄白裂纹，左弦细，右弦细滑。证候诊断：脾胃失和，升降失常，寒热错杂。治法：调脾胃，和升降，理寒热。处方：党参15g，茯苓20g，炒白术15g，法半夏9g，黄连10g，桂枝10g，桔梗12g，车前子30g（包煎），鸡血藤30g，吴茱萸3g，当归15g，甘草6g，赤芍12g，白芍12g，鸡内金15g。14剂，水煎服，每日1剂，早晚餐后30分钟服。1个月后回访得知患者诸症悉除，收效满意。嘱患者继续注意谨慎调摄，避风寒，畅情志，适当运动。

按： 脾与胃以膜相连，互为表里，为后天之本，共同完成受纳和运化水谷、水湿的功能。"脾气虚则四肢不用，五脏不安"，脾胃虚弱影响自身的生理功能，脾胃运化失宜，水、湿、痰、浊、火、毒等停留为患；脾胃虚弱引起气机升降失常，寒热错杂变化，导致相关脏腑疾病。同时，升降失宜、寒热错杂是脾胃病常见之变化。脾胃为气机升降之中枢，脾主升清，胃降浊气，脾胃运化不利，升降失宜，会导致各种脾胃病的发生，正如《素问·阴阳应象大论》所言："清气在下，则生飧泄；浊气在上，则生膜胀。"脾为脏属阴，藏精气而不泻也，脾阳健运则能升清，脾喜燥恶湿，因此脾病多从寒从湿而化。胃为腑属阳，传化物而不藏也，胃阴濡润、胃气通畅则能降浊，胃喜润而恶燥，因此胃病多从热从燥而化。

本案患者以胃痞、有气上冲为主诉来诊，见大便质黏，多不成形。舌胖淡苔白腻，脉沉细弱。四诊合参，认识到脾胃虚弱为发病之根本。脾失健运，水湿运化不利而湿邪内滞；脾胃为气机升降之枢纽，脾胃虚弱则气机升降失常，胃气上逆，患者自觉胃中有气上冲至咽喉；患者脾胃虚弱日久，寒热错杂是常见变化。总言之，当从健脾化湿、和胃降逆、寒热并调论治。方选四君子汤加减，党参补益脾胃之气，茯苓渗湿，白术燥湿又健脾胃。因脾胃虚弱为发病之本，运化水湿无力而内湿停滞，故三者为该方不可或缺之药。另佐以豆蔻温中化湿；在健脾胃的基础上，以柴胡、厚朴、枳壳、木香调气升降，以黄连、黄芩、桂枝、吴茱萸等理寒热。以本案为例，治疗脾胃病在健脾的基础上调其升降，理其寒热是基本原则，理解此，则抓住了脾胃病诊疗的要点和注意事项。

本案患者是一位39岁的女性，虽年岁不长，但病情反复已有20年之久，可谓素有胃病。《素问·评热病论》云："邪之所凑，其气必虚。"这里的邪泛指一切致病因素，于脾胃病而言，细论之包括外感六淫、饮食失节、劳倦内伤、情志不畅等。正气足者，与邪相争，可鼓邪外出；正气不足者，邪气犯胃，抵邪无力而邪留滞于内。若正气稍复，可制邪则如常人，若正气再次虚损，或复感邪，或邪实复盛，则诸症又现。《素问·经脉别论》中提到的"勇者气行则已，怯者则着而为病也"或许与此有相通之处。本案患者初诊时，诉情绪波动则症状易反复，且病程长，加之患者是年轻女性，颜面痤疮更是令其困扰，言语间流露出些许急躁之情。肝属木，主疏泄，肝木条达则疏泄如常，情志得畅；情志失畅，脉象弦者多属肝失条达，疏泄不利。不仅在临床症状中有体现，患者的言语表达甚至肢体动作都可能有所反映，姚教授治疗脾胃病注重"肝脾同调"亦不乏此道理于中。姚教授诊治这类患者时，往往十分耐心，愿意为患者解释病因，安抚患者的焦虑情绪，给予适当鼓励，增强患者疗病之信心。姚教授言辞温和，常令患者如沐春风，甚至豁然开朗，即使是对服用中药汤剂略有抵触的患者，亦能因此保持较好的依从性。这让我们从另一方面体会到医术精湛高明不仅限于辨证施治得宜。人们通常认为德才兼备、德艺双馨者甚佳，于医者而言，医德、仁心是为病患诊疗疾病时不可缺的重要品质。

（刘慧敏、黄昊整理）

（七）化浊清热法治疗慢性非萎缩性胃炎案

刘某，男，54 岁，2018 年 1 月 11 日初诊，就诊节气：小寒。主因发作性胃胀 4 年来诊。现病史：患者 4 年前无明显诱因出现胃脘不适，发作性胃胀，2017 年 5 月于当地医院查胃镜：慢性非萎缩性胃炎，反流性食管炎。活检：胃窦表浅胃黏膜轻度慢性炎。腹部超声提示中度脂肪肝。口服泮托拉唑、铝碳酸镁咀嚼片后症状有所缓解。后未系统治疗，病情时有反复，现患者为求中药治疗来诊。刻下症：发作性胃胀，时胃痛，偶口干口苦，纳眠可，大便每日一行，不成形，小便可。唇暗，舌淡暗苔微黄厚腻，右脉弦，左脉弦缓。西医诊断：慢性非萎缩性胃炎，反流性食管炎。中医诊断：胃痞。证候诊断：脾胃运化不利，肝木乘之，浊邪内滞，化热伤络。治法：健脾和胃，化浊清热，和血通络。处方：党参 15g，茯苓 20g，生白术 15g，莪术 10g，浙贝母 20g，当归 15g，赤芍 15g，川芎 10g，枳壳 12g，苏梗 10g，川连 6g，黄芩 12g，荷叶 15g，建神曲 15g，法半夏 9g。14 剂，水煎服，每日 1 剂，早晚餐后 30 分钟服。

二诊（2018 年 1 月 25 日）：服上方后胃胀缓解，4 日前吸入冷空气后出现胃中有水声，纳可，眠差，易醒，大便每日一行，不成形，小便调。唇色暗红，舌淡暗边有齿痕，苔薄白腻根部略厚，脉沉弦细。于上方加减：党参改 20g，去川芎、赤芍，加黄芪 15g，白豆蔻 12g（后下），炙甘草 6g。14 剂，水煎服，每日 1 剂，早晚餐后 30 分钟服。

三诊（2018 年 2 月 8 日）：服前方后诸症俱缓，偶反酸，口干，纳眠可，大便成形，小便调。舌淡暗，边有齿痕，苔薄黄，脉沉细滑。于 1 月 11 日方加减：改党参为 20g，荷叶 20g，川连 10g，去赤芍、川芎、枳壳，加枳实 15g。14 剂，水煎服，每日 1 剂，早晚餐后 30 分钟服。患者继服 28 剂，服药期间诸症悉除，未再发作。嘱患者平素避风寒，节饮食，适当运动。

按：脾胃乃后天之本，气机升降之枢，气血生化之源。脾胃虚弱为脾胃病的发病之本。脾胃虚弱包括脾气虚、脾阳虚、脾胃阴虚，其中以脾气虚为主。脾胃虚弱而纳运失健、气机不利，导致气滞、血瘀、痰湿、湿热等诸多病理因素相应产生、加重，病情逐步发展演变，多影响他脏。"内伤脾胃，百病由生。"若脾胃受损，往往涉及其他脏腑，故其他脏腑病变亦应注重以补益脾胃为本。若以脾气虚为主，常选用四君子汤、黄芪、山药等以健脾益气；若以胃阴虚为主，多选用益胃汤、北沙参、太子参、麦冬等甘凉养阴药物；若为气阴两虚，常以四君子汤合益胃汤加减。在补益脾胃时慎用峻猛之药，同时可适当选用枳壳、陈皮、紫苏梗、厚朴花、玫瑰花、香附等理气药，使补而不滞。

本案患者以"发作性胃胀 4 年余"为主诉，证属"胃痞"范畴。患者发病日久损伤脾胃，脾胃运化不利，升降失常，不通则痛，故见胃脘胀满，时胃脘隐痛；脾失运化，水反为湿，谷反为滞，湿浊内阻，久而生热，继而损及络脉，故见口干口苦、唇暗、苔微黄厚腻等症。治疗当以健运脾胃，化湿浊，清郁热，活血通络为法。又患者脉有弦象，为肝木乘土，肝气失于条达，故导致升降失常，湿热阻滞，因而疏理肝气十分必要，在病机分析时，注意肝气条达的作用。方以党参、茯苓、白术、建神曲健运脾胃；川芎、赤芍、当归、莪术、枳壳、苏梗等药行气活血通络，其中当归、赤芍取当归芍药散之意在调肝健脾；莪术、浙贝母、半夏化湿浊，散郁结；黄芩、黄连清郁热，燥湿浊；并以荷叶佐党参、茯苓、白术等药健脾升清，并佐黄芩、黄连化浊除湿；患者服药14剂后，胃胀明显缓解，故减行气活血之川芎、赤芍，因胃中偶感寒湿，致胃中有水声，故增加党参用量，并加黄芪以增强健脾益气之功，方中另加辛温之白豆蔻以行气、化湿、温中，炙甘草调和诸药。三诊患者诉偶反酸、口干，查舌苔微黄，患者湿热之象较为明显，故加重清热燥湿、利湿之黄连、荷叶用量，并改枳壳为枳实，以行气消滞。立法遣药着眼于健运脾土，斡旋中焦。脾胃强健，纳运健旺，斡旋得利，诸症自当化解。

本案患者是一位54岁中年男性，以"发作性胃胀4年余"为主诉来诊。询问患者胃胀发作有无诱因，起初患者否认，当姚教授按脉，问及平素性情如何，是否易急躁时，患者表示赞同，最近因家中琐事而烦躁，但未关注情志与胃脘症状的联系。姚教授闻此，便耐心告知患者，此病与生气、焦躁存在很大关系。姚教授治疗肝脾不和的核心方为逍遥散，但逍遥散理气之功较弱。气为血之帅，气滞日久，必然影响血分，气血失和，因此，调气时亦应重视调血，不管有无明显血瘀，均需加入和血之品。姚教授认为逍遥散中核心药物为赤芍、当归，这亦体现中医"治未病"思想。对于理血之剂，可相机使用，一般多用赤芍、当归、丹参，血瘀较重者可选用莪术、延胡索、郁金、川芎、土鳖虫、桃仁、蒲黄、三棱、醋五灵脂、益母草、泽兰、红花等。

本案患者病属"胃痞"范畴。基本病机为脾胃运化不利，肝木乘之，浊邪内滞，化热伤络，在治疗上，健脾和胃、化浊清热为重点。姚教授临证时注重舌诊，《灵枢·脉度》云："脾气通于口，脾和则口能知五谷矣。"章虚谷曾说："脾胃为中土，邪入胃则生苔，如地上生草也。"脾开窍于口，足太阴脾经连舌本，散舌下，舌居口中而司味觉。姚教授常常教导学生，在临床治疗中应该注意，对脾胃病见舌苔厚腻者，属湿邪内滞，黄腻为湿热，白腻为寒湿，尤其舌苔黄腻而厚者，一定要首先清化湿热，令厚苔化去，否则其他治疗难以奏效。待舌苔化去，再行调补。

（王少丽整理）

【参考资料】

［1］唐承薇，张澍田.内科学消化内科分册［M］.北京：人民卫生出版社，2015.

［2］张声生，唐旭东.慢性胃炎中医诊疗专家共识意见［J］.中华中医药杂志，2017，32（7）：3060-3064.

［3］白宇宁，张润顺，朱昱翎，等.从"脾虚络阻毒损"辨治慢性萎缩性胃炎及癌前病变［J］.中医杂志，2013，54（1）：26-28.

［4］朱昱翎，白宇宁，张润顺.姚乃礼辨治慢性萎缩性胃炎癌前病变经验［J］.中国中医基础医学杂志，2013，19（4）：410-411，423.

［5］燕东，王少丽，白宇宁，等.基于络病理论探析慢性萎缩性胃炎的中医病机［J］.中医杂志，2015，56（15）：1282-1285.

［6］燕东，白宇宁，张润顺，等.姚乃礼基于络病理论治疗慢性萎缩性胃炎经验［J］.中华中医药杂志，2015，30（11）：3946-3949.

［7］殷振瑾，闫远杰，姚乃礼.姚乃礼主任医师从邪毒理论辨治慢性萎缩性胃炎经验［J］.时珍国医国药，2017，28（8）：2007-2008.

［8］燕东.姚乃礼教授治疗脾胃病学术思想及慢性胃炎辨治经验的临床研究［D］.北京：中国中医科学院，2016.

［9］燕东，王少丽，姚乃礼.姚乃礼治疗脾胃病经验［J］.中医杂志，2017，58（21）：1818-1821.

［10］朱丹，姚乃礼.姚乃礼应用"络病"理论治消化系统疾病［J］.中华中医药杂志，2018，33（2）：577-579.

［11］王少丽，张润顺，白宇宁，等.姚乃礼应用调和肝脾法经验［J］.中医杂志，2008，（7）：596-597.

［12］马继征，姚乃礼.论辨证论治与辨病论治相结合［J］.中华中医药杂志，2015，30（12）：4251-4253.

［13］姚乃礼，罗普树.路志正《医林集腋》两则［J］.湖南中医学院学报，1985，（1）：27-28.

［14］洪文旭，洪泠.谢海洲用药配伍经验选析［J］.北京中医，2001，（3）：5-6.

［15］姚乃礼，胡荫奇，王承德.谢海洲老师学术思想成就［J］.中华医史杂志，2000，（4）：60-61.

［16］王旭高.西溪书屋夜话录［M］.北京：人民军医出版社，2012.

［17］冯涛.秦伯未解《西溪书屋夜话录》"治肝卅法"［J］.山东中医药大学学报，2020，44（5）：580-584.

［18］王明刚，毛德文.王旭高《西溪书屋夜话语录》治肝法探讨［J］.陕西中医药大学学报，2017，40（2）：81-83.

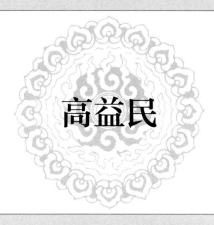

高益民

一、医家简介

高益民（1932—　），男，首都医科大学中医药学院教授、主任医师，第三批、第五批、第七批全国老中医药专家学术经验继承工作指导老师，第六批北京市中医药专家学术经验继承工作指导老师，第三届首都国医名师。从事中医临床工作60多年，积累了丰富的经验，擅治肿瘤等疑难杂病、中西结合抢救危急重症等。著有《高益民老中医临证经验集》《高益民医论集萃》，主编《现代名中医类案选》《健康与亚健康新说》《人体的火》等，执笔《赵炳南临床经验集》《刘奉五妇科经验》《关幼波临床经验选》等20余部著作。

二、学术思想

高益民教授于20世纪70年代曾为北京中医妇科名家刘奉五（以下尊称刘老）总结整理临床经验。在《刘奉五妇科经验》一书中，医话类开篇就是"'脾胃升降'临床意义浅见"一文，体现了刘老重视后天脾胃的学术思想。高教授传承了刘老的临床经验，在治疗慢性胃炎等脾胃疾病时，受刘老倡导的"脾胃升降"理论影响非常大。

（一）脾胃升降与体用关系

脾与胃同属中州，以膜相连。脾为脏在里属阴，藏而不泻；但脾性主升，升则为阳，脾气升水谷精微才得以布散；脾主运化，运化为动，动则为阳，故脾体阴而用阳。胃为腑在表属阳，泻而不藏；胃主受纳，其性主降，降则为阴，胃气降则水谷得以入胃，糟粕得以下行，故胃体阳而用阴。《叶天士医案》曰："脾宜升则健，胃宜降则和。太阴湿土，得阳始运；阳明阳土，得阴始安。"明确指出脾虽为阴脏而其用在阳，治脾当知脾欲升；胃虽为阳腑而其用在阴，治胃当知胃欲降。

脾与胃二者一脏一腑，一里一表，一升一降，一阴一阳，相反相成，功能上相互配合而成为人体气机升降的枢纽。若脾胃功能失常，可影响气机升降。如脾气不升，可致精微不布，清阳不升而湿浊内生，症见头晕、神疲乏力、大便溏泻等，治疗以健脾升阳为法；胃气不降，可致水谷不入，浊物不化，糟粕不下，症见纳呆、呕恶、嗳气、腹胀、便秘等，治疗以和胃降逆为法。由于脾胃关系密切，脾胃为病常常相互影响，脾病则不能为胃行其津液，胃病则脾无所禀受，临床上往往会出现胃病兼见脾病的证候、脾病兼见胃病的证候，因此健脾升阳与和胃降逆两种治法在临床上常常相互配合，难以截然分开。

（二）脾胃升降与润燥关系

脾喜燥而恶湿，湿为阴邪，若湿邪太过，则脾阳受困而不能升举，导致脾运失司；胃喜润而恶燥，燥为阳邪，若燥邪太过，则胃阴必伤而不能润下，导致胃纳失常。虽然脾喜燥、胃喜润，但治疗上若燥湿升阳太过，反易耗伤脾之津液，若滋阴润燥太过，反易损伤胃之阳气，均会影响脾胃气机升降。因此要协调好脾胃的升降关系，既要顺应其生理特性，还要处理好升阳与滋阴的辨证关系。即升阳时不忘稍佐滋阴之药，滋阴时不忘稍佐升阳之品，这样才能更好地协调阴阳，使阳生阴长，阴生阳长。

（三）脾胃升降与肝肾关系

在人体中，脾胃与肝、肾的关系尤其密切。肝与脾胃同居中焦，肝属木，脾胃属土，木能疏土，功能上脾的运化必须依靠肝气的疏泄。《金匮要略》曰："见肝之病，知肝传脾，当先实脾。"明确指出肝病可损及脾胃。若肝气郁结，则横逆犯脾胃，导致脾失升举，胃失和降，出现中焦壅满等症。若肝旺胆火郁结，与胃气相并上逆而为病，则见恶心、呕吐、口苦等症。若肝胆湿热内阻，可进一步困阻脾胃，造成脾升胃降失常，则见胁肋灼热胀痛、口苦口黏、厌食、脘腹胀满、恶心呕吐、大便不调等症。反之，脾失健运也会影响肝气的疏泄。如脾运失职，湿阻中焦，可导致肝疏泄功能失常。

肾居于下焦，为"先天之本"，藏精之脏，既存真阴又寓真阳。脾胃纳运腐熟水谷，化生气血，均需依赖肾阳对脾阳的温煦作用。若肾阳不足，不能鼓动脾阳，则脾气不升而清阳下泄，出现腹胀便溏、肢冷不温等症，胃气不降而浊气上逆出现脘腹胀满、嗳气、恶心呕吐等症。反之，脾胃化生的水谷精微又为肾阴、肾阳不断提供物质基础。若脾胃虚弱，运化失职，不能输精于肾，则日久肾气虚衰，而出现腰膝酸软、头晕耳鸣等症。

（四）发挥脾胃升降理论，形成自身特色经验

高益民教授继承并发扬了刘老所倡导的"脾胃升降理论"，主张临床治疗脾胃病时，应针对脾升胃降、脾喜燥胃喜润的生理特性，以及脾胃与肝肾的关系，察阴阳，知升降，明补泻。只有抓住脾胃生理功能的要点，才能协调好脾胃与诸脏的关系，达到治病求本的目的。经 60 多年的临床实践，高教授逐渐总结出了治疗脾胃病的用药经验。

1. 善用小柴胡汤调气机

高教授十分推崇小柴胡汤，他认为小柴胡汤为调理气机第一方。方中柴胡、黄芩疏达肝气、清泄邪热，半夏降逆和胃，党参、甘草、生姜、大枣健脾和胃，诸药配合能疏肝理气，协调脾胃升降。该方可用于治疗全身气机失调所致的各种疾病，尤其对胆囊炎、慢性乙型肝炎、胆汁反流性胃炎、胃肠神经功能紊乱等消化系统疾病非常适合。高教授处方时常采用小柴胡汤中的三味主药：柴胡、黄芩、半夏。他认为柴胡和解少阳、疏理气机，但柴胡有"升散之弊"，辅以黄芩既能加强清理少阳邪热之功，又能抑制柴胡之"弊"；半夏燥湿化痰、和胃降逆，与柴胡配合一升一降，可起到疏肝、和胃、化痰之功。三味药配合，适用于肝气郁结、肝郁化火、肝胃不和等证型。

2. 以玉屏风散同调肝脾

高教授认为玉屏风散虽然只有三味药，但其组方却十分精妙。对表虚不固者，黄芪益气固表，白术健脾益气，防风祛风，该方既益气固表又不留邪；对体内有湿者，黄芪补气利水，白术健脾燥湿，防风祛风胜湿，该方又能健脾祛湿；此外，黄芪补肺脾之气，白术健脾气，防风还具有疏肝功能，

该方肺脾肝同调，因此适用范围非常广。高教授临床上治疗脾胃病常以玉屏风散作为基础方，就是取该方肝脾同调的作用。高教授常用的药物剂量：生黄芪 30～50g，炒白术或焦白术 10～15g，防风 10g。

3. 据寒热调左金丸药物配比

高教授治疗脾胃病时，对于嗳气、呃逆、胃部灼热或怕凉、反酸等胃脘部症状，常常在辨证处方中加用左金丸。他认为该方能调和肝胃，黄连苦寒泻火可清胃热，吴茱萸辛热可散胃寒且入肝降逆止呕，也可制约黄连之寒。临床应用时，需根据证候的寒热性质来调整两药的配伍比例。若偏寒者，吴茱萸用量要倍于黄连，如吴茱萸 6g，黄连 3g；若偏热者，则黄连用量要倍于吴茱萸，如黄连 6g，吴茱萸 3g；若寒热不明显，则两药可等量应用，如黄连 3～5g，吴茱萸 3～5g。

4. "升中寓补"加强健脾益气功效

高教授治疗脾胃虚弱证，常常在党参、太子参、黄芪、白术、茯苓、甘草等健脾补气药基础上加葛根、升麻。他认为这两味药具有提升脾胃清阳的作用。脾性主升，若脾气亏虚，常常会造成脾之清阳不升。如果在常规健脾补气的基础上，加上葛根、升麻来辅助升举脾胃阳气，提升脾胃清阳，就可大大增强健脾补气的功效。对于这种药物配伍方法，高教授称为"升中寓补"法，可以说是他对传统健脾益气法的发挥。

5. 创制治疗脾胃病经验方——健脾和胃饮

高教授依据脾胃升降理论，通过多年临床摸索逐渐确定了治疗脾胃病的经验方——健脾和胃饮。药物组成：黄芪 15g，白术 10g，茯苓 10g，陈皮 5g，半夏 10g，黄连 3g，吴茱萸 10g，白及 10g，三七粉 3g，白芍 15g，白屈菜 10g，甘草 5g。

功效：健脾益气，和胃安中。

主治：慢性胃炎、胃及十二指肠溃疡等以脾胃不和证为主者。

方解：黄芪健脾益气为君药；白术、陈皮共为臣药，一个健脾燥湿，一个理气和胃，二者相伍可使脾升胃降，气机升降协调，有调理脾胃之功；吴茱萸、黄连亦为臣药，二者一热一寒，可清肝泻火，制酸降逆，临床使用时需根据寒热程度灵活增减二者的药量比例；茯苓健脾渗湿，半夏燥湿化痰、和胃降逆，白芍养血柔肝，配伍甘草缓急止痛，白及收敛生肌，三七活血止血止痛，白屈菜消肿止痛，诸药共为佐药；甘草调和诸药，为使药。该方依据脾胃升降理论，在健脾升阳、和胃降逆的基础上，还兼顾了肝与胃的关系，并很好地协调了升阳与滋阴的关系，因此能够适用于各类慢性胃炎的治疗。

加减：兼有肝郁气滞者，加柴胡、黄芩或香附、郁金；腹胀明显者，加厚朴、枳壳或苏梗、大腹皮；脾虚明显者，加太子参；湿盛舌苔厚腻者，加藿香、佩兰；气逆痛重者，加白蔻仁、檀香或旋覆花、代赭石或竹茹、五灵脂；食滞重者，加焦三仙。

三、临床特色

对于各类慢性胃炎，高益民教授常根据病史、症状、胃镜与病理检查等具体情况，在辨证基础上组合应用六法进行治疗。在逆转胃黏膜肠上皮化生方面，他主要遵循三原则，并创制了针对肠上皮化生的核心处方。

（一）六法组合辨治慢性胃炎

1. 扶正气以固本

扶正气主要针对病程日久，正气偏虚的病机。通过扶助正气可以调节机体免疫功能。高教授喜用玉屏风散为基本方。现代药理证实该方具有调节人体免疫功能的作用，常用于治疗免疫功能异常的疾病。若脾虚明显者，可酌加茯苓、党参、太子参、甘草以加强健脾益气功效，还可适当配伍葛根、升麻等提升清阳之药，通过"升中寓补"来加强补气健脾功效；伴血虚者，可加当归、白芍等，与黄芪配伍可补气生血；伴阴虚者，可加石斛、北沙参、生地黄、麦冬、黄精等以养阴清热；偏阳虚者，可加桂枝、炮姜等以温中散寒。

2. 调肝胃助升降

调肝胃主要针对病机属肝胃不和者。通过调和肝胃可解除痞胀、呕恶、嗳气等症状，高教授常用小柴胡汤合左金丸加减。小柴胡汤可调理气机，方中的柴胡、黄芩、半夏为必用之药。左金丸方中吴茱萸、黄连辛开苦降，具有清泻肝火、降逆止呕的作用。对于偏胃寒者，使用吴茱萸的量要倍于黄连；若偏胃热者，则黄连用量要倍于吴茱萸；若寒热不明显者，则黄连、吴茱萸等量。

幽门螺杆菌是萎缩性胃炎肠上皮化生的重要病因和促进因素，因此对于幽门螺杆菌阳性者，可重用黄连、黄芩等以清热燥湿。现代药理研究证实两药均有明显抗菌作用，可杀灭幽门螺杆菌。

此外，对于肝郁明显者，常加香附、厚朴、佛手、姜黄、郁金等以疏肝理气，行气解郁；偏胃气上逆者，加陈皮、竹茹、旋覆花、枳实或枳壳等以降逆和胃；若食纳减退者，加鸡内金、焦三仙、莱菔子、砂仁等以开胃消食；若烧心明显者，加乌贼骨、瓦楞子等以制酸止痛；若中焦湿浊明显者，可加藿香、佩兰、白蔻仁、泽泻、车前草等以化湿利湿。

3. 活血化瘀通络

慢性萎缩性胃炎多病程较久，患者临床常表现为胃脘部胀痛或刺痛，痛有定处，说明有瘀血存在。并且慢性萎缩性胃炎在胃镜下可见黏膜灰白而薄，皱襞变平，说明胃黏膜固有腺体萎缩与局部血液循环供应不良有密切关系。中医认为"久病多瘀""久病入络"，因此高教授治疗慢性萎缩性胃炎，常使用丹参、三七、莪术、鸡血藤、桂枝、牡丹皮、赤芍等活血化瘀通络药，以促进局部血液循环，增加血液供应，改善胃黏膜及固有腺体的萎缩状态。

4. 适当缓急止痛

有胃部隐痛症状者，可通过缓解胃部挛急达到止痛目的。高教授喜用芍药甘草汤配合木瓜以甘酸缓急止痛；或辅以金铃子散（延胡索、川楝子）、莪术以理气止痛；或配合生姜、砂仁、檀香、香橼皮以温中行气止痛；疼痛较重者，还可加白屈菜镇痛。

5. 佐以生肌敛疮

本法主要针对胃镜检查显示伴有胃黏膜糜烂状态者。高教授常用珍珠粉、白及、乌贼骨等药来生肌敛疮，以保护胃黏膜，促进糜烂处尽早愈合。

6. 辅以解毒散结

对于出现肠上皮化生、不典型增生者，因其属于癌前病变，高教授常在扶正基础上加用一些解毒散结药，如白屈菜、草河车、冬凌草、龙葵、白花蛇舌草、浙贝母、夏枯草等。现代药理研究证实这些药均具有一定的抗肿瘤活性。

此外，对于慢性胃炎的治疗疗程，高教授主张应服药 3～6 个月，伴有肠化的患者，疗程还应适当延长至 6～8 个月；为方便患者服药，可以考虑将处方制成丸剂和散剂；禁忌方面，患者应戒烟、戒酒，忌辛辣、肥甘、油腻饮食；对于萎缩性胃炎及出现肠化的患者，因患者常常担心癌变，高教授多耐心给他们解释病情，叮嘱他们勿过于紧张焦虑，方能有利于病情改善。

（二）遵循三原则逆转肠上皮化生

胃黏膜肠上皮化生是指肠型上皮细胞取代胃黏膜上皮细胞的病理过程。目前学术界普遍认为，胃黏膜肠上皮化生属于正常胃黏膜—慢性非萎缩性胃炎—慢性萎缩性胃炎—胃黏膜肠上皮化生—异型增生—肠型胃癌这一肠型胃癌发生模式的中间阶段，为癌前病变。因此早期治疗胃黏膜肠上皮化生，阻止其进展、恶化，是预防胃癌的有效措施。

胃黏膜肠上皮化生一般是在各类慢性胃炎的基础上出现的病理改变，因此对其病因病机的认识不能离开原发病。目前已知，引起各类慢性胃炎的病因，既有外因，如感受外邪、用药不当等，也有内因，如饮食失宜、劳倦过度、内伤七情、年老体衰等。高教授认为，无论是外感病因还是内伤病因，均可导致肝脾胃失和，纳运失调，中焦气机升降失常，进而产生气滞、湿阻、食积、痰饮、湿热、火郁、瘀血诸郁，郁久则化生浊毒，进一步损伤人体正气，因此"脾胃不和，正虚毒蕴"是胃黏膜肠上皮化生的基本病机。想要有效逆转肠上皮化生，应针对其基本病机来辨证施治，并在此基础上遵循以下三原则：

1. 早期干预，既病防变

高教授认为胃黏膜肠上皮化生既然属于癌前病变，有恶变的倾向，就应根据中医"治未病"原则，进行早期干预以防止其进一步发展。结合多年来的诊治经验，他认为采用中药进行干预，能有效改善患者的脾胃症状，并有效阻止甚至逆转肠上皮化生的病变进程，从而防止其进展为胃癌。

2. 辨证与辨病相结合

高教授指出，胃黏膜肠上皮化生患者临床上既有脾胃系统症状，又伴有病理上的胃黏膜肠上皮化生改变，治疗时既要辨证治疗脾胃系统诸症，又要辨病治疗以逆转胃黏膜肠上皮化生，即辨证治疗与辨病治疗相结合。

辨证治疗脾胃病，高教授常应用"健脾和胃饮"进行随症加减。如肝郁化热者，加柴胡、香附、黄芩、郁金等疏肝清热；苔白厚腻、腹胀者，加厚朴、藿香、佩兰等芳香化湿，理气消胀；嗳气、呃逆、呕恶者，加竹茹、枳实（壳）、旋覆花等理气化痰降逆；纳少、纳呆者，用鸡内金、山楂、莱菔子、神曲等消食开胃；胃痛明显，加金铃子散、徐长卿、夏天无等止痛；伴胃黏膜糜烂出血者，加海螵蛸、血余炭、仙鹤草、牡丹皮、赤芍、生地黄、地榆、槐花等化瘀止血、凉血止血；脾虚明显者，加太子参、党参健脾益气，加葛根、升麻以提升清阳，"升中寓补"以加强补气功效；兼胃阴不足者，加元参、麦冬、生地黄、五味子、石斛等养阴增液，加当归、白芍、阿胶珠、丹参、鸡血藤等养血活血。

辨病治疗胃黏膜肠上皮化生，高教授常采用玉屏风散加陈皮、甘草、白屈菜、冬凌草作为核心方，该方的应用以守为主。方中黄芪为君，健脾益气发挥扶正作用；白术、陈皮、防风疏肝健脾和胃为臣，协调中焦脾胃升降；白屈菜、冬凌草为佐，清热解毒，利湿化痰，活血止痛；甘草为使，既健脾益气，又清热解毒，还调和诸药。

3. 扶正祛邪兼顾

胃黏膜肠上皮化生为癌前病变，高教授认为在治疗上可借鉴中西医诊治肿瘤的思路。西医治疗肿瘤因肿瘤不同而手段方法各异，近年来靶向治疗和免疫治疗是肿瘤治疗的两大方向。靶向治疗主要是针对肿瘤，以杀灭肿瘤细胞，抑制肿瘤细胞增殖，防止其转移、复发为目的。免疫治疗主要是针对机体免疫系统，以提高机体免疫系统对肿瘤细胞的识别、杀伤能力为目的。中医认为，肿瘤发病的基本病机是"正不胜邪，癌毒内生，正虚为本，邪实为标"，治疗上既要扶助正气以治本，又要祛邪解毒以治标。高教授指出中西医在治疗肿瘤的基本思路上是相通的，均注意从正邪两方面来论治，因此中药干预胃黏膜肠上皮化生也要遵循这一思路，扶正祛邪兼顾。

扶正方面，高教授主张要顺应脾胃的生理特点，注重升清健脾、和降胃气，同时还要辨别气血阴阳虚损的程度来调整用药。他喜欢用玉屏风散作为扶正的基础方。玉屏风散是高教授临证常用方剂，他认为玉屏风散组方十分精妙：对表虚不固者，该方健脾益气固表，祛风而不留邪；对体内有湿者，该方又能健脾祛湿利水；此外，该方肝、脾、肺同调，适用范围较广。近年来药理研究显示，玉屏风散能发挥免疫调节作用，可调节机体特异性与非特异性免疫。如果脾虚明显，高教授还常合用四君子汤以加强健脾益气作用；阴血亏虚者，则常合用四物汤、当归补血汤、生脉饮、增液汤等。

祛邪方面，高教授主张要分辨气滞、瘀血、食积、湿阻、痰饮、湿热等病邪而予以相应治疗，以协调脾胃气机升降，具体用药前面已述及。此外，高教授强调"诸邪郁久而化生浊毒"是导致胃黏膜肠上皮化生的重要因素，因此治疗上应注重解毒化浊，常使用白屈菜、冬凌草、龙葵、草河车、连翘、蒲公英等中药。其中白屈菜味苦，性凉，归肺、胃经，可清热解毒、缓急止痛、止咳平喘、利尿；药理研究显示该药含有多种生物碱，如白屈菜碱、白屈菜红碱等，可抑制肿瘤细胞增殖、侵袭，促进其凋亡。高教授提到白屈菜虽属罂粟科，但无成瘾性，尤其适用于以胃脘痛为主的胃黏膜肠上皮化生患者。冬凌草味苦、甘，性微寒，有清热解毒、活血止痛功效；有效成分冬凌草甲素可通过抑制肿瘤细胞增殖、诱导肿瘤细胞凋亡、抑制肿瘤侵袭和转移等起到抗肿瘤作用。高教授认为冬凌草常用于治疗消化系统肿瘤，因此用于治疗胃黏膜肠上皮化生非常适合。龙葵味苦、微甘，性寒，可清热解毒、活血化瘀、利水消肿、止咳化痰，有效成分龙葵碱可抑制胃癌、结肠癌等肿瘤细胞增殖并促进其凋亡。草河车（又名重楼）味苦，性微寒，可清热解毒、消肿止痛、息风定惊；实验研究显示该药能抗胃溃疡，有效成分重楼皂苷对胃癌、胰腺癌、结肠癌等消化系统肿瘤细胞具有抑制增殖、迁移与侵袭，促进自噬等作用。连翘味苦，性微寒，可清热解毒、消肿散结、疏散风热，具有广谱抗肿瘤活性。蒲公英味苦、甘，性寒，归肝、胃经，可清热解毒、消肿散结、利尿通淋，实验研究表明其有效成分蒲公英甾醇在胃炎、肠炎等疾病中均表现出显著疗效，对肿瘤亦有抑制作用。总之，上述诸药在药理上均证实具有明确的抗肿瘤活性。中医认为肿瘤的发生发展与气滞、血瘀、痰湿、热毒等因素密切相关，上述诸药除清热解毒功效外，还兼活血、利湿、化痰、散结等作用，与肿瘤的中医病机十分契合。

四、验案精选

（一）健脾和胃治疗慢性胃炎伴中度肠化案

孟某，女，61岁，离退休人员，2019年1月27日初诊。主诉：咽喉至胃脘部灼烧感3年。现病史：2018年9月4日北京大学第一医院胃镜及病理报胃窦轻度胃炎，伴中度肠化，黏膜肌增生。刻下症：胃脘至小腹部胀痛，嗳气频，食欲差，纳食不香，疲乏无力，大便时干时溏，排便无力，体重下降。舌淡红，苔薄白，脉沉弦。西医诊断：慢性胃炎伴中度肠化。中医诊断：痞满。中医辨证：脾胃不和，毒热内蕴。治法：健脾和胃，理气开胃，清热解毒。处方：生黄芪30g，炒白术10g，防风10g，陈皮10g，厚朴10g，莱菔子10g，鸡内金10g，黄连5g，白屈菜10g，冬凌草10g，龙葵10g，生甘草5g。14剂，水煎服，每日1剂。

二诊（2019年2月19日）：服药后自觉胃部灼热感好转，食欲改善，嗳气减少,现小腹气窜,失眠不易入睡,疲倦乏力,便溏每日2次。舌淡红,苔薄白乏津,脉沉弦细。处方:生黄芪50g,炒白术10g,防风10g,陈皮10g,厚朴10g,莱菔子10g,鸡内金10g,炒山楂5g,白屈菜10g,冬凌草10g,龙葵10g,生甘草5g。14剂,水煎服,每日1剂。

三诊(2019年3月24日):服药后偶有嗳气,饥饿感已有,可吃软食,自觉下胸部阵发性灼热感,大便每日1次,口干眼涩,偶有口苦。舌淡红,苔薄白乏津,脉沉弦细。处方(图5):生黄芪50g,炒白术10g,防风10g,柴胡10g,黄芩10g,五味子5g,厚朴10g,莱菔子10g,鸡内金10g,炒山楂5g,白屈菜10g,冬凌草10g,龙葵10g,生甘草5g。14剂,水煎服,每日1剂。

四诊(2019年4月23日):服药后体重增加,轻微嗳气,受刺激而易精神紧张,自觉咽部至胃部反酸伴辛辣灼热感,口苦,眼干涩,眼眶疼痛,脑鸣耳鸣,大便有排不尽感,入睡困难。舌淡红,苔薄白,脉沉弦细。处方:生黄芪30g,炒白术10g,防风10g,柴胡10g,黄芩10g,茯苓10g,陈皮10g,竹茹10g,炒白芍10g,白屈菜10g,冬凌草10g,生甘草5g。14剂,水煎服,每日1剂。

五诊(2019年5月28日):药后嗳气、睡眠好转。现无饥饿感,食纳可,心下有灼热感,大便溏每日2～3行,晨起有排不尽感,脑鸣于紧张时发作。舌淡红,苔薄白,脉沉弦细。处方(图6):生黄芪50g,炒白术10g,防风10g,厚朴10g,鸡内金10g,升麻10g,川芎10g,炒白芍10g,海浮石10g,白屈菜10g,冬凌草10g,龙葵10g,生甘草5g。14剂,水煎服,每日1剂。

六诊(2019年8月11日):2019年7月29日于北京大学第一医院胃镜及病理复查:慢性非萎缩性胃炎,(胃窦部)表浅胃黏膜中度性慢性炎症,(胃角)轻度慢性胃炎。已服药6个月,复查示胃黏膜肠上皮化生消失。近期蚊子叮咬后出现过敏性皮炎,双眼睑水肿。舌淡红,苔薄白,脉沉弦细。处方:生黄芪50g,炒白术10g,防风10g,陈皮10g,白芍10g,炒山楂5g，吴茱萸5g，黄连5g，五味子5g，生石膏30g，白屈菜10g，冬凌草10g，生甘草5g。28剂，水煎服，每日1剂。

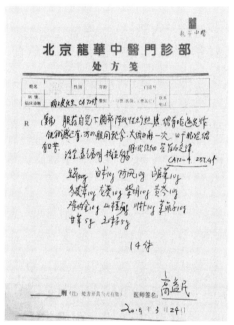

图5 高教授处方1

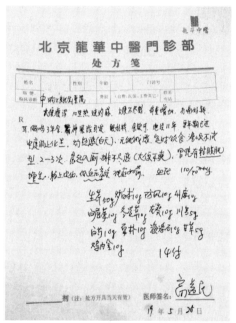

图6 高教授处方2

按： 患者初诊时病史已有3年，见纳食减退、体重下降、乏力、排便无力等脾气虚症状，脘腹胀、嗳气等胃肠气滞症状，气郁日久化热随胃气上逆故见咽喉至胃脘部灼烧感。辨证为脾胃不和，毒热内蕴。方中生黄芪健脾益气为君，炒白术、防风、陈皮疏肝健脾和胃为臣，厚朴、莱菔子理气消胀，鸡内金消食开胃，黄连、龙葵、白屈菜、冬凌草清热解毒，共为佐药；生甘草调和诸药为使。二诊时患者胃脘部灼热感好转，食欲改善，嗳气减少，因便溏明显，故原方去黄连，加炒山楂以消食开胃。三诊时患者出现下胸部阵发性灼热感，口干眼涩，偶有口苦症状，故上方去陈皮，加柴胡、黄芩、五味子以疏肝清热、养阴生津。四诊时患者因受刺激而精神紧张，病情出现反复，见轻微嗳气、咽部至胃有反酸灼热感、口苦、眼干涩、脑鸣耳鸣、入睡困难、大便有排不尽感等。方中仍以黄芪健脾益气为君；臣药在防风、炒白术、陈皮健脾和胃的基础上加柴胡、黄芩、竹茹以疏肝清热和胃；茯苓、炒白芍、白屈菜、冬凌草渗湿、养阴、清热解毒共为佐药；生甘草调和诸药为使。五诊时患者睡眠好转，紧张时则脑鸣，食欲不佳，心下有灼热感，故上方去柴胡、黄芩、竹茹、茯苓，加鸡内金、厚朴、升麻、川芎、海浮石、龙葵以加强消食开胃、升清活血、清热散结功效。六诊时患者已无明显胃部不适，复查胃镜及病理：慢性非萎缩性胃炎，中度肠化已消失。处方在巩固疗效的基础上对症用药。此病例是高教授辨病与辨证相结合、扶正祛邪兼顾治疗胃黏膜肠上皮化生的典型案例。在半年多治疗期间，高教授针对肠上皮化生的中药处方基本保持不变，以守方为主，从而有效逆转了胃黏膜肠上皮化生；同时还结合患者临床症状，以健脾和胃饮为基础方辨证加减用药，故患者脾胃诸症得到明显改善。此外还需要强调的是，治疗过程中，医患配合，患者依从性好，能坚持服药、定期复查，也是取效的不可忽视因素之一。

高教授常说："临证要辨病机，抓主症，只要病机辨准了、主症抓住了，无论疾病如何复杂多变，都能找到主要矛盾，做到处方用药心中有数。"对于慢性胃炎出现胃黏膜肠上皮化生，他认为其主要病机为"脾胃不和，正虚毒蕴"，属虚实夹杂证。要逆转肠上皮化生，就应抓住其病机特点进行辨证施治。他治疗肠上皮化生的经验方，就是针对肠化的病机特点，并借鉴现代肿瘤治疗方法，以及中药药理研究成果而创制的。方中玉屏风散主要针对"正虚"之病机，发挥扶正作用；白术与陈皮相配，健脾利湿，理气和胃，主要针对"脾胃不和"之病机，可协调脾胃升降；白屈菜、冬凌草清热解毒，主要针对"毒蕴"之病机，发挥祛邪作用；甘草调和诸药，配合玉屏风散可健脾益气，配合白屈菜、冬凌草可清热解毒。该核心方药味精简，配伍严谨，诸药协同发挥健脾和胃、扶正解毒的功效。高教授应用此方的原则是"药方固定，以守为常"，临床应用时也需要结合患者基础病的临床表现随症加减。

（王文娟整理）

（二）疏肝健脾治疗糜烂性胆汁反流性胃炎伴肠化案

陈某，女，51岁，公司职员，2004年3月30日初诊。主诉：反复发作胃脘胀痛10年，加重1年。现病史：患者10年来发反复发作胃部不适，胀满隐痛，伴有反酸嗳气，有烧灼感，曾服中西药治疗，疗效不明显。近1年来病情加重，服用法莫替丁、吗丁啉（多潘立酮）、丽珠得乐（枸橼酸铋钾胶囊）、灭滴灵（甲硝唑）、阿莫西林等药，症状时轻时重。2004年3月4日胃镜：胃窦黏膜红白相间，以红为主，可见胆汁斑，前壁见局限性充血水肿，浅糜烂；十二指肠黏膜欠光滑。糜烂性胃炎伴胆汁反流，十二指肠球部炎症。病理：胃窦浅表黏膜慢性炎症偶见肠上皮化生，Hp（＋）。有高血压病史，血压165/95mmHg，服用"寿比山"、倍他乐克、"依苏"等。刻下症：胃部胀满隐痛，伴反酸嗳气，有烧灼感，口苦，心烦，入睡困难，食纳尚可，肠鸣，自觉矢气少、无臭味，二便自调。舌苔白腻，舌质红。脉沉缓。西医诊断：糜烂性胆汁反流性胃炎（慢性胃炎）。中医诊断：胃脘痛。中医辨证：脾虚肝旺，湿热内蕴。治法：健脾渗湿，平肝和胃。处方：柴胡10g，黄芩10g，半夏10g，陈皮6g，枳壳10g，竹茹10g，吴茱萸6g，黄连10g，白术10g，茯苓10g，白芍10g，草河车10g，白屈菜10g，白及10g，三七粉3g（冲）。7剂，水煎服，每日1剂。

二诊（2004年4月6日）：服药后胃部胀痛减轻，反酸嗳气已减，无烧灼感。舌苔白，舌质暗，边瘀斑，脉细。继服上方，共服38剂。

三诊（2004年6月1日）：胃脘胀痛消失，无反酸嗳气，烧灼感消失。舌苔薄白，舌质红，脉弦细。胃镜复查结果：胃部浅表炎症。病理：慢性炎症未见肠上皮化生，Hp（－）。

按：患者病程已久，胃胀满隐痛十余年，近1年来加重，伴有反酸嗳气，且有烧灼感，口苦、心烦、肠鸣，证属脾虚肝旺、湿热内蕴。治以健脾渗湿，平肝和胃为法。方以小柴胡汤与健脾和胃饮合方柴胡、黄芩、半夏疏肝理气，清热燥湿化痰；陈皮、枳实、竹茹辅助主药降逆和胃，宽中下气；吴茱萸、黄连为左金丸，由于本例胃胀满，有明显的口苦与胃灼热感，故吴茱萸、黄连之比为 6∶10，即重用黄连，清热燥湿，吴茱萸入肝散气，降下甚捷，二者苦降辛开，合白芍又能缓急止痛；方中白术、茯苓健脾益气，渗湿利水；草河车、白屈菜、三七、白及清热解毒，活血止血，其中白及味苦、甘、涩，性微寒，为收敛止血之要药，兼能补肺益胃；白屈菜苦凉，止咳平喘，镇痛消炎，适用于胃痛及久咳者。全方共奏健脾利湿、平肝和胃之效。

本案的病位除了脾胃，还涉及肝，病因包括湿热、气滞，因此高教授在应用健脾和胃饮的基础上，加柴胡、枳壳以疏肝理气，加黄芩、竹茹、草河车以清热和胃。其用药思路是取小柴胡汤、温胆汤中的主药，以加强疏肝清热和胃的功效。由于处方与证型高度吻合，药后患者胃脘胀痛、嗳气、反酸、胃中烧灼感等症状得到明显改善，守方坚持服药近 2 个月诸症消失，经胃镜与病理检查除了胃部浅表性炎症外，胃黏膜糜烂、胆汁反流、肠上皮化生均消失，幽门螺杆菌检测也转阴，可以说取得了显著的疗效。本案例的诊治过程，既充分体现了高教授灵活运用健脾和胃饮加减治疗各类慢性胃炎的诊疗思路，也是他综合运用慢性胃炎辨治六法的具体体现。

（王文娟整理）

（三）疏肝和胃治疗慢性浅表性胃炎案

宋某，女，37 岁，公务员，2003 年 3 月 19 日初诊。主诉：反复发作胃脘胀满 3 年，加重 1 周。现病史：患者 3 年来反复发作胃部胀满、隐痛，食后加重，间断服用中西药治疗，效不满意。2000 年 4 月 19 日某医院诊断：慢性浅表性胃窦炎，Hp（＋）。近 1 周来病情加重。刻下症：胃部胀满疼痛，食后尤甚，畏生冷，食生冷后腹部不适加重，饥饿时常感口苦，无反酸恶心，食纳尚可，小便自调，无腹泻。舌质淡，苔薄白。脉沉细。西医诊断：慢性浅表性胃炎。中医诊断：痞满。中医辨证：肝郁气滞，肝胃不和。治法：疏肝和胃，行气止痛。处方：柴胡 10g，黄芩 10g，香附 10g，太子参 10g，白术 10g，茯苓 10g，吴茱萸 10g，黄连 10g，厚朴 10g，陈皮 5g，白芍 10g，甘草 5g。7 剂，水煎服，每日 1 剂。

二诊（2003 年 3 月 25 日）：药后胃脘胀痛减轻，时有隐痛，偶发口苦，食纳尚可，二便自调。舌苔薄白，舌质淡，脉沉细。守上方去香附，加白及 10g。7 剂，水煎服，每日 1 剂。

三诊（2003 年 4 月 2 日）：腹痛已止，偶发口苦腹胀，白带量多，色白清稀。舌质淡，苔白腻，脉沉细。守上方加藿香 10g，泽泻 10g，以芳化淡渗利湿。7 剂，水煎服，每日 1 剂。

四诊（2003 年 4 月 9 日）：患者只在精神紧张时感胃脘隐痛，口苦，带下已愈。舌质淡，苔黄腻，脉弦细滑。守上方吴茱萸改 3g，加黄芪 15g，三七粉 3g。14 剂，水煎服，每日 1 剂。

五诊（2003 年 4 月 23 日）：药后脘腹疼痛胀满均缓解。舌质淡，苔薄白，脉细弱。处方：黄芪 15g，太子参 10g，桂枝 10g，白芍 15g，茯苓 10g，白术 10g，吴茱萸 3g，黄连 10g，厚朴 10g，陈皮 10g，白及 10g，甘草 5g。7 剂，水煎服，每日 1 剂。

3 个月后随访：患者胃痛痊愈，胃镜检查结果：浅表性胃炎已痊愈，Hp（－）。

按：患者胃部胀满疼痛，食后尤甚，属肝郁气滞，肝胃不和。脾阳受困故畏生冷，食生冷后加重；肝郁日久化热，犯胃故见口苦。舌质淡，苔薄白，脉沉细为脾虚之象。治以疏肝和胃，行气止痛为法。方中柴胡、黄芩疏肝理气，清解郁热；香附为气病总司，疏理肝气上下通畅，配合柴胡、厚朴则疏肝理气之力增强；太子参、白术、茯苓、甘草取四君子汤之意，健脾益气，扶正祛邪；白芍、甘草解痉缓急止痛，白芍还可养血柔肝；脾虚失运，精微不化反生痰浊，陈皮、茯苓化痰理气；黄连、吴茱萸、白芍为"戊己丸"（《太平惠民和剂局方》），有清热止泻、缓急止痛之效。服药后，患者肝郁得以疏解，在治疗过程中曾加减使用过藿香、泽泻、三七粉、黄芪。随着病情的变化，后期以健脾益气为法，采用黄芪建中汤以善后。方中黄芪、太子参为主药，益气健脾；桂枝温阳祛寒；白芍养阴柔肝，配合甘草酸甘化阴，缓肝急而止腹痛；茯苓、白术健脾益气，渗湿利水；佐以吴茱萸、黄连清肝泻火；厚朴、陈皮行气消胀；白及收敛生肌，保护胃黏膜；甘草益气和中，调和诸药。全方配合，温中补气，益阴和阳，使之中气强健，阴阳气血生化有源而善后。

本例病案为肝气横逆犯脾胃，影响脾胃气机升降。除见胃胀满之气滞表现外，见畏生冷、食生冷后腹部不适加重等脾虚寒之象，以及口苦等胆胃郁热之象，属寒热错杂证。虽然寒热并见，但肝郁气滞为病机关键，因此高教授在健脾和胃饮基础上，加柴胡、香附、厚朴以增强疏肝理气功效。因寒热症状并重，故方中吴茱萸与黄连的比例为 1∶1。药后肝郁气滞诸症明显改善。三诊时患者出现白带清稀量多、苔白腻等症，高教授分析其原因为肝旺日久，肝木克土太过，以致脾虚湿蕴，流注下焦，故加藿香、泽泻以芳香化湿、淡渗利湿。四诊时带下之症消失，口苦、苔黄腻等热象明显，遂调整吴茱萸与黄连的药量比例为 3∶10 以突出清胃热作用。药后患者胃部诸症缓解，因舌质淡、脉细弱，遂以健脾益气为法，方用黄芪建中汤合健脾和胃饮巩固善后。3 个月后随访，患者胃痛痊愈，胃镜复查示浅表性胃炎痊愈，Hp（-），为临床显效。本案例的诊治过程，突出体现了高教授"辨病机，抓主症"的诊治思路：初诊时抓住肝气横逆犯脾胃这一关键病机，复诊时依据患者主症的变化，或突出健脾利湿之法，或突出清热和胃之法，但仍不离疏肝健脾和胃之主旨，最终获得了满意的疗效。

（王文娟整理）

【参考资料】

［1］张晓明主编.高益民老中医临证经验集.北京：化学工业出版社.2010.

［2］王文娟主编，高益民主审.高益民老中医临证经验集Ⅱ.北京：化学工业出版社.2019.